"十三五"江苏省高等学校重点教材（本书编号：2018-2-078）

信息素养文库·高等学校信息技术系列课程规划教材

医学信息工程概论

主 编 龚庆悦 董海艳 冒宇清

南京大学出版社

内容简介

　　本书主要论述了医学信息工程领域的基础理论、经典方法、核心内容和常用技术，通过实例并融合了中医药特色，介绍了本领域中的新知识、新技术、新成果。书中首先介绍了医学信息学这一学科的发展概况，然后介绍医学信息工程相关领域的基础知识，包括计算机软硬件、计算机网络知识，其次介绍了医学信息工程领域的信息处理如医学信号处理、医学图像处理和医药信息处理等，再次介绍了医学信息工程应用中的医院信息系统和医疗仪器，最后将人工智能在医学信息领域中的进展做了一个前瞻性介绍。

　　本书可作为高等院校医学信息工程专业的本科生教材，对于医学、计算机科学和其他工程专业的学生，以及致力于医学工程技术工作和管理工作的从业人员也是一本很有价值的参考书。

图书在版编目（CIP）数据

　医学信息工程概论/龚庆悦，董海艳，冒宇清主编
　—南京：南京大学出版社，2019.8（2024.7 重印）
　（信息素养文库）
　ISBN 978 - 7 - 305 - 22252 - 8

　Ⅰ．①医…　Ⅱ．①龚…　②董…　③冒…　Ⅲ．①医学信息　Ⅳ．①R - 058

　中国版本图书馆 CIP 数据核字（2019）第 103463 号

出版发行　南京大学出版社
社　　址　南京市汉口路 22 号　　　邮　　编　210093
书　　名　**医学信息工程概论**
　　　　　YIXUE XINXI GONGCHENG GAILUN
主　　编　龚庆悦　董海艳　冒宇清
责任编辑　王南雁　　　　　　　编辑热线　025 - 83592655
照　　排　南京开卷文化传媒有限公司
印　　刷　徐州绪权印刷有限公司
开　　本　787 mm×1092 mm　1/16　印张 14　字数 348 千
版　　次　2019 年 8 月第 1 版　　2024 年 7 月第 2 次印刷
ISBN　978 - 7 - 305 - 22252 - 8
定　　价　36.80 元

网　　址：http://www.njupco.com
官方微博：http://weibo.com/njupco
官方微信号：njupress
销售咨询热线：(025)83594756

《医学信息工程概论》编委会

前　言

　　世界已经到了一个技术深深嵌入我们生活的时代,随着互联网与移动终端的普及,传感网的渗透,大数据的涌现和网上社区的兴起,出现了"互联网+医疗健康"和"智能医疗"等新服务、新模式和新业态。医疗机构正在越来越多地释放技术力量,开发智能环境,包括机器人、数字现实、人工智能和互联设备等,利用它们提供个性化、高效和知情的医疗服务。这需要医药院校与时俱进地培养大批掌握新知识和新技能的高素质医药与信息技术的交叉人才,从而有利于推进实施健康中国战略,提升医疗卫生现代化管理水平,优化资源配置,创新服务模式,提高服务效率,降低服务成本,满足人民群众日益增长的医疗卫生健康需求。

　　医学信息工程正是为国家培养优秀医药与信息技术的交叉人才而设立的新兴学科,本教材面向医学信息工程及相关专业的本科学生,向他们介绍医学信息工程相关领域的基础知识,包括计算机软硬件、计算机网络、医学信号处理、医学图像处理、医药信息处理、医院信息系统、医疗仪器和医学人工智能等。

　　本教材是新兴学科医学信息工程教学急需的交叉学科教材,偏重于医学信息工程领域的基础理论、经典方法、核心内容和常用技术,并融合了中医药特色,较全面地阐述了本学科的先进理论与概念,充分吸收了国内外前沿研究成果,科学系统地归纳了本学科知识点的相互联系与发展规律,反映了该学科行业新知识、新技术和新成果。

　　由于编者水平所限,书中难免还存在一些缺点和错误,殷切希望广大读者批评指正。

作者

2019 年 4 月

于南京中医药大学

目　录

第1章

医学信息工程概述

随着个人电脑和因特网的发展与普及,人类对信息的采集、传输、存储、分析、显示与利用也越来越广泛,人类进入了崭新的信息化时代。同时随着生活水平的提高,人民对健康的追求也越来越高,新兴的信息科学与古老的医学以及其他现代科学的相互渗透、相互结合,诞生了一门新的学科,即医学信息学。作为一门新兴交叉学科,医学信息学正在迅速地影响和改变着传统医学及相关医疗卫生学科,并促进医疗卫生信息技术和"互联网+健康医疗"产业的蓬勃发展。

1.1 医学信息学基础

1.1.1 数据、信息与知识

医学信息学有三个重要概念:数据(data)、信息学(informatics)和知识(knowledge)。数据是原始符号,信息是经过分析的可用的数据,而知识是信息组成的一系列法则和公式。例如,"40"是数据,"40摄氏度"是信息(即体温),"腋窝体温40摄氏度"是知识(即高热)。

国际标准化组织(ISO)对"数据"的定义为:"数据"就是客观存在的事实、概念或者指令的一种可供加工处理的特殊的表达形式。从形式上讲,数据可以是数字、文字、图片、声音、动画、影像等任意一种可供加工处理的表达形式。数据是未经翻译的、未经处理的、没有意义的原始符号、信号或像素。例如,"100"可能表达不同含义:十进制数一百、二进制数四、甚至是楼栋标签。没有上下文及周边环境,大多数数据是没有意义的。

ISO对"信息"的定义:"信息"是对人有用的数据,这些数据将可能影响到人们的行为与决策。ISO对信息所下的定义覆盖了信息论鼻祖香农题为"通信的数学理论"的论文中对"信息"所下的定义,即"信息是用来消除随机不定性的东西"。人类通过获得、识别自然界和社会的不同信息来区别不同事物,得以认识和改造世界。在一切通信和控制系统中,信息是一种普遍联系的形式。

百度百科对知识的定义:知识是人类在实践中认识客观世界(包括人类自身)的成果,包括事实、信息的描述或在教育和实践中获得的技能。知识是经过验证的、有组织的信息。假如我们知道 40 摄氏度是腋窝体温,我们立即知道这表明身体状态为异常(高热),这种关系是在医学实践和研究中得到验证的知识。知识具有预测性功能,它可以告诉你可能会发生什么。信息与知识之间的关系:人们不仅可以通过信息感知世界、认识世界和改造世界,而且能够将获得的信息转变为知识,并作为人类认识世界和改造世界的武器进而产生新的知识,新的知识又会转化为新的信息。

数据不等于信息,信息是对数据的解释,是从数据中提取的有意义的或有用的事实。例如,对于临床医生来说,他对患者诊断时需要获得病人有关的信息。为了达到这一目的,他可以选用现有的各种载体获得尽可能多的与疾病诊断有关的数据。医生可以通过中医的望、闻、问、切的传统方法,也可以通过测量体温、血压、血常规化验、肝功能检查、CT、B 超、心电图、脑电图等多种手段来获取与患者病症相关的数据。通常,临床医生不会漫无边际地收集数据,而是通过他的经验和知识,进行有目的、有选择地收集他所需要的数据,然后对这些数据进行加工处理,最后获得与病人诊断结果相关的有用数据,从而进行诊断决策。通过仔细研究大量类似的医学方面的案例或者通过收集来自患者的大量数据解释,最后归纳推理得到新的见解和信息(知识),然后,这些知识被添加到医学知识体系中。反过来,这些知识又可以作为解释其他数据的数据。这一过程如图 1-1 所示。这些过程可以借助计算机开发出相应的临床决策支持系统(clinical decision support system,CDSS)来实现。

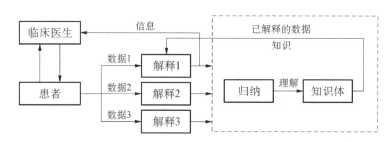

图 1-1　临床数据、信息与知识

因此,数据是信息构成的基础;信息是数据处理后的有用数据。在信息管理层次中,较低层次的信息往往会成为较高层次信息的数据。而知识又包含信息,是各种信息经过演绎、推理得到的新的信息,是信息增值链上的一种特定的信息。

1.1.2　医学与医学信息学

医学是通过科学或技术手段处理人体各种疾病或病变的学科。医学定义的内涵主要包括以下几点:

(1)医学是生物学的应用学科,可分为基础医学和临床医学。

(2)医学是从解剖层面和分子遗传层面来处理人体疾病的高级科学。

(3)医学是一个从预防到治疗的系统学科,研究领域大方向包括基础医学、临床医学、预防医学、法医学、检验医学、保健医学和康复医学等。

(4)医学是处理人类健康定义中个人生理处于良好状态相关问题的一种科学,以治疗、预防生理疾病和提高人体生理机体健康为目的。

世界上医学主要有西方微观西医学和东方宏观中医学两大系统体系。医学的科学性在于应用基础医学的理论不断完善和实践的验证,例如生化、生理、微生物学、解剖、病理学、药理学、统计学、流行病学,中医学及中医技能等,来治疗疾病与促进健康。

生物医学是指综合医学、生命科学和生物学理论与方法发展起来的前沿交叉学科,其基本任务是运用生物学及工程技术手段来研究和解决生命科学中有关问题。生物医学是生物医学信息、医学影像技术、基因芯片、纳米技术、新材料等技术的学术研究和创新基地。

医学信息学的研究和实践最早起源于上世纪 50 年代,但是作为一门学科则是于 20 世纪 70 年代才被正式提出。曾用名包括生物医学计算,计算生物学,生物信息学,医学计算机科学、医学信息科学等。最初医学信息学的发展主要聚焦在以数据为中心的操作以及图书情报的检索上。随着计算机与网络、信息技术的快速发展,医学信息学的学科内涵日益丰富,研究领域日趋广泛,已经形成大量有价值的研究成果,新的研究热点不断出现。特别是近几年来,随着移动互联网(mobile internet,MI)、物联网(internet of things,IOT)、云计算(cloud computing)、大数据(big data)和人工智能(artificial intelligence,AI)等新一代信息技术与医疗卫生行业的紧密融合,医学信息学的研究内容不断衍生和变化,学科内涵也在不断深化,并逐步拓展到"互联网+健康医疗"等新领域。医学信息学作为一门学科的地位已获得公认,但出于对学科内涵和外延的不同理解,迄今为止,尚未形成一个广泛认可的医学信息学学科定义。

美国医学信息协会(American Medical Informatics Association,AMIA)认为:医学信息学是研究信息管理和信息科学在生物医学和医疗保健中应用的学科。

英国医学信息学会(British Medical Informatics Society)指出:医学信息学研究通过概念的理解、运用一定的技能和方法促进信息的使用和共享,提供卫生保健服务,改进人们的健康水平。

一些专家学者也从不同方面给出医学信息学的定义。

1984 年,编著国际医学信息学权威教科书的荷兰专家贝梅尔(J. H. Van Bemmel)认为,医学信息学由信息处理和通信的理论和实践两个方面组成,以医疗和卫生保健服务过程中所产生的知识和经验为基础。AMIA 发起人莫里斯. 克伦(Morris F. Collen)在国际信息处理协会举办的第 3 次国际医学信息大会上给出的医学信息学的定义:医学信息学就是计算机技术在所有医学领域中的应用,包括医疗保健、医学教学及医学研究。

医学信息学包括处理对象、处理过程、处理方法及最终目的 4 个要素。

(1) 医学信息学处理对象是指生物学的、医学的甚至更为广义的健康数据、信息和知识。

(2) 医学信息学处理过程包括采集、存储、传输、分析、利用和展现等步骤。

(3) 医学信息学处理方法包括数学、计算机科学、统计学、认知学、现代通信技术、以及以移动互联网、物联网、云计算、大数据、人工智能为代表的新一代信息技术。

(4) 医学信息学最终目的是改进患者健康水平、辅助决策,解决医疗及卫生信息化过程中的实际问题。

现阶段对医学信息学的定义:医学信息学是利用计算机科学、信息科学和认知科学等理论、技术和方法,研究生物学、医学或更广义的健康医疗数据的采集、存储、传输、分析、利用和展现等过程的科学;研究如何利用以移动互联网、物联网、云计算、大数据、人工智能等为代表的新一代信息技术来优化上述过程的科学;研究如何利用上述数据实现信息和知识层次上各种应用的科学。

1.2 医学信息学知识框架

根据 Shortliffe 教授等提出的生物医学信息学知识框架,医学信息学知识覆盖从微观的生物分子与细胞尺度到宏观的社会群体尺度,以及位于两者之间的介观尺度,即人体组织与器官尺度、患者个体尺度。针对生物医学信息学不同尺度领域的研究而出现的差异,逐步衍生出以尺度为划分边界的医学信息学的四大核心分支学科,即生物信息学、影像信息学、临床信息学(clinical informatics,CI)和公共卫生信息学(public health informatics,PHI),如图 1-2 所示。

由图上所示,左侧表示医学信息学研究对象的不同层次,包括从分子水平逐级上升到基因水平、蛋白质水平、细胞水平、组织水平、器官水平,再上升到患者个体水平和社会群体水平;右侧表示医学信息学相关或采用的学科理论、技术和方法,包括计算机科学、决策科学、基础科学、临床科学、生物医学及流行病学等。两者的交叉衍生出生物医学信息学的若干亚学科,比如生物信息学、影像信息学、临床信息学、公共卫生信息学等,统称为生物医学信息学。考虑到我国的传统和惯例,本书仍使用被国内接受的"医学信息学"术语。

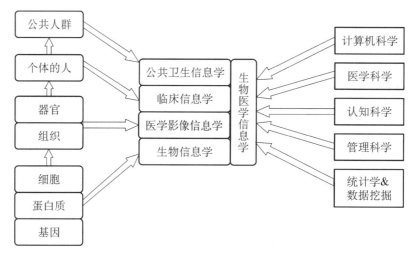

图 1-2 医学信息学的知识框架

1. 生物信息学

医学信息学在生物学领域的应用,特别是在细胞生物学和分子生物学上的应用,主要关注的是细胞和分子水平的过程,这部分被称为生物信息学。生物信息学从上世纪 80 年代开始,随着基因组测序数据迅猛增加而逐渐兴起的一门新兴学科,是利用计算机对生命科学研究中的生物信息进行存储、检索和分析的科学。生物信息学是当今生命科学和自然科学的重大前沿领域之一。从其研究所涉及的学科上看,生物信息学是集生物学、数学、信息学和计算机科学于一体的一门新的科学;从其研究的主要内容看,基因组信息学、蛋白质结构模拟以及药物设计是生物信息学的重要组成部分。

2. 医学影像信息学

医学信息学在放射影像、图像成像、图像处理等方面的应用被称作影像信息学。影像信息学以组织和器官为主要对象,主要包括放射影像、病理影像、超声影像以及功能影像等应用领域。从上世纪中叶开始,物理学的发展,特别是 X 线,放射性同位素,磁共振现象的发现及激光理论的出现,为医学影像技术提供坚实基础。进入本世纪,信息技术对医学影像的影响面巨大,达到相互融合的程度,集中体现在医院中影像的存储与传输系统(picture archiving and communication system,PACS)的发展和普及。近年来,医学影像信息学(medical imaging informatics,MII)已经形成一门迅速发展的交叉学科。它将医学成像、医学图像处理和 PACS 加以集成,如图 1 - 3 所示。医学影像的集成过程中,各环节都得以优化,其目的是使图像数据以最快速、最有效的方式传输到医院的各个端口,并使原始图像数据得以最大限度地"增值",成为有效的诊断信息,从而得以更准确地解析影像。目前,国内众多医院已完成医院信息化管理,其影像设备逐步更新为数字化设备,PACS 系统正逐步实现全院数字化融合,真正做到无胶片化、无纸化的数字医院。

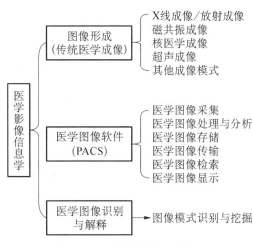

图 1 - 3 医学影像信息学内容

3. 临床信息学

医学信息学理论、方法和技术首先被应用到临床医疗、诊断和护理等临床医学领域,同时也被应用在牙科和兽医学领域。这些领域关注的是患者个体,以患者为中心实现临床相关信息的采集、集成、共享及应用,因此被称之为临床信息学。临床信息学研究是从临床现象或观测到的临床数据总结出一般规律,对临床现象模拟、数据分析处理的系统过程。数字医疗设备的出现,大大丰富临床信息学研究的内涵和容量。从一维的心电、脑电等重要的生理信息到二维的 CT、磁共振成像(magnetic resonance imaging,MRI)、彩超等医学影像信息,进而到三维、四维信息可视化,这些信息极大地丰富了医生的诊断技术,使医学进入一个全新的可视化的信息时代。目前,面向临床医疗业务的信息化建设需要全面支持医院医护人员的临床活动,涵盖患者诊疗过程的所有环节,规范临床诊疗流程,采集、存储、处理和显示患者临床诊疗信息,积累和提供医学知识,提高医护人员工作效率,并支持临床咨询、辅助决策,为患者提供优质高效的医疗服务。近年来,电子病历、临床信息系统、临床决策支持系统及基于电子病历的医院信息平台已成为临床信息学应用的研究重点。

4. 公共卫生信息学

与临床信息学紧密联系在一起的是公共卫生信息学,它涵盖疾病预防、健康促进、提高生命质量等所有和公共健康有关的内容。它从以患者为中心的临床医学,发展到以群体为中心的社区医学,具有以人为本,以全体人群为对象,以社区为基础,以政策为手段,以健康促进为先导的特点,进而演变为一种社会管理职能。公共卫生信息概念的提出是在 1995年,美国疾病预防控制中心为帮助管理人员开发各州的免疫登记系统,与华盛顿大学合作开展一项名为公共卫生信息学的培训课程。公共卫生信息学还属于新兴的学科,相关的理论和实践研究都很少。目前,公共卫生信息系统是公共卫生信息学应用的重点。

1.3 医学信息技术主要研究内容

信息技术在医疗卫生机构正日益受到重视,并得到广泛应用。如何利用信息技术更好地为医疗机构的医疗、卫生、科研和教学服务,已越来越为人们所关注。医学信息技术在医学实践、医学教育及医学研究中扮演着越来越重要的角色,并逐步渗透到健康医疗,生物医学各领域的信息加工和信息交流等各方面,如电子病历系统、临床决策支持系统、生物信号分析处理、医学影像处理系统等。

1.3.1 传统医学信息技术

传统医学信息技术是以计算机技术和通信技术为主,研究医学信息的获取、传输和处理的一门综合性技术。目前,传统医学信息技术已经在我国医疗卫生领域中得到广泛的应用,促进了我国卫生信息化的建设。

传统医学信息技术主要涉及以下基本技术。

1. 计算机网络技术

计算机网络,是指将地理位置不同的具有独立功能的多台计算机及其外部设备,通过通信线路连接起来,在网络操作系统、网络管理软件及网络通信协议的管理和协调下,实现资源共享和信息传递的计算机系统。

目前,计算机网络技术已经在我国医疗卫生信息化建设中得到广泛的应用。如,卫生政务信息网络,公共卫生信息网络、医疗服务信息网络、远程医疗服务网络等。卫生信息化网络基础设施的建设是我国卫生信息化建设中不可缺少的支撑基础。

2. 数据库技术

数据库技术是信息系统的一个核心技术,是一种计算机辅助管理数据的方法,它研究如何组织和存储数据,如何高效地获取和处理数据。目前,信息资源已成为各级医疗卫生机构的重要财富和资源。数据库的建设规模、数据库的信息量的大小和使用频度已成为衡量我国医疗卫生信息化程度的重要标志。我国已着重建设了一批卫生信息资源数据库,包括卫生技术标准类数据库、医疗类数据库、疾病监测防疫类数据库、妇女儿童类数据库、卫生统计信息类数据库等。

3. 软件工程技术

软件工程是一门研究用工程化方法来构建和维护有效的、实用的和高质量的软件的学科。它涉及程序设计语言、数据库、软件开发工具、系统平台、标准、设计模式等方面。医疗卫生信息系统作为一种综合集成的、复杂的数据库应用软件,涉及面广,工作量大,其开发质量的好坏和开发效率的高低直接影响到各机构卫生信息化工作的顺利进行。为了保证医疗软件的开发质量和开发效率,减少软件运行、维护和管理的困难,必须用科学正确的软件工程技术和方法来对整个软件生存周期进行指导,这在医疗卫生信息平台开发实践中有着非常重要的作用。

4. 数据仓库和数据挖掘技术

数据仓库(data warehouse,DW)是为决策支持系统和联机分析应用提供有主题的面向主题的数据源的数据环境。数据挖掘(data mining,DM)是指从存放数据库、数据仓库或其他信息库中的大量数据中获取有效的、新颖的、潜在有用的、最终可理解的信息(知识)的过程。

数据仓库和数据挖掘技术应用于医疗卫生信息系统,可以集成所有医疗机构不同结构且丰富的业务数据,从而实现对卫生决策分析的支持,为卫生战略决策提供科学依据。

5. 医学影像处理技术

随着可视化技术的不断发展,现代医学已越来越离不开医学影像的信息处理,医学影像在临床诊断、教学科研等方面正发挥着极其重要的作用。传统的影像技术还只是获得人体某一断层的影像数据,然后医生通过胶片进行诊断或者通过屏幕显示进行观察。但是,无论胶片还是屏幕显示,医务人员所观察到的仍然是二维图形,并且只能以固定方式对图像进行观察,所得到的诊断结果很大程度上取决于医生的临床经验。通过图形图像技术,可以对影像图像进行任意放大、缩小、旋转、对比调整、三维重建等处理,使得医务工作者可以从多方位、多层次的观察角度对影像数据进行详细的观察,可以辅助医生对病变体及其他感兴趣的区域进行定性直至准确的定量分析,大大提高临床诊断的准确性和正确性。正是由于医学影像处理对临床医学的发展有着巨大的促进作用,因而医学影像处理技术正越来越广泛的应用于临床医学中。医学影像处理技术涉及的研究内容主要包括:医学影像数据获取、医学图像分割、医学图像配准、三维可视化、虚拟现实技术、图像引导辅助手术技术等。

6. 生物医学信号处理技术

生物医学信号处理是根据生物医学信号的特点,应用信息科学的基本理论和方法,对所采集到的生物医学信号进行分析、解释、分类、显示、存储和传输。生物医学信号,是属于强噪声背景下的低频微弱信号,它是由复杂的生命体发出的不稳定的自然信号,从信号本身特征、检测方式到处理技术,都不同于一般的信号。从电的性质来讲,可以分成电信号和非电信号,如心电、肌电、脑电等属于电信号;其他如体温、血压、呼吸、血流量、脉搏、心音等属于非电信号,非电信号又可分为:① 机械量,如振动(心音、脉搏、心冲击等)、压力(血压、气血和消化道内压等)、力(心肌张力等);② 热学量,如体温;③ 光学量,如光透射性(光电脉波、血氧饱和度等);④ 化学量,如血液的 pH 值、血气、呼吸气体等。如从处理的维数来看,可以分成一维信号和二维信号,如体温、血压、呼吸、血流量、脉搏、心音等属于一维信号;而脑电图、心电图、肌电图等则属于二维信号。生物医学信号处理的研究,是根据生物医学信号的特点,对所采集到的生物医学信号进行分析、解释、分类、显示、存贮和传输,其研究目的一是对生物体系结构与功能的研究,二是协助对疾病进行诊断和治疗,在临床上有着非常重要的价值。

1.3.2　新兴医学信息技术

当前,以移动互联网、物联网、云计算、大数据及人工智能等为代表的新一代互联网信息通信技术不断取得突破和应用创新,催生新兴产业快速发展,同时通过与医疗卫生产业的融合渗透,助推产业转型升级,给我们的生产生活方式带来深刻变革。

1. 移动互联网

移动互联网(mobile internet,MI)是一种通过智能移动终端,采用移动无线通信方式获取业务和服务的新兴业态,包含终端、软件和应用三个层面。其中,终端层包括智能手机、平板电脑、掌上电脑等;软件层包括操作系统、中间件、数据库和安全软件等;应用层包括休闲娱乐类、工具媒体类、商务财经类等不同应用与服务。移动互联网是移动通信网络与互联网的融合,用户以移动终端接入无线移动通信网络的方式访问互联网。同时移动互联网还产生大量新型的应用,这些应用与终端的可移动、可定位和随身携带等特性相结合,为用户提供个性化的、位置相关的服务。国内涉及移动医疗的应用主要有以下几类。

1)综合服务类型

如全国就医指导与健康咨询平台与广东省中医院联合推出了"微医院、微医生、微支付"的移动医疗 APP"微医",通过手机应用终端,将广东省中医院打造成全国首家移动互联网医院。"微医"提供的在线智能医疗服务项目有:预约挂号、预约支付、取报告单、就诊提醒等"一站式"移动医疗便捷服务。

2)医患信息交流类型

通过建立疾病数据库和整合医生资源,为用户提供移动的自诊或在线问诊服务、医疗健康咨询服务。如"春雨医生"网站,通过建立数据库和整合优秀医疗资源,邀请来自 5 个重点城市的三甲医院的主任医师在网上实名坐诊,提供高质量私人医生服务并收取相关费用。

3)信息化服务类型

服务于专业医疗人员的网站如丁香园的用药助手,主要为医务人员提供常用医学计算工具,为查询药品说明书、查看用药指南提供方便,而杏树林网站推出了"医学文献""医口袋""病历夹"等 APP 为医务人员服务,倡导通过手机应用,步入到移动时代的查房新方式,致力于打造医生手机里的病例室。

2. 云计算

云计算是一种利用互联网实现随时随地、按需、便捷地访问共享资源池(包括计算设施、存储设施、应用程序等)的计算模式。云计算提供一种方便的使用方式和服务模式,可以以快速和最少的管理工作为用户提供服务。云计算提供三大类(或层次)服务模式。

1)基础设施即服务(infrastructure as a service,IAAS)

提供硬件基础设施部署服务,为用户按需提供实体或虚拟的计算、存储和网络资源。消费者不需要管理或者控制云计算任何基础设施,包括网络、服务器、操作系统和存储。通过硬件租借可以为中小型医疗机构大大减少对基础硬件设施的投入,通过统一的服务器管理,降低了医疗机构的安全风险和维护成本;通过云存储可实现各医疗信息资源的整合与共享,降低了资源的重复获取、收集与转存,整体上减少医疗机构的重复操作和成本。通过云计算的超强计算处理能力能够对各医疗机构信息的海量数据进行深度数据挖掘、分析与处理,从而能为各级一线医疗机构提供全面准确的处理数据,帮助进行高效、稳妥的诊断,从而提高医疗诊治水平并降低风险与费用。

2)平台即服务(platform as a service,PAAS)

是云计算应用程序的运行环境,提供应用程序部署与管理服务。通过 PAAS 层的软件工具和开发语言,应用程序开发者只需上传程序代码和数据即可使用服务,而不必关注底层的网络、存储、操作系统的管理问题。通过医疗云平台可以将国家社会保障机构、卫生监督机构、各级保险公司、各级医疗机构、基层社区等单位各自通过对应的规范化接口来和各级子云对接,合力来实现医疗信息的共享与数据交流,减少医疗资源的浪费,节省成本并能更及时、有效地服务病人,从而建立区域内医疗评估、健康查询、医疗诊断、卫生管理与决策、疾病防控等的统一服务平台。

3)软件即服务(software as a service,SAAS)

基于云计算基础平台所开发的应用程序。SAAS 层服务将桌面应用程序迁移到互联网,可实现应用程序的泛在访问。医疗机构可以通过租用 SAAS 层服务解决医疗信息化问题。各医疗机构单位的信息化建设中所需的软件不用全部自行去购买,可通过在线软件服务来获取相应一线医疗软件的在线维护与更新,同时还可以统一各地的信息系统标准并大量减少医疗机构的投资,节省成本。

3. 大数据

近年来,随着通信技术的迅猛发展,数据以前所未有的速度积累和增长,大数据(big data)概念受到越来越多的关注。信息社会已经进入大数据时代,大数据改变着人们的生活和工作方式、企业的运作模式。著名管理咨询公司麦肯锡认为:数据已经渗透到当今每一个行业和业务职能领域,成为重要的生产营私;人们对于大数据的挖掘和运用,预示着新一波生产力增长和消费盈余浪潮的到来。

百度百科对大数据的定义:无法在一定时间范围内用常规软件工具进行捕捉、管理和处理的数据集合,是需要新处理模式才能具有更强的决策力、洞察发现力和流程优化能力的海量、高增长率和多样化的信息资产。大数据具有海量的数据规模、快速的数据流转、多样的数据类型和价值密度低四大特征。这也是目前大众普遍认可的大数据的 4V 特点,即容量(Volume)、种类(Variety)、价值(Value)、速度(Velocity)。

传统医疗行业中,医院信息系统完成了医院内部的流程控制、数据积累等工作。医疗行业早就遇到了海量数据和非结构化数据的挑战,通过对这些数据进行深入的挖掘分析,可以提升医院和健康服务机构的诊疗和服务水平。此外,医疗卫生领域时刻因人类的健康活动产生着健康医疗大数据。大数据专家认为,健康医疗大数据具有广泛支持医疗和卫生保健功能的前景,大数据分析应用于医疗卫生领域能发掘有价值的信息,用以指导卫生政策的制定、增加患者安全性、提供个性化治疗、发现药物副作用和减少卫生保健中不必要的费用等。

4. 人工智能

1950 年,"人工智能之父"图灵教授提出一个图灵测试的概念,测试某个系统是否具有人类的治理能力,需看系统是否能"骗"过人类。如果人不能分辨其是系统还是人类,便认为该系统具备人类的智能能力。百度百科中指出:人工智能(Artificial Intelligence,AI)是研究、开发用于模拟、延伸和扩展人的智能的理论、方法、技术及应用系统的一门新的技术科学。人工智能经过六十年的发展,随着云计算和大数据的发展,得到了超前的发展机会:云计算为人工智能提供强大的计算平台,大数据为人工智能提供丰富的数据资源。

人工智能在各个领域取得很多突破性成果。在某些领域中已超过人类,且与一般人不同,如游戏、人脸识别、语音识别等方面。另外,制造机器人软硬件技术日趋成熟,成本不断降低,性能不断提升,军用无人机、自动驾驶汽车、家政服务机器人已经成为现实,有的人工智能机器人已具有相当程度的自主思维和学习能力。在医疗领域,早在 20 世纪 70 年代初由美国斯坦福大学开发的 MYCIN 系统,其能对感染性疾病患者进行诊断,开出抗生素处方。在其内部共有 500 条规则,只要按顺序依次回答其提问,系统就能自动判断出患者所感染细菌的类别,为其开出相应处方。20 世纪 80 年代,国内掀起了中医专家系统研究的热潮,出现了关幼波肝病诊疗系统、邹云翔肾系疾病诊疗系统等。近年来,计算智能方法被越来越多的应用到中医辨证模型研究中。主要是模拟自然界中智能系统的生化过程(人的感知、脑结构、进化和免疫等)而设计的问题求解方法,它以模型(计算模型、数学模型)为基础,强调自组织、自学习与自适应。其包括几种计算模式:模糊逻辑(Fuzzy Logic,FL)、人工神经网络(Artificial Neural Network,ANN)、遗传算法(Genetic Algorithm,GA)和进化算法(Evolutionary Algorithm,EA)等。

1.4 医学信息工程专业教育概况

随着高科技向医学渗透,推动了医学快速发展,对医学信息人员的需求越来越大,要求越来越高。加强医学信息人才培养,是振兴和发展我国医药卫生事业的关键环节和百年大计。医学信息工程专业正是为国家培养优秀医学信息人才而设立的一个新兴学科,是医学领域和计算机应用领域的交叉应用型工程学科。因此在医学院校中培养出一批能够掌握计算机信息处理技术,熟悉医疗信息系统,掌握医学专业技术,了解医院业务情况的复合型技术人才是医学领域发展的必然趋势。

1.4.1 医学信息工程(医学信息学)专业发展历史

在美国,医学信息学是伴随着计算机技术在医学上的应用而产生和发展起来的,它最初起步于 20 世纪中叶,有一些大学和图书馆学院借鉴了 20 世纪 70 年代起源于荷兰和德国的医学信息学教育计划,尝试推行医学信息学的博士后教育,或者通过开设诸如人工智能、药物信息、病案管理、卫生管理和医学技术等课程朝着医学信息学的方向发展。早在 1972 年,美国国立医学图书馆就开始支持医学信息学研究生培养计划,现在不但建立了规范的学位教育,而且有了专门的研究中心和学术机构。1980 年,斯坦福大学也开设了医学信息专业。1990 年,为了推动医药信息学教育的开展,美国专门建立了世界范围的卫生/医药信息学教学计划数据库。据美国医学信息学会网站统计,在北美地区开设有医学信息学学位课程或培训班的机构和大学共有 74 所。其中包括 3 所科研机构和哥伦比亚大学、斯坦福大学、犹他大学等 71 所大学。

我国的医学信息教育始于"图书情报(医学、药学)"专业教育。1985—1987 年原白求恩医科大学(今吉林大学)、中国医科大学、同济医科大学、湖南医科大学(今中南大学湘雅医学院)国内 4 所知名高校先后开始了医学信息教育相关内容,"医学图书情报""医学情报"等概念逐渐为人所熟知。1992 年"情报"改为"信息"之后,"医学信息"这一概念广为人知。1996 年,中国医学图书情报教育单位中的第一个"情报学"硕士点落户湖南医科大学。1998 年,我国教育部将原来的图书情报专业名称调整为"信息管理与信息系统",到 2003 年,全国共有 25 所医学院校设置了信息管理与信息系统专业。这些学校都在专业名称后加了括号并标明了方向,即医学方向/药学方向/医学、药学/医学信息方向。2003 年教育部将医学信息工程本科专业列为高等教育专业目录外专业，2012年又进行本科专业目录调整，将医学信息工程专业划为特设专业。自此之后，很多高校开始申请开设医学信息工程专业，目前有几十所高校开设此专业，见表1-1。涉及学科的交叉融合，大部分是医学院校的计算机学院开设此类专业。还有部分学校如复旦大学、北京大学、南京大学、中国医科大学等，开设了医学信息学研究生相关专业或研究方向。

表1-1　医学信息工程(学)专业开设学校及起始时间

开设学校	起始时间(年)	开设学校	起始时间(年)
四川大学	2005	黑龙江中医药大学	2013
湖北中医药大学	2006	上海理工大学	2013
中南大学	2007	泰山医学院	2013
南通大学	2007	遵义医学院	2013
徐州医科大学	2011	遵义医学院医学与科技学院	2013
辽宁中医药大学	2011	合肥工业大学	2014
杭州电子科技大学	2011	济宁医学院	2014
成都中医药大学	2012	湖南中医药大学	2014
甘肃中医药大学	2012	河北北方学院	2015
浙江中医药大学	2012	安徽中医药大学	2015
广州中医药大学	2012	湖北科技学院	2015
中南民族大学	2013	重庆医科大学	2015
北京中医药大学东方学院	2013	云南中医学院	2015
大连医科大学中山学院	2013	南京中医药大学	2017

1.4.2　医学信息工程专业教育

1. 美国医学信息学专业教育

美国医学信息学会把医学信息教育分为若干个类型，依次为两年制专科教育、医学信息学本科教育、医学信息学硕士学位教育、医学信息学博士学位教育，其他学位中的特性化教育，其他研究基金支持的博士后教育等10多种。在北美，医学信息专业的研究生以下教育并不普及，开展本科及以下教育最早的是蒙大拿大学。在其下的蒙大拿工学院数理学院开设了卫生保健信息学系，培养两年制专科学生和本科生。与此相比，各个大学的医学信息学硕博士教育非常发达，欲在医学信息领域进一步深造的医学生和涉足于医药领域的计算机学科和其他学科的本科生，可以选医学信息学作为主修课程，接受硕博士教育。现在，全美提供硕士学位课程的大学有46所，其中23所大学提供博士学位课程，如表1-2所示。下面以犹他大学、哥伦比亚大学、斯坦福大学为例，介绍医学信息学专业的主干课程。

表1-2 开设医学信息学硕博士学位课程的美国大学名录

大学名称	专业名称
哥伦比亚大学文理研究生院	医学信息学、牙科信息学
公爵大学社会与家庭医学系	临床信息学
George Mason 大学计算机学院	生物信息学
Oregon 保健大学(波特兰)	医学信息学
斯坦福大学医学院	医学信息学
亚拉巴马州伯明翰大学卫生管理系	保健信息学
加利福尼亚大学	生物与医学信息学
科罗拉多州立大学保健科学中心(护理学院)	保健信息学
爱荷华大学护理学院	护理信息学
马里兰大学护理学院	护理信息学
新泽西医学与牙科大学	生物信息学
明尼苏达州立大学	保健信息学
北卡罗来纳州大学医学生物工程学院	医学信息学
比兹堡大学	生物医学信息学、牙科信息学
德克萨斯州立大学休斯敦保健科学中心	保健信息学
犹他大学医学院医学信息学系	医学信息学
犹他大学护理学院	临床信息学
维多利亚大学保健信息学院	保健信息学
华盛顿大学医学教育与生物信息学系	生物医学与保健信息学
威斯康星—密尔沃基大学	医学信息学
范德比尔特大学医学中心	生物信息学

　　犹他大学的医学信息学系成立于1964年,设在犹他大学医学院内,其医学信息学研究和教育水平在国际同行中一直处于领先地位。主要提供医学信息学专业硕博士教育,还承担美国国家医学图书馆(NLM)和其他财团资金支持的博士后研究人员的医学信息学研究与实践。另外,犹他大学护理学院内还设有临床信息学系,提供临床信息学硕博士学位课程和短期培训班。医学信息学专业课程设置如下:医学信息学导论、卫生保健统计应用、研究设计、医学信息学词汇和标准、卫生信息系统网络和通信、临床决策、质量和质量评估、网站设计、遗传流行病学、生物信息学导论、公共卫生信息学、初级 IT 操作、人力咨询、医学信息学研究等。

　　哥伦比亚大学的医学信息学专业设在艺术与科学研究生院内,提供医学信息学硕博士学历教育,同时承担 NLM 支援的博士后人员的医学信息学教育和其他学位中的特性化教育。另外,在牙科与口腔外科学院内设有牙科信息学专业。开设的主要课程有:生物化学和真核细胞分子生物学、医学概论、计量生理学、生理学、流行病学、卫生政策和管理方法、数据库系统、人工智能、机器学习、程序设计和解题、高级软件系统工程、生物统计学导论、生物统计学方法导论、计算机在卫生保健和生物医学中的应用、生物医学信息学理论与方法、医学数据的表达和编码、卫生信息系统结构、医学用户界面、生物医学和决策支持、生物医学信息学的评价方法等。

斯坦福大学医学信息学专业设在斯坦福大学医学院内,教育类型多种多样。主要提供医学信息学专业硕博士教育,还承担了 NLM 和其他财团资金支持的博士后研究人员的医学信息学研究与实践。此外,还开设了单科结业班和短期培训班,并开展医学信息学远程教育。开设的主要课程有:生物医学信息学导论、基础方法、临床系统导论、生物医学信息学设计、概率论、统计推断导论、概率分析、随机分布、决策分析导论、影响图和概率网络、数据分析、计算机统计方法、现代应用统计学、人工智能中的概率模型、统计学习与图样分类、人工智能原理与方法、计算机组织与设计、计算机系统和汇编语言程序设计、医学总论、生物科学、卫生保健系统和卫生政策导论、卫生保健成本、风险和效益分析、计算机伦理与社会责任、美国卫生保健政治经济等。

2. 我国医学信息工程专业教育

目前我国医学信息工程专业是以本科教育为主的教育体系,只有少数学校设有硕士点,而本专业的博士和博士后教育几乎是空白。多个高校根据自身的师资情况、实验室情况等,突出本校特色,制定了自己的专业培养方案。以下介绍四川大学、湖北中医药大学、浙江中医药大学、南京中医药大学的主要课程。

四川大学 2003 年经国家教委严格论证,在全国第一个成功申报了医学信息工程专业。目标是培养生物医学信息采集、传输、处理、分析、存储及研制新型生物医疗电子、信息仪器等方面的专业性、实用性且具有宽广的知识面、较强的综合应用能力的实用性人才。要求学生学习的主干课程有电路、模拟电子技术、数字电子技术、电磁场与电磁波、信号与系统、数字信号处理、数据结构、操作系统、微机原理及应用、程序设计语言、数据库技术、生理解剖、医学信息、医学传感检测、医学仪器、医学信号及图像、生物系统及建模、计算机网络与通信、控制系统等。从该校课程设置中,可以明显发现其在硬件方面的侧重,这与四川大学的硬件特色紧密相连。四川大学现设有 1 个硕士点(医学信息工程),目前有 4 个专业方向(医学电子学、医学信号及图像处理、现代医学仪器、医学信息系统)。

湖北中医药大学率先成立了中医工程研究所,是国内最早开展中医学信息工程研究的单位之一,主要开展中医专家系统、医院信息系统和医药软件开发与应用的研究,其中《中医控制论》是我国第一部中医信息工程应用方面的专著。2010 年,湖北中医药大学成功申报了医学信息工程专业(医药软件方向)。本专业以懂医药通信息技术的应用型人才为培养目标,按照"厚理工基础、重医药特色、强实践能力"的课程设置思路,设置了 34 门专业类课程。专业类课程涉及医药学、计算机科学与技术两大部分主干学科。专业基础课程包括高等数学、线性代数、离散数学、计算机科学导论、程序设计基础、可视化程序设计、数据结构、数据库原理、概率论与数理统计、数字逻辑、计算机组成原理等。这些课程为医学信息工程专业课程奠定了扎实的专业理论基础。专业课程包括网络数据库、算法分析与设计、面向对象程序设计、操作系统原理、J2EE 架构设计与开发、医院信息系统、计算机网络与信息安全、软件工程、XML 与电子病历、医学信息学等。从课程的设置来看,其课程明显有软件方面的侧重,这与湖北中医药大学厚重的科研背景相关。

2012 年,浙江中医药大学成功申报了医学信息工程专业。学院承担国家中医药管理局和省中医药管理局两个重点学科,学校所辖"医学信息技术实验教学中心"系省级示范实验中心。学院与省内多家医院信息中心、医药软件企业有密切的合作,培养信息技术和医药学知识相结合的复合型人才。主要课程有程序设计基础、计算机网络、数据结构与算法、数据库系统与应用、医学信息学概论、医学数据挖掘、现代医院管理学、医学图像处理、生物医学传感与检测技术、医疗仪器原理与应用、医院信息系统、区域医疗数据共享等。

2016 年,南京中医药大学依托现有的较为成熟的计算机科学与技术、软件工程专业成功申报了医学信息工程专业。学校目前拥有"计算机科学与技术"校级重点学科、"软件工程"校级重点培育学科、"中医药信息学"国家中医药管理局重点学科,设有"计算机科学与技术""软件工程""医学信息工程"3 个本科专业,以及"软件工程"一级学科硕士点、"中医药信息学"自主设置二级学科硕博士点。此外还有"信息技术实验中心"和"医药信息技术实践教育中心"2 个省级实验教学示范中心。在全国中医院校中办学实力和人才培养均名列前茅。主要课程有中医基础概论、西医基础概论、大学物理、C++程序设计、数据结构、Java 程序设计、数据库原理与应用、电子技术、操作系统、计算机网络、数字图像处理基础、医疗仪器原理与应用、医院信息系统、生物医学信号处理等。

以上各校均依托本校的特色专业,有针对性地培养医学信息工程专业人才,有的放矢地向社会输送人才,与社会对口单位形成人才需求和就业分配关系。

1.5 医学信息工程的前沿技术

1. 远程医疗

远程医疗服务包括一般远程医疗服务和特殊远程医疗服务。一般远程医疗服务是指医疗机构利用通信技术、计算机及网络技术,开展异地交互式的检查、诊断、指导治疗等医疗会诊活动。特殊远程医疗服务是指医疗机构之间通过通信、网络或卫星精准制导系统,在本地使用相关设备,控制异地的仪器设备(如手术机器人)直接为患者进行实时检查、手术、治疗、护理、监护等服务的医疗活动。远程医疗的应用主要有三个方面:远程医学诊断、远程医学治疗、远程监护。

1) 远程医学诊断

远程医学诊断时利用计算机网络技术、多媒体技术、通信技术及现代医学新技术,将小医院或家庭与大型医院(医学会诊中心)连接起来,将远程患者的医学影像、检查和检验结果经网络传输给会诊中心,由医学中心转发给相关专家或组织多部门专家会诊,由这些专家对患者资料、医学图像和相关数据进行分析,做出诊断。远程诊断可以采用同步交互方式,需要较高的带宽支持实时交互图像传输,一般用于需要对患者实施紧急救助的情况,例如灾难发生时或战争中对伤员的诊断治疗。异步式远程诊断运作的核心是会诊中心,将资料上传到会诊中心,然后转交相关专家,通常用于非紧急救助,如偏远地区慢性病的诊断。

2) 远程医学治疗

远程医学治疗是运用远程控制技术和虚拟现实技术,由远程医学治疗中心的医学专家通过遥控远端医疗设备对异地患者进行治疗。主要有远程出席和远程手术两种。远程出席是远端现场的医护人员佩戴特殊头盔,上面装有摄像头、麦克风、耳机和微型屏幕。中心医院的专家通过网络传输,看到对远程现场患者的检查,并实现与远地医护人员的交流,指导正在进行的检查。远程手术是运用遥感和机器人技术,中心医学专家直接观察手术现场,控制远程机器人或机器手动作,对远程患者进行手术。

3）远程监护

远程监护通过通信网络将远端患者的生理信号,如心率、心律、呼吸频率、血压、血氧饱和度、血糖、胆固醇等生理参数信息传输到监护中心进行分析,远程监护中心给出诊断。监护对象可以家居、旅行或社区诊断;监测既可以由患者自行完成,也可由医护人员完成;检测结果既可以在本地存储,离线传输,也可以实时传输,并与远程专家讨论。远程监护有助于病情恶化的早期预报,并当恶化突发时向远程监护中心报警以获得及时救助。

2. 3D 可视化、3D 打印、虚拟现实（VR）技术在外科手术中的应用

随着数字医学技术的发展,三维可视化系统的成熟发展,可快速将 CT 二维（2D）图像转化为 3D 可视化图像并应用于外科疾病的诊治。近年来,3D 打印技术已经应用于医学领域,如头颈外科、骨科、生物医药研究等。3D 打印实现了虚拟三维图像向实体三维物理模型的跨越式转变。医学图像 3D 可视化、3D 打印、VR 技术的综合运用,不仅能够重现病灶的立体形态,而且医生可以从不同角度掌握病灶的特性,提高临床诊断的准确性。临床上,患者手术过程中难免会出现难以预料的情况使得手术方案无法实施;预先制定的完善的手术方案在应用于具体患者时,也会出现预后效果不理想的状况;辅以医学图像 3D 可视化、3D 打印、VR 技术术中导航,将确保手术方案顺利、精确地实施。例如,骨科患者内固定器械、手术螺钉的置入常常借助于配套的瞄准器械、模板系统或 X 线影像,但内固定置入是否精确、患者预后是否良好,常常因医生的经验而差别很大,置入过程中以医学图像 3D 可视化、VR 技术作为术中导航,再加上 3D 打印技术的辅助,能够使个体化的内固定模板与特定病例实体骨骼完全匹配,患者的内固定置入将更加精准,还可以有效减少医患在术中放射线暴露的时间,最大程度地提高患者的疗效。此外,骨科手术过程中上述三种方式结合开展的术中导航,还可以为复杂骨折的复位、骨折畸形愈合、矫形截骨的大小及角度等提供有效的帮助。脑部肿瘤患者进行放射治疗时,颅骨上需要穿孔,再将放射性同位素准确地置于颅内病灶位置,手术过程中要保证同位素射线治疗效果好、不伤及正常组织。由于人脑结构复杂,在不打开颅骨的情况下,要达到上述要求难度很大。利用医学图像 3D 可视化、VR 技术,就可以在重构出的人脑内部结构三维图像基础上,计算机模拟颅骨穿孔位置、同位素置入通道、安放位置、等剂量线等,设计并筛选最佳方案;手术过程中,亦可以在屏幕上监测整个流程,使医生们做到"心中有数",大大提高了手术的成功率。

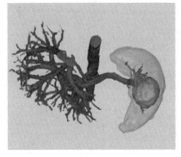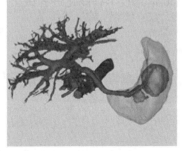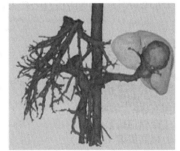

图 1 - 4　术前 3D 建模

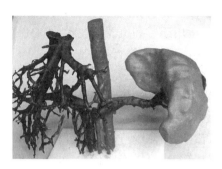

图 1-5   等比例 3D 打印出的组织器官

3. 智能化中医诊断

中医当中的"证"是说在疾病发生中某一个时间或者某一个类别的病症的相关统称,通常来说从一类相对不变的、有彼此之间相互关联的、可以展示出疾病某个时间或某个类别病变内部根本的症状和身体特征组成。中医的奥义之一就是辨证论治,但辨证的精确度来源于医生的理论积攒与临床诊断的自我摸索,这造成了诊断的不确定性。所以,科技进步的同时,建立科学有效的中医诊断模型成为中医界急需解决的问题。上世纪七八十年代,名老中医专家系统诊疗软件开始兴起,但无一例外的没有从本质上处理好中医辨证论治的形式逻辑讲述的问题,仅仅为了攻破具体病症而各自开发一些小模型,对于应用智能化方面还比较落后,难以全面将中医诊断智能方法与技术形成普适化。怎样利用先进的技术去突破人工智能,尤其是自然语言处理技术、数据挖掘技术、次协调逻辑与认知缺省逻辑等技术,研究如何处理中医智能信息识别,对目前的信息技术发展和中医智能化研究来说非常重要。要落实于以下四个方面:(1) 搭建中医辨证认知系统的逻辑。要实现智能化诊断技术,需要掌握丰富的逻辑思维去研究中医辨证论治基本方法,进而构建具有实践可能的符合中医辩证思维规律和诊断方式的逻辑形式化系统。(2) 构建中医诊断智能化技术。开发进步的智能诊断关键在于利用模糊计算、神经网络等软计算方法,构建混合式专家系统方法原理,研究智能构筑组成技术发展中医专家系统的诊断规则。(3) 数据挖掘技术应用于中医诊断知识。未来中医诊断智能化发展的热点也包括通过数据挖掘技术研究丰富多样的诊断数据,收集专业的理论知识、自动发现含有有效数据的中医病历信息,最终给出具体有效的算法及其程序系统。(4) 获取并分析中医诊断信息。计算机在图像、信号处理技术方面的飞速发展,大大提高了中医四诊信息的获取和分析能力。

随着人工智能技术质的飞跃,中医诊断智能化处理信息技术的研究也将不断快速并且全面的发展,为加快我国中医诊断信息技术智能化进程做出成绩。

【微信扫码】
拓展阅读

第2章

计算机基础

2.1 计算机概述

2.1.1 计算机的起源与发展

计算机俗称电脑,是一种用于高速计算的电子计算机器,可以进行数值计算,又可以进行逻辑计算,还具有存储记忆功能。它能够按照程序运行,自动、高速处理海量数据,较先进的计算机有生物计算机、光子计算机、量子计算机等。

世界上第一台电子数字式计算机于 1946 年在美国宾夕法尼亚大学正式投入运行,它的名称叫 ENIAC,是电子数值积分计算机(The Electronic Numberical Intergrator and Computer)的缩写。它使用了 17468 个真空电子管,耗电 174 千瓦,占地 170 平方米,重达 30 吨,每秒钟可进行 5000 次加法运算。虽然它的功能还比不上今天最普通的一台微型计算机,但在当时它已是运算速度的绝对冠军,并且其运算的精确度和准确度也是史无前例的。以圆周率(π)的计算为例,中国的古代科学家祖冲之利用算筹,耗费 15 年心血,才把圆周率计算到小数点后 7 位数。一千多年后,英国人香克斯以毕生精力计算圆周率,才计算到小数点后 707 位。而使用 ENIAC 进行计算,仅用了 40 秒就达到了这个记录,还发现香克斯的计算中,第 528 位是错误的。ENIAC 奠定了电子计算机的发展基础,开辟了一个计算机科学技术的新纪元。

ENIAC 诞生后短短的几十年间,计算机的发展突飞猛进。主要电子器件相继使用了真容电子管,晶体管,中、小规模集成电路和大规模、超大规模集成电路,引起了计算机的几次更新换代。每一次更新换代都使计算机的体积和耗电量大大减小,功能大大增强,应用领域进一步拓宽。

1. 第一代电子管计算机(1945—1956)

在第二次世界大战中,美国政府寻求计算机以开发潜在的战略价值。这促进了计算机的研究与发展。1944 年霍华德. 艾肯(1900—1973)研制出全电子计算器,为美国海军绘制弹道图。1946年,标志现代计算机诞生的 ENIAC 代表了计算机发展史上的里程碑,它通过不同部分之间的重新接线编程,拥有并行计算能力。第一代计算机(如图 2-1 所示)的特点是操作指令是为特定任务而编制的,每种机器有各自不同的机器语言,功能受到限制,速度也慢。另一个明显特征是使用真空电子管和磁鼓储存数据。

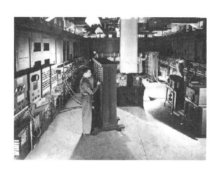

图 2-1　第一代计算机

2. 第二代晶体管计算机(1956—1963)

1948年,晶体管(如图 2-2(a)所示)的发明大大促进了计算机的发展。1956年,晶体管在计算机中使用,晶体管和磁芯存储器导致了第二代计算机的产生。第二代计算机体积小、速度快、功耗低、性能更稳定。首先使用晶体管技术的是早期的超级计算机,主要用于原子科学的大量数据处理,这些机器价格昂贵,生产数量极少。1960年,出现了一些成功地用在商业领域、大学和政府部门的第二代计算机。在这一时期出现了更高级的 COBOL(Common Business-Oriented Language)和 FORTRAN(Formula Translator)等语言,以单词、语句和数学公式代替了二进制机器码,使计算机编程更容易。

3. 第三代集成电路计算机(1964—1971)

虽然晶体管比起电子管是一个明显的进步,但晶体管还是产生大量的热量,这会损害计算机内部的敏感部分。1958年发明了集成电路(IC),将三种电子元件结合到一片小小的硅片上(如图 2-2(b)所示)。科学家使更多的元件集成到单一的半导体芯片上。于是,计算机变得更小,功耗更低,速度更快。这一时期的发展还包括使用了操作系统,使得计算机在中心程序的控制协调下可以同时运行许多不同的程序。1964年,美国 IBM 公司成功研制第一个采用集成电路的通用电子计算机系列 IBM360 系统。

4. 第四代大规模集成电路计算机(1971—现在)

出现集成电路后,唯一的发展方向是扩大规模。大规模集成电路(LSI)可以在一个芯片上容纳几百个元件(如图 2-2(c)所示)。1972年,第一部真正的个人计算机诞生了。所

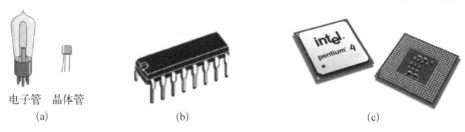

电子管　晶体管
(a)　　　　　　　　(b)　　　　　　　　(c)

图 2-2　电子管、晶体管与集成电路

使用的微处理器内包含了 2 300 个"晶体管",可以一秒内执行 60 000 个指令,体积也缩小很多。到了 80 年代,超大规模集成电路(VLSI)在芯片上容纳了几十万个元件,后来的 VLSI 将数字扩充到百万级。可以在硬币大小的芯片上容纳如此数量的元件使得计算机的体积和价格不断下降,而功能和可靠性不断增强。

从 ENIAC 揭开计算机时代的序幕,经过几十年的发展,它已经成为一门复杂的工程技术学科。它的应用从国防、科学计算到家庭办公、教育娱乐等各方面,真正引起了社会的强烈变革——信息社会的来临。

2.1.2　计算机的特点

与其他工具和人类自身相比,计算机具有存储性、通用性、高速性、自动性和精确性等特点。

1. 运算速度快

计算机的运算部件采用的是电子器件,其运算速度远非其他计算工具所能比拟,且运算速度还以每隔几个月提高一个数量级的速度在快速地发展。目前巨型计算机的运算速度已经达到每秒几百亿次运算,能够在很短的时间内解决极其复杂的运算问题;即使是微型计算机,其速度也已经大大超过了早期的大型计算机。

2. 存储容量大

计算机的存储性是计算机区别于其他计算工具的重要特征。计算机的存储器可以把原始数据、中间结果、运算指令等存储起来,以备随时调用。存储器不但能够存储大量的信息,而且能够快速准确地存入或取出这些信息。

3. 通用性强

通用性是计算机能够应用于各种领域的基础。任何复杂的任务都可以分解为大量的基本的算术运算和逻辑操作,计算机程序员可以把这些基本的运算和操作按照一定规则(算法)写成一系列操作指令,加上运算所需的数据,形成适当的程序就可以完成各种各样的任务。

4. 工作自动化

计算机内部的操作运算是根据人们预先编制的程序自动控制执行的。只要把包含一连串指令的处理程序输入计算机,计算机便会依次取出指令,逐条执行,完成各种规定的操作,直到得出结果为止。

5. 精确性高、可靠性高

计算机的可靠性很高,差错率极低,一般来讲只在那些人工介入的地方才有可能发生错误,由于计算机内部独特的数值表示方法,使得其有效数字的位数相当长,可达百位以上甚至更高,满足了人们对精确计算的需要。

2.1.3　计算机的分类

计算机的分类方法很多,根据处理的对象、用途和规模不同可有不同的分类方法,下面介绍常用的分类方法。

1. 计算机按处理的对象划分可分为模拟计算机、数字计算机和混合计算机

（1）模拟计算机

模拟计算机指专用于处理连续的电压、温度、速度等模拟数据的计算机。其特点是参与运算的数值由不间断的连续量表示，其运算过程是连续的，由于受元器件质量影响，其计算精度较低，应用范围较窄。模拟计算机目前已很少生产。

（2）数字计算机

数字计算机指用于处理数字数据的计算机。其特点是数据处理的输入和输出都是数字量，参与运算的数值用非连续的数字量表示，具有逻辑判断等功能。数字计算机是以近似人类大脑的"思维"方式进行工作的，所以又被称为"电脑"。

（3）混合计算机

混合计算机指模拟技术与数字计算灵活结合的电子计算机，输入和输出既可以是数字数据，也可以是模拟数据。

2. 根据计算机的用途不同，可分为通用计算机和专用计算机两种

（1）通用计算机

通用计算机适用于解决一般问题，其适应性强，应用面广，如科学计算、数据处理和过程控制等，但其运行效率、速度和经济性依据不同的应用对象会受到不同程度的影响。

（2）专用计算机

专用计算机用于解决某一特定方面的问题，配有为解决某一特定问题而专门开发的软件和硬件，应用于如自动化控制、工业仪表、军事等领域。专用计算机针对某类问题能显示出最有效、最快速和最经济的特性，但它的适应性较差，不适于其他方面的应用。

3. 计算机根据其规模可分为巨型机、大型机、小型机、微机、嵌入式等

（1）超级计算机（巨型机）

超级计算机（Super computer）通常是指由数百数千甚至更多的处理器（机）组成的、能计算普通 PC 机和服务器不能完成的大型复杂课题的计算机，如图 2-3 所示。超级计算机是计算机中功能最强、运算速度最快、存储容量最大的一类计算机，是国家科技发展水平和综合国力的重要标志。超级计算机拥有最强的并行计算能力，主要用于科学计算。在气象、

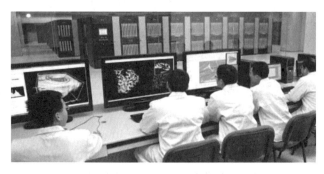

图 2-3 "天河一号"巨型计算机

军事、能源、航天、探矿等领域承担大规模、高速度的计算任务。现代超级计算机较多采用集群系统，更注重浮点运算的性能，价格非常昂贵。

（2）大型计算机

大型计算机（mainframe computer），又称大型机、大型主机、主机等，是从 IBM System/360（如图 2-4 所示）开始的一系列计算机及与其兼容或同等级的计算机，主要用于大量数据和关键项目的计算，例如银行金融交易及数据处理、人口普查、企业资源规划等。大型机使用专用的操作系统和应用软件，在大型机上工作的数据库管理员能够管理比其他平台多 3～4 倍的数据量。

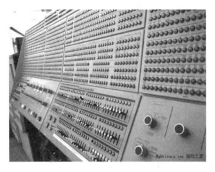

图 2-4　IBM360 系统

（3）小型计算机

小型计算机是相对于大型计算机而言，小型计算机的软件、硬件系统规模比较小，但价格低、可靠性高、操作灵活方便，便于维护和使用。为了向上扩大小型计算机的应用领域，已采用各种技术研制出超级小型计算机。这些高性能小型计算机的处理能力达到或超过了低档大型计算机的能力。小型机一般用于工业自动控制、医疗设备中的数据采集等方面。如 DEC 公司的 PDl11 系列、VAX-11 系列，HP 公司的 1000、3000 系列等。

（4）个人计算机

个人计算机又称为 PC（personal computer），是能独立运行、完成特定功能的设备。个人计算机不需要共享其他计算机的 CPU、硬盘和打印机等资源也可以独立工作。它虽然问世较晚，却发展迅猛。PC 机的特点是轻、小、价廉、易用。如今，PC 机的应用已遍及各个领域，几乎无处不在。从台式机（或称台式计算机、桌面电脑）、笔记本电脑到上网本和平板电脑以及超极本等都属于个人计算机的范畴。

（5）嵌入式计算机

嵌入式计算机即嵌入式系统（Embedded Systems），是一种以应用为中心、以微处理器为基础，软硬件可裁剪的，适应应用系统对功能、可靠性、成本、体积、功耗等综合性严格要求的专用计算机系统。它一般由嵌入式微处理器、外围硬件设备、嵌入式操作系统以及用户的应用程序等四个部分组成。嵌入式系统几乎包括了生活中的所有电器设备，如计算器、电视机顶盒、手机、数字电视、多媒体播放器、汽车、数字相机、电梯、空调、安全系统、自动售货机、蜂窝式电话、工业自动化仪表与医疗仪器等。

2.2 计算机中的数据

2.2.1 比特与二进制

1. 比特的概念

比特（bit），是表示信息的最小单位。二进制数的一位包含的信息称为 1 比特，如二进制数 0100 就是 4 比特。比特只有两种状态:0 和 1,这两个值也可以被解释为逻辑值(真/假、yes/no)、代数符号(+/−)、激活状态(on/off)或任何其他两值属性。

比特一般用英文小写字母"b"表示。每个西文字符用 8 个比特表示,每个汉字至少要用 16 个比特才能表示。因为比特这个单位太小了,所以引入了一种比比特稍大的信息计量单位——"字节",用大写字母"B"表示,每个字节由 8 个比特组成。

2. 比特的存储

存储器最重要的指标就是存储器容量。在内存储器的计量单位上,计算机中采用"2 的幂次"作为单位,经常使用的单位有千字节(KB)、兆字节(MB)、吉字节(GB)、太字节(TB)。

$1 \text{ KB} = 2^{10} \text{B} = 1024 \text{ B}$; $1 \text{ MB} = 2^{20} \text{B} = 1024 \text{ KB}$;

$1 \text{ GB} = 2^{30} \text{B} = 1024 \text{MB}$; $1 \text{ TB} = 2^{40} \text{B} = 1024 \text{ GB}$。

而在外存储器的容量计量单位上,则采用"10 的幂次"来进行计算。另外,数据传输速度单位也是以"10 的幂次"来计算的。

$1 \text{ KB} = 10^3 \text{ B} = 1000 \text{ B}$;$1 \text{ MB} = 10^6 \text{ B} = 1000 \text{ KB}$;

$1 \text{ GB} = 10^9 \text{ B} = 1000 \text{ MB}$;$1 \text{ TB} = 10^{12} \text{B} = 1000 \text{ GB}$。

3. 数制间的转换

(1) 二进制、八进制、十六进制等数转换为十进制数。

数制中表示基本数值大小的不同数字符号称为数码。例如,十进制有 10 个数码:0、1、2、3、4、5、6、7、8、9,标志:尾部加"D"。不同数制所使用数码的个数不同,称为基数。例如,十进制的基数为 10,二进制的基数为 2。数制中某一位上数值的大小表示其所处位置的价值(即权的大小)。例如,十进制的 123,1 的位权是 100,2 的位权是 10,3 的位权是 1。十进制数 123.45 可以写成如下形式:$123.45 = 1 \times 10^2 + 2 \times 10^1 + 3 \times 10^0 + 4 \times 10^{-1} + 5 \times 10^{-2}$。

二进制数的数码个数是两个:0、1,标志:尾部加"B"。二进制数转换十进制数:$(11011.01)_2 = 1 \times 2^4 + 1 \times 2^3 + 0 \times 2^2 + 1 \times 2^1 + 1 \times 2^0 + 0 \times 2^{-1} + 1 \times 2^{-2}$。

八进制数的数码个数是 8 个:0、1、2、3、4、5、6、7,标志:尾部加"Q"。八进制数转换十进制数:$(176.5)_8 = 1 \times 8^2 + 7 \times 8^1 + 6 \times 8^0 + 5 \times 8^{-1}$。

十六进制数的数码个数是 16 个:0、1、2、3、4、5、6、7、8、9、A、B、C、D、E、F,标志:尾部加"H"。十六进制数转换十进制数:$(FA1.C)_{16} = F \times 16^2 + A \times 16^1 + 1 \times 16^0 + C \times 16^{-1}$。

(2) 十进制数整数部分转换为二进制、八进制、十六进制数值:通常最直接的方法就是除基数逆向取余法。

【例 1】 将 29(D)表示成二进制,即用除基数 2 的逆向取余法进行转换:

所以,29(D)的二进制表示为 11101(B)。

十进制转换成八进制、十六进制时只需将除数改为 8 或 16 即可。

（3）十进制数小数部分转换为二进制数，通常采用"乘二取整"的方法。

【例 2】 将十进制小数 0.6875 转换为二进制。

$$
\text{小数部分}\left\{
\begin{array}{l}
\text{高位} \quad 1.\ \dfrac{\begin{array}{r} 0.6875 \\ \times 2 \end{array}}{3750} \\[2pt]
\qquad 0.\ \dfrac{\times 2}{7500} \\[2pt]
\qquad 1.\ \dfrac{\times 2}{5000} \\[2pt]
\text{低位} \quad 1.\ \dfrac{\times 2}{0000}
\end{array}
\right.
$$

所以，0.6875(D)的二进制表示为 0.1011(B)。

（4）八进制数与二进制数的互换，1 位八进制数与 3 位二进制数的对应关系：

八进制数	二进制数	八进制数	二进制数
0	000	4	100
1	001	5	101
2	010	6	110
3	011	7	111

八进制→二进制：把每个八进制数字改写成等值的 3 位二进制数，且保持高低位的次序不变，例如：2467.32(Q)→010 100 110 111.011 010(B)。

二进制→八进制：整数部分从低位向高位每 3 位用一个等值的八进制数来替换，不足 3 位时在高位补 0 凑满 3 位；小数部分从高位向低位每 3 位用一个等值八进制数来替换，不足 3 位时在低位补 0 凑满三位，例如：1 101 001 110.110 01(B)→001 101 001 110.110 010(B)→1516.62(Q)。

（5）十六进制数与二进制数的互换，1 位十六进制数与 4 位二进制数的对应关系，转换方法与八、二进制互换的方法类似。

十六进制数	二进制数	十六进制数	二进制数
0	0000	8	1000
1	0001	9	1001
2	0010	A	1010
3	0011	B	1011
4	0100	C	1100
5	0101	D	1101
6	0110	E	1110
7	0111	F	1111

十六进制→二进制：35A2. CF(H)→11 0101 1010 0010. 1100 1111(B)。
二进制→十六进制：11 0100 1110. 1100 11(B)→34E. CC(H)。

2.2.2　比特的运算

1. 比特的加减运算

二进制数的运算和十进制数一样，同样也遵循加、减、乘、除四则运算法则。
二进制加法（逢二进一）：

$$
\begin{array}{r}
0101 \\
+\,0100 \\
\hline
1001
\end{array}
$$

二进制减法（借一当二）：

$$
\begin{array}{r}
1001 \\
-\,0100 \\
\hline
0101
\end{array}
$$

乘法可以化为加法和移位运算，而除法可以化为减法和移位运算。

2. 比特的逻辑运算

逻辑代数中最基本的逻辑运算有三种：逻辑加（也称"或"运算，用"OR""∨"或"＋"表示）、逻辑乘（也称"与"运算，用"AND""∧"或"·"表示）、逻辑取反（也称"非"运算，用"NOT"或"—"表示）。它们各自的运算规则如下：

$$
\text{逻辑加：}
\quad
\begin{array}{r}
0 \\ \vee\,0 \\ \hline 0
\end{array}
\qquad
\begin{array}{r}
0 \\ \vee\,1 \\ \hline 1
\end{array}
\qquad
\begin{array}{r}
1 \\ \vee\,0 \\ \hline 1
\end{array}
\qquad
\begin{array}{r}
1 \\ \vee\,1 \\ \hline 1
\end{array}
$$

$$
\text{逻辑乘：}
\quad
\begin{array}{r}
0 \\ \wedge\,0 \\ \hline 0
\end{array}
\qquad
\begin{array}{r}
0 \\ \wedge\,1 \\ \hline 0
\end{array}
\qquad
\begin{array}{r}
1 \\ \wedge\,0 \\ \hline 0
\end{array}
\qquad
\begin{array}{r}
1 \\ \wedge\,1 \\ \hline 0
\end{array}
$$

取反运算：0 的取反为 1，1 的取反为 0。
多位数进行逻辑运算时按位运算，没有进位、借位。

多位数逻辑加：

$$
\begin{array}{r}
0110 \\
\vee\,1010 \\
\hline
1110
\end{array}
$$

多位数逻辑乘：

$$
\begin{array}{r}
0110 \\
\wedge\,1010 \\
\hline
0010
\end{array}
$$

2.2.3　信息在计算机中的表示

信息有很多种，如数值、文字、图像、声音、视频、符号等，这些信息在计算机中必须用二进制来表示，计算机才可以对其进行有效的存储、加工、传输等处理。

1. 数值信息在计算机中的表示

在计算机中，数值的类型通常包括无符号整数、有符号整数、浮点数这三种数据类型。

无符号整数中所有位数都用来表示数值,如一个字节表示的范围是 0～255。对于有符号整数用一个数的最高位作为符号位,"0"表示正数,"1"表示负数。符号数值化之后,为了方便对机器数进行算术运算,提高运算速度,设计了不同的码制来表示数值。常用的有原码、反码和补码来表示数值。

（1）原码表示法：

原码表示法用机器数的最高位代表符号位,其于各位是数的绝对值。符号位若为 0 则表示正数,若为 1 则表示负数。

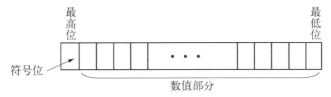

原码表示举例:[+43]的 8 位原码为:00101011,[−43]的 8 位原码为:10101011。

在原码表示法中,"0"有两种表示方法:[+0]$_原$＝00000000;[−0]$_原$＝10000000。

（2）反码表示法：

正数的反码和原码相同,负数的反码是对原码除符号位外各位取反。例如:

[+43]$_反$＝[+43]$_原$＝00101011;而[−43]$_反$＝11010100。

在反码表示法中,"0"有两种表示方法:[+0]$_反$＝00000000;[−0]$_反$＝11111111。

（3）补码表示法：

补码是计算机中数值通用的表示方法。正数的补码和原码相同,负数的补码是该数的反码加 1。例如:[+43]$_补$＝[+43]$_原$＝00101011;而[−43]$_补$＝11010101。

在补码表示法中,"0"只有一种表示方法,即[+0]$_补$＝[−0]$_补$＝00000000。

在实际应用中,补码最为常见,通常求解补码分为三个步骤:① 写出与该负数相对应的绝对值得原码;② 按位求反;③ 末位加 1。

2. 字符的表示

（1）西文字符的表示

在计算机处理信息的过程中,要处理大量的字符、文字信息,因此需要将数字、运算符、字母、标点符号等字符用二进制编码来表示、存储和处理。目前通用的是美国国家标准学会规定的 ASCII 码——美国标准信息交换代码,如图 2-5 所示。每个字符用 7 位二进制数来表示,共有 128 种状态,这 128 种状态表示了 128 种字符,包括大小字母、0-9、其他符号、控制符。存储时采用一个字节(8 个二进制位)来表示,低 7 位为字符的 ASCII 值,最高位一般用作校验位。

（2）汉字表示

汉字交换码是指不同的具有汉字处理功能的计算机系统之间在交换汉字信息时所使用的代码标准。国家标准 GB2312—80 是我国第一个汉字编码标准,它包括了 6 763 个汉字,按其使用频度分为一级汉字 3 755 个和二级汉字 3 008 个。一级汉字按拼音排序,二级汉字按部首排序。此外,该标准还包括标点符号、数种西文字母、图形、数码等符号 682 个。

ASCII 字符代码表 一

低四位		ASCII非打印控制字符										ASCII 打印字符										ctrl
	高四位	0000 (0)					0001 (1)					0010 (2)		0011 (3)		0100 (4)		0101 (5)		0110 (6)		0111 (7)	
		十进制	字符	ctrl	代码	字符解释	十进制	字符	ctrl	代码	字符解释	十进制	字符	十进制	字符	十进制	字符	十进制	字符	十进制	字符	十进制	字符
0000	0	0	BLANK NULL	^@	NUL	空	16	►	^P	DLE	数据链路转意	32		48	0	64	@	80	P	96	`	112	p
0001	1	1	☺	^A	SOH	头标开始	17	◄	^Q	DC1	设备控制1	33	!	49	1	65	A	81	Q	97	a	113	q
0010	2	2	☻	^B	STX	正文开始	18	↕	^R	DC2	设备控制2	34	"	50	2	66	B	82	R	98	b	114	r
0011	3	3	♥	^C	ETX	正文结束	19	‼	^S	DC3	设备控制3	35	#	51	3	67	C	83	S	99	c	115	s
0100	4	4	♦	^D	EOT	传输结束	20	¶	^T	DC4	设备控制4	36	$	52	4	68	D	84	T	100	d	116	t
0101	5	5	♣	^E	ENQ	查询	21	§	^U	NAK	反确认	37	%	53	5	69	E	85	U	101	e	117	u
0110	6	6	♠	^F	ACK	确认	22	▬	^V	SYN	同步空闲	38	&	54	6	70	F	86	V	102	f	118	v
0111	7	7	●	^G	BEL	震铃	23	↨	^W	ETB	传输块结束	39	'	55	7	71	G	87	W	103	g	119	w
1000	8	8	◘	^H	BS	退格	24	↑	^X	CAN	取消	40	(	56	8	72	H	88	X	104	h	120	x
1001	9	9	○	^I	TAB	水平制表符	25	↓	^Y	EM	媒体结束	41	)	57	9	73	I	89	Y	105	i	121	y
1010	A	10	◎	^J	LF	换行/新行	26	→	^Z	SUB	替换	42	*	58	:	74	J	90	Z	106	j	122	z
1011	B	11	♂	^K	VT	垂直制表符	27	←	^[	ESC	转意	43	+	59	;	75	K	91	[	107	k	123	{
1100	C	12	♀	^L	FF	换页/新页	28	∟	^\	FS	文件分隔符	44	,	60	<	76	L	92	\	108	l	124		
1101	D	13	♪	^M	CR	回车	29	↔	^]	GS	组分隔符	45	-	61	=	77	M	93	]	109	m	125	}
1110	E	14	♫	^N	SO	移出	30	▲	^6	RS	记录分隔符	46	.	62	>	78	N	94	^	110	n	126	~
1111	F	15	☼	^O	SI	移入	31	▼	^-	US	单元分隔符	47	/	63	?	79	O	95	_	111	o	127	△ Back space

注：表中的ASCII字符可以用：ALT ＋ "小键盘上的数字键" 输入

图 2-5　ASCII 码表

GB2312 标准中对所收录汉字进行"分区"处理,每区含 94 个汉字/符号,这种表示方式也称为区位码。区码和位码均采用从 01 到 94 的十进制。例如,"啊"字是 GB2312 中的第一个汉字,它的区位码就是 1601。

国标码采用十六进制的 21H 到 73H。区位码和国标码的换算关系是:区码和位码分别加上十进制数 32。如"国"字在表中的 25 行 90 列,其区位码为 2590,国标码是 397AH。

在计算机内部,汉字编码和西文编码是共存的,如何区分它们是一个很重要的问题。方法之一是对二字节的国标码,将两个字节的最高位都置成 1,而 ASCII 码所用字节最高位保持为 0,然后由软件(或硬件)根据字节最高位来做判断。

汉字的机内码虽然对汉字进行二进制编码,但输入汉字时不可能按此编码输入,因此,除机内码与国标码外,为了方便操作人员由键盘输入,出现种种键盘上输入符号组成的代表汉字的编码,称为汉字输入码。汉字输入码是不统一的,五笔字形码、微软拼音码、智能 ABC 等都是汉字的输入码。汉字输入计算机后,由计算机中的程序自动根据输入码与机内码的对应关系,将输入码转换为机内码进行存储。

3. 其他信息的数字化

(1) 图像信息的数字化

一幅图像可以看作是由一个个像素点构成,图像的数字化,就是对每个像素用若干个二进制数码进行编码。首先将图像离散成 M 列、N 行,这个过程称为取样。经过取样,图像被分解成为 M＊N 个取样点,每个取样点对应一个像素,每个像素的分量采用无符号整数来表示,如图 2-6 所示。图像信息数字化后,往往还要进行压缩。图像文件的后缀名有:

bmp、gif、jpg 等。

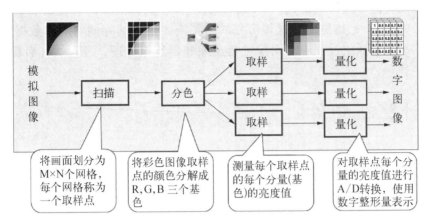

图 2‑6　图像的数字化过程

在医疗领域中,通常需要用到大量的黑白图像和彩色图像。在黑白图像中,像素只有"黑"与"白"两种,因此每个像素只需要用一个二进制位即可表示。在彩色图像中,彩色图像的像素由红、绿、蓝三个分量组成,这就需要用一组矩阵来表示彩色图像。在计算机中存储一幅取样图像,除存储像素数据外,还需要存储图像大小、颜色空间类型、像素深度等信息。

（2）声音信息的数字化

自然界的声音是一种连续变化的模拟信息,通过话筒以及相关电压放大电路把声波转换成电压的波形。通过"采样"和"量化"可以实现模拟量的数字化,这个过程称为"模数转换"（A/D 转换）,如图 2‑7 所示。采样就是按一定的频率,即每一个一小段时间,测得模拟信号的模拟量值。采样时测的模拟电压值,要进行分级量化。方法是按整个电压变化的最大幅度划分成几个区段,把落在某区段的采样到的样品值归成一类,并给出相应的量化值。通过采样和量化,一个连续的波形变成了一系列二进制数字表示的数据。数字化的声音的质量取决于采样频率和量化分级的细密程度。量化的分辨率越高,所得数字化的声音的保真程度也越好,数据量也越大。声音文件的后缀名为:wav、mp3 等。

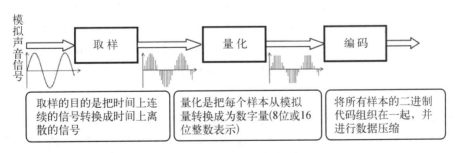

图 2‑7　声音信号数字化过程

（3）视频信息的数字化

视频信息可以看成连续变换的多幅图像构成,播放视频信息,每秒需传输和处理 25 幅以上的图像。数字视频的来源有很多,如来自于摄像机、录像机、影碟机等视频源的信号,还有计算机软件生成的图形、图像和连续的画面等。高质量的原始素材是获得高质量最终视频产品的基础。

对模拟视频信号进行采集、量化和编码的设备,一般都由专门的视频采集卡来完成;对视频信号的采集,尤其是动态视频信号的采集需要很大的存储空间和数据传输速度,这就需要在采集和播放过程中对图像进行压缩和解压缩处理。视频文件后缀名有:avi、mpg 等。

2.3 计算机硬件

一个完整的计算机系统由硬件系统和软件系统两大部分组成。计算机硬件(Hardware)是组成计算机的各种物理设备的总称;计算机软件(Software)是人与硬件的接口,它始终指挥和控制着硬件的工作过程。

2.3.1 计算机硬件系统

1. 经典计算机逻辑结构

从世界上第一台计算机 ENIAC 诞生后,冯·诺依曼(1903—1957)参加了宾夕法尼亚

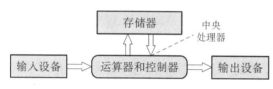

图 2-8 经典计算机结构

大学的小组,他提出了重大的改进理论:其一是电子计算机应该以二进制为运算基础,其二是电子计算机应采用存储程序方式工作。并且指出了整个计算机的结构应由五个部分组成:运算器、控制器、存储器、输入设备和输出设备,如图 2-8 所示。

(1) 运算器

运算器是计算机中进行算术运算和逻辑运算的部件,通常由算术逻辑运算部件(ALU)、累加器及通用寄存器组成。

(2) 控制器

控制器用以控制和协调计算机各部件自动、连续地执行各条指令,是整个中央处理单元(Central Processing Unit,CPU)的指挥控制中心,通常由指令寄存器(Instruction Register,IR)、程序计数器(Program Counter,PC)和操作控制器(Operation Controller,OC)组成。运算器和控制器是计算机中的核心部件,这两部分合称中央处理单元(CPU)。

(3) 存储器

存储器的主要功能是用来保存各类程序和数据信息。存储器分为主存储器和辅助存储器,主存储器主要采用半导体集成电路制成,又可分为随机存储器(Random Access Memory,RAM)、只读存储器(Read Only Memory,ROM)等。辅助存储器大多采用磁性材料和光学材料制成,如磁盘、磁带、光盘等。

(4) 输入设备

输入设备(Input Device)是向计算机输入数据和信息的设备,用于把原始数据和处理这些数的程序输入到计算机中,是计算机与用户或其他设备通信的桥梁。键盘、鼠标、摄像头、

扫描仪、手写输入板、语音输入装置等都属于输入设备。

（5）输出设备

输出设备（Output Device）是计算机硬件系统的终端设备，用于接收计算机数据的输出显示、打印、声音、控制外围设备操作等。也是把各种计算结果数据或信息以数字、字符、图像、声音等形式表现出来。常见的输出设备有显示器、打印机、绘图仪、影像输出系统、语音输出系统、磁记录设备等。

CPU 和主存储器组成了计算机的主要部分，即主机。输入、输出设备和外存储器通常称为计算机的外围设备，简称外设。

2. 现代计算机逻辑结构

与经典计算机结构相比，现代计算机的逻辑结构主要有三个变化：集中控制变为分散控制，存储器由内存储器和外存储器组成，把通过 CPU 通信变为通过总线进行通信，如图 2-9 所示。

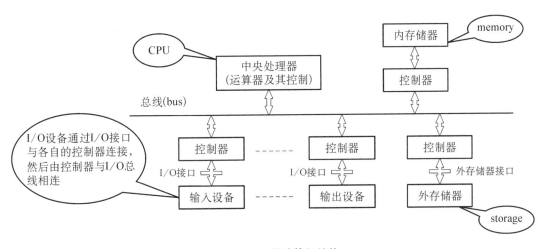

图 2-9　现代计算机结构

2.3.2　CPU

1. CPU 的功能结构

从功能上看，一般 CPU 的内部结构可分为：控制单元、逻辑运算单元、存储单元（包括内部总线和缓冲器）三大部分。其中控制单元完成数据处理整个过程中的调配工作，逻辑单元则完成各个指令以便得到程序最终想要的结果，存储单元就负责存储原始数据以及运算结果。

逻辑部件指运算逻辑部件。可以执行定点或浮点算术运算操作、移位操作以及逻辑操作，也可执行地址运算和转换。

寄存器部件，包括寄存器、专用寄存器和控制寄存器。通用寄存器又可分定点数和浮点数两类，它们用来保存指令执行过程中临时存放的寄存器操作数和中间（或最终）的操作结果。通用寄存器是中央处理器的重要部件之一。

控制部件主要是负责对指令译码，并且发出为完成每条指令所要执行的各个操作的控制信号。中央处理器在对指令译码以后,即发出一定时序的控制信号,按给定序列的顺序执行这若干个微操作,即可完成某条指令的执行。

2. CPU 的工作原理

CPU 的根本任务就是执行指令,如图 2-10 所示。对计算机来说最终都是一串由"0"

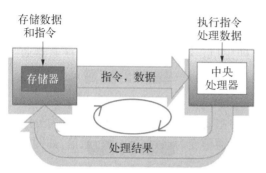

存储数据和指令

执行指令处理数据

存储器 —— 指令,数据 —— 中央处理器

处理结果

图 2-10 CPU 执行程序的过程

和"1"组成的序列。简单指令是由(3~5)个微操作组成,复杂指令则要由几十个微操作甚至几百个微操作组成。指令的基本格式为:操作码字段和地址码字段。其中,操作码指明了指令的操作性质及功能,如汇编语言里的 mov,add,jmp 等符号码;地址码则给出了操作数或操作数的地址,说明该指令需要的操作数是在内存里还是在 CPU 的内部寄存器等。

CPU 虽小,内部却像一个发达的装配工厂,环环相扣,层层相套。正因为有了相互间的协作配合,才使得指令最终得以执行。指令执行过程分为取指令、分析指令以及执行指令等几个步骤:

(1) 取指令:CPU 的控制器从内存读取一条指令并放入指令寄存器。

(2) 指令译码:指令寄存器中的指令经过译码,决定该指令应进行何种操作(就是指令里的操作码)、操作数在哪里(操作数的地址)。

(3) 执行指令,分两个阶段"取操作数"和"进行运算"。

(4) 修改指令计数器,决定下一条指令的地址。

3. CPU 的性能指标

(1) 主频

主频即 CPU 的时钟频率(CPU Clock Speed)。一般说来,主频越高,CPU 的速度越快。由于内部结构不同,并非所有时钟频率相同的 CPU 的性能都一样。

(2) 外频

外频是 CPU 的基准频率,单位是 MHz。CPU 的外频决定着整块主板的运行速度。

(3) 前端总线(FSB)频率

前端总线频率(即总线频率)直接影响 CPU 与内存直接数据交换速度。

(4) CPU 的位和字长

CPU 在单位时间内(同一时间)能一次处理的二进制数的位数叫字长。所以能处理字长为 8 位数据的 CPU 通常就叫 8 位的 CPU。8 位的 CPU 一次只能处理一个字节,而 32 位的 CPU 一次就能处理 4 个字节,同理字长为 64 位的 CPU 一次可以处理 8 个字节。

(5) 倍频系数

倍频系数是指 CPU 主频与外频之间的相对比例关系。在相同的外频下,倍频越高 CPU 的频率也越高。

2.3.3　存储系统

1. 内存储器

存储器的主要功能是存储程序和各种数据,并能在计算机运行过程中高速、自动地完成程序或数据的存取。存储器是具有"记忆"功能的设备,它采用具有两种稳定状态的物理器件来存储信息,这两种稳定状态分别表示为"0"和"1"。计算机中处理的各种数值、字符、图片等信息都需要转换成二进制代码才能存储和操作。

构成存储器的存储介质,目前主要采用半导体器件和磁性材料。存储器中最小的存储单位就是一个双稳态半导体电路或一个 CMOS 晶体管或磁性材料的存储元,它可存储一个二进制代码。由若干个存储元组成一个存储单元,然后再由许多存储单元组成一个存储器。一个存储器包含许多存储单元,每个存储单元可存放一个字节(按字节编址)。每个存储单元的位置都有一个编号,即地址,一般用十六进制表示。一个存储器中所有存储单元可存放数据的总和称为它的存储容量。假设一个存储器的地址码由 20 位二进制数组成,则可表示 2 的 20 次方,即 1M 个存储单元地址。每个存储单元存放一个字节,则该存储器的存储容量为 1MB。

按照与 CPU 的接近程度,存储器分为内存储器与外存储器,简称内存与外存。内存储器又常称为主存储器(简称主存),属于主机的组成部分;外存储器又常称为辅助存储器(简称辅存),属于外部设备。CPU 不能像访问内存那样,直接访问外存,外存要与 CPU 或 I/O 设备进行数据传输,必须通过内存进行。内存的存取速度快而容量较小,外存的存取速度慢而容量相对较大。为了解决对存储器要求容量大,速度快,成本低三者之间的矛盾,目前通常采用多级存储器体系结构,如图 2 - 11 所示。

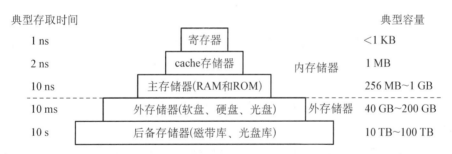

图 2 - 11　存储器的层次结构

目前微型机内存都采用半导体存储器,如图 2 - 12 所示。半导体存储器从使用功能上分,又分为随机存储器 RAM(Random Access Memory)和只读存储器 ROM(Read Only Memory)。

RAM 是随机存储器,存储单元的内容可按需随意取出或存入,且存取的速度与存储单元的位置无关的存储器。这种存储器在断电时将丢失其存储内容,故主要用于存储短时间使用的程序。按照存储信息的不同,随机存储器又分为静态随机存储器(Static RAM,SRAM)

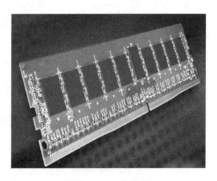

图 2 - 12　内存条

和动态随机存储器(Dynamic RAM,DRAM)。

ROM 是存储器,是一种只能读出事先所存数据的固态半导体存储器。其特性是一旦储存数据就无法再将之改变或删除。数据并且不会因为电源关闭而消失。

2. Cache 技术

Cache 技术是一种高速缓冲存储器,是为了解决 CPU 和主存之间速度不匹配而采用的一项重要技术。它由 Cache 存储部件和 Cache 控制部件组成。Cache 存储部件一般采用与 CPU 同类型的半导体存储器件,存取速度比内存快几倍甚至十几倍。而 Cache 控制器部件包括主存地址寄存器、Cache 地址寄存器、主存—Cache 地址变换部件及替换控制部件等。一般 Cache 分为 L1 Cache、L2 Cache。

CPU 运行程序是一条指令一条指令执行的,而且指令地址往往是连续的,所有 CPU 在访问内存时,在较短的一段时间内往往集中于某个局部,这时候可能会碰到一些需要反复调用的子程序。计算机在工作时,把这些活跃的子程序存入比内存快得多的 Cache 中。CPU 在访问内存时,首先判断所要访问的内容是否在 Cache 中,如果在,就称为"命中",此时 CPU 直接从 Cache 中调用该内容;否则,就称为"不命中",CPU 只好去内存中调用所需的子程序或指令了。CPU 不但可以直接从 Cache 中读出内容,也可以直接往其中写入内容。由于 Cache 的存取速率相当快,使得 CPU 的利用率大大提高,进而使整个系统的性能得以提升。

3. 外存储器

外储存器是指除计算机内存及 CPU 缓存以外的储存器,此类储存器一般断电后仍然能保存数据。常见的外存储器有硬盘、光盘、U 盘等。

(1)硬盘

硬盘最基本的组成部分是由坚硬金属材料制成的涂以磁性介质的盘片,不同容量硬盘的盘片数不等。每个盘片有两面,都可记录信息。每个磁道被分成许多扇形的区域,每个区域叫一个扇区,每个扇区可存储 128×2^N(N=0,1,2,3)字节信息。在 DOS 中每扇区是 $128 \times 2^2 = 512$ 字节,盘片表面上以盘片中心为圆心,不同半径的同心圆称为磁道。硬盘中,不同盘片相同半径的磁道所组成的圆柱称为柱面。

(2)硬盘主要技术参数

① 硬盘容量:硬盘内部往往有多个叠起来的硬盘片,所以说硬盘容量=单碟容量×碟片数,单位为 GB,硬盘容量越大越好,能够装下更多的数据。要特别指明的是,单碟容量对硬盘的功能也有重要的影响:单碟容量越大,硬盘的密度越高,磁头在相似时间内能够读取到更多的信息,这就意味着读取速度得以提高。

② 转速:硬盘转速对硬盘的数据传输率有直接的影响,从实践上说,转速越快越好,由于较高的转速可缩减硬盘的均匀寻道时间和实践读写时间,从而提高在硬盘上的读写速度;但在转速提高的同时,硬盘的发热量也会增加,它的固定性就会有必须程度的降低。所以说我们应该在技术成熟的状况下,尽量选用高转速的硬盘。

③ 缓存:普通硬盘的平均访问时间为十几毫秒,但 RAM(内存)的速度要比硬盘快几百倍。所以 RAM 通常会花大量的时间去等候硬盘读出数据,从而也使 CPU 效率降低。于是,采用了高速缓冲存储器技术来处理这个矛盾。简单地说,硬盘上的缓存容量是越

大越好,大容量的缓存对提高硬盘速度很有好处,不过提高缓存容量就意味着成本上升。

④ 平均寻道时间:意思是硬盘磁头移动到数据所在磁道时所用的时间,单位为毫秒(ms)。平均访问时间越短硬盘速度越快。

（3）移动硬盘

移动硬盘(Mobile Hard disk)顾名思义是以硬盘为存储介质,计算机之间交换大容量数据,强调便携性的存储产品。市场上绝大多数的移动硬盘都是以标准硬盘(2.5 英寸)为基础的,而只有很少部分的是微型硬盘(1.8 英寸),由于价格因素,决定着主流移动硬盘还是以标准笔记本硬盘为基础。因为采用硬盘为存储介质,因此移动硬盘在数据的读写模式上与标准 IDE 硬盘是相同的。移动硬盘多采用 USB、IEEE1394 等传输速度较快的接口,可以较高的速度与系统进行数据传输。

（4）固态硬盘

固态硬盘(Solid State Drives),简称固盘,如图 2 - 13(a)所示。它是用固态电子存储芯片阵列而制成的硬盘,由控制单元和存储单元(FLASH 芯片、DRAM 芯片)组成。固态硬盘在接口的规范和定义、功能及使用方法上与传统硬盘的完全相同,在产品外形和尺寸上也完全与传统硬盘一致,但 I/O 性能相对于传统硬盘大大提升。被广泛应用于军事、车载、工控、视频监控、网络监控、网络终端、电力、医疗、航空、导航设备等领域。新一代的固态硬盘普遍采用 SATA - 3 接口、M.2 接口、MSATA 接口、PCI - E 接口、SAS 接口、CFast 接口和SFF - 8639 接口。但是当固态硬盘长时间断电并在高温环境下放置将会面临数据丢失的风险。因此使用固态硬盘来备份数据并不是一个很好的选择。现在多家存储厂商推出了自己的便携式固态硬盘,更有支持 Type - C 接口的移动固态硬盘和支持指纹识别的固态硬盘推出。

（5）U 盘和存储卡

U 盘,另作优盘,属于移动存储设备,用于备份数据,方便携带,如图 2 - 13(b)所示。U盘是闪存的一种,全称 USB 闪存盘,英文名"USB flash disk"。它是一种使用 USB 接口的无需物理驱动器的微型高容量移动存储产品,通过 USB 接口与电脑连接,实现即插即用。如今 U 盘还可以代替光驱成为一种新的系统安装工具。

存储卡(memory card),或称快闪存储卡(flash memory card),是一种固态电子快闪存储器数据存储设备,多为卡片或者方块状,如图 2 - 13(c)所示。它一般是使用 Flash(快闪存储器)芯片作为储存介质。存储卡具有体积小巧、携带方便、使用简单的优点。同时,由于大多数存储卡都具有良好的兼容性,便于在不同的数码产品之间交换数据。主要用于数码相机、PDA 和笔记本电脑和其他电子设备。它能提供可重复读写,无需外部电源的存储形式。

（6）光盘

光盘即高密度光盘(Compact Disc)是近代发展起来不同于磁性载体的光学存储介质,用聚焦的氢离子激光束处理记录介质的方法存储和再生信息,又称激光光盘,如图 2 - 13(d)所示。CD - R(Compact Disk Recordable)的刻录原理:由高功率激光照射 CD - R 光盘的染料层,使其产生化学变化;由刻录机照射染料层造成 CD - R 光盘片平面产生之凹洞,而在一般光驱读取这些平面与凹洞所产生的 0 与 1 的信号,经过译码器分析后,组织成我们想要看或听的资料。光碟的种类有：

CD：为记录音乐信息而开发的一种光碟格式。碟片的面积：厚 1.2mm，直径 120mm。一般标准的 CD 可记录 80 分钟的声音。

VCD：为记录数码活动图像和声音的一种光碟格式。

DVD(Digial Video Disk)：能储存 35 分钟以内的高画质影像。

CD－R：即可记录 CD，只能写入一次，不能重复写入。

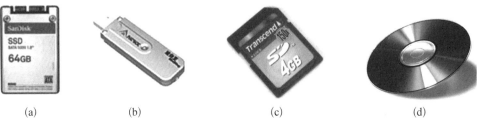

(a)   (b)   (c)   (d)

图 2－13　多种外部存储设备

CD－RW(Compact Disk Rewritable)：可重复擦写光盘。

CD－ROM：即只读存储 CD。

蓝光 DVD(Blue-ray Disc)：是 DVD 光碟的下一代光碟格式，容量比前几种要高。

2.3.4　常用输入设备

计算机能够接收各种各样的数据，既可以是数值型的数据，也可以是各种非数值型的数据，如图形、图像、声音等都可以通过不同类型的输入设备输入到计算机中，进行存储、处理和输出。输入设备是向计算机输入数据和信息的设备，是计算机与用户或其他设备通信的桥梁，是用户和计算机系统之间进行信息交换的主要装置之一。输入设备的任务是把数据、指令及某些标志信息等输送到计算机中去。键盘、鼠标、摄像头、扫描仪、光笔、手写输入板、游戏杆、语音输入装置等都属于输入设备。

1. 键盘

键盘是最常用也是最主要的输入设备，通过键盘可以将英文字母、数字、标点符号等输入到计算机中，从而向计算机发出命令、输入数据等。不管键盘形式如何变化，按键排列基本保持不变，可以分为主键盘区、Num 数字辅助键盘区、F 键功能键盘区、控制键区，对于多功能键盘还增添了快捷键区。

键盘电路板是整个键盘的控制核心，它位于键盘的内部，主要担任按键扫描识别、编码和传输接口的工作。键盘的种类很多，一般可分为触点式和无触点式还有激光式三大类，前者借助于金属把两个触点接通或断开以输入信号，后者借助于霍尔效应开关（利用磁场变化）和电容开关（利用电流和电压变化）产生输入信号。

键盘与电脑主机之间相连接的接口方式主要有两种：PS/2 接口以及 USB 接口。USB 接口是如今的主流。

2. 鼠标

鼠标是一种很常用的电脑输入设备，它可以对当前屏幕上的游标进行定位，并通过按键和滚轮装置对游标所经过位置的屏幕元素进行操作。鼠标的鼻祖于 1968 年出现,美国科学家道格拉斯·恩格尔巴特在加利福尼亚制作了第一只鼠标。

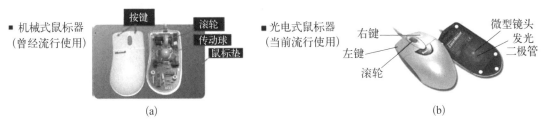

图 2-14 鼠标结构图

鼠标按其工作原理的不同分为机械鼠标和光电鼠标。机械鼠标主要由滚球、辊柱和光栅信号传感器组成,如图 2-14(a)所示。当你拖动鼠标时,带动滚球转动,滚球又带动辊柱转动,装在辊柱端部的光栅信号传感器采集光栅信号。传感器产生的光电脉冲信号反映出鼠标器在垂直和水平方向的位移变化,再通过电脑程序的处理和转换来控制屏幕上光标箭头的移动。光电鼠标器是通过检测鼠标器的位移,将位移信号转换为电脉冲信号,再通过程序的处理和转换来控制屏幕上的光标箭头的移动,如图 2-14(b)所示。

有线鼠标一般有三种接口,分别是 RS232 串口、PS/2 口和 USB 口。USB 接口是如今的主流。无线鼠标主要为红外线、蓝牙(Bluetooth)鼠标,无线套装比较多,但价格高,损耗也高(有线鼠标是无损耗的)。

3. 扫描仪

扫描仪是通过捕获图像并将之转换成计算机可以显示、编辑、存储和输出的数字化输入设备。扫描仪对照片、文本页面、图纸、美术图画、照相底片、菲林软片,甚至纺织品、标牌面板、印制板样品等三维对象都可作为扫描对象,提取和将原始的线条、图形、文字、照片、平面实物转换成可以编辑及加入文件中的装置。

扫描仪可分为两大类型:平板式扫描仪(如图 2-15 所示)和滚筒扫描仪(如图 2-16 所示)。近几年才出现笔式扫描仪、便携式扫描仪、胶片扫描仪、底片扫描仪和名片扫描仪等。其中平板式扫描仪诞生于 1984 年,是办公用扫描仪的主流产品,扫描幅面一般为 A4 或者 A3。

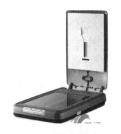 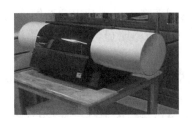

图 2-15 平板扫描仪　　　　　图 2-16 滚筒扫描仪

分辨率是扫描仪最主要的技术指标,它表示扫描仪对图像细节上的表现能力,即决定了扫描仪所记录图像的细致度。通常用每英寸长度上扫描图像所含有像素点的个数来表示,其单位为 DPI(Dots Per inch)。大多数扫描仪的分辨率在 300~2 400 DPI 之间。DPI 数值越大,扫描的分辨率越高,扫描图像的品质越高,但这是有限度的。当分辨率大于某一特定值时,只会使图像文件增大而不易处理,并不能对图像质量产生显著的改善。

扫描仪与电脑的联接方式,常见的有 SCSI 接口、EPP 接口和 USB 接口。

4. 数码相机

数码相机是集光学、机械、电子一体化的产品。它集成了影像信息的转换、存储和传输等部件,具有数字化存取模式,与计算机交互处理和实时拍摄等特点。光线通过镜头或者镜头组进入相机,通过数码相机的成像元件转化为数字信号,数字信号通过影像运算芯片储存在存储设备中。数码相机的成像元件是 CCD 或者 CMOS,该成像元件的特点是光线通过时,能根据光线的不同转化为电子信号。数码相机最早出现在美国,早期美国曾利用它通过卫星向地面传送照片,后来数码摄影转为民用并不断拓展应用范围。

2.3.5 常用输出设备

1. 显示器与显示卡

显示器(display)通常也被称为监视器。它是一种将一定的电子文件通过特定的传输设备显示到屏幕上再反射到人眼的显示工具。根据制造材料的不同,可分为:阴极射线管显示器(CRT),等离子显示器 PDP,液晶显示器 LCD 等。LCD 显示器即液晶显示器,优点是机身薄,占地小,辐射小,成为当今显示器发展的主流。显示器主要性能参数如下:

(1) 显示屏的尺寸

计算机显示器屏幕大小是以显示屏的对角线长度来度量,目前常用的显示器有 15 英寸、17 英寸、19 英寸、22 英寸等。传统显示屏的宽度与高度之比一般为 4:3,宽屏的宽高比为 16:9 或 16:10。

(2) 分辨率

分辨率是指像素点与点之间的距离,像素数越多,其分辨率就越高,因此,分辨率通常是以像素数来计量的,如:640×480,其像素数为 307 200。其中 640 为水平像素数,480 为垂直像素数。由于在图形环境中,高分辨率能有效地收缩屏幕图像,因此,在屏幕尺寸不变的情况下,其分辨率不能越过它的最大合理限度,否则就失去了意义。

(3) 刷新速度

显示器的刷新率指每秒钟出现新图像的数量,单位为 Hz(赫兹)。刷新率越高,图像的质量就越好,闪烁越不明显,人的感觉就越舒适。一般认为,70~72 Hz 的刷新率即可保证图像的稳定。

显卡全称显示接口卡(Video card,Graphics card)又称为显示适配器(Video adapter),是个人电脑最基本组成部分之一,如图 2-17 所示。

显卡承担输出显示图形的任务,将计算机系统所需要的显示信息进行转换驱动,并向显示器提供行扫描信号,控制显示器的正确显示,是连接显示器和个人电脑主板的重要元件。显卡接在电脑主板上,它将电脑的数字信号转换成模拟信号让显示器显示出来,同时显卡还有图像处理能力,如图 2-18 所示,可协助 CPU 工作,提高整体的运行速度。对于从事专业图形设计的人来说显卡非常重要。

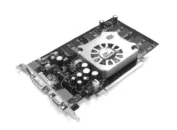
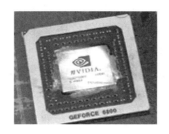

图 2-17　显卡 　　　　　图 2-18　绘图处理器

2. 打印设备

打印机(Printer)是计算机的输出设备之一,用于将计算机处理结果打印在相关介质上。打印机的种类很多,按打印元件对纸是否有击打动作,分为击打式打印机与非击打式打印机。

(1) 针式打印机

针式打印机,如图 2-19 所示,在打印机历史的很长一段时间上曾经占有着重要的地位。从 9 针到 24 针,可以说针式打印机的历史贯穿着这几十年的始终。针式打印机拥有极低的打印成本和很好的易用性。并在单据打印方面有特殊用途。当然,它很低的打印质量、很大的工作噪声也是它无法适应高质量、高速度的商用打印需要的根结,所以现在只有在银行、超市等用于票单打印的地方还可以看见它的踪迹。

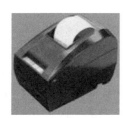
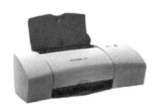
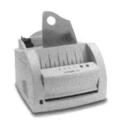

图2-19　针式打印机 　　图 2-20　彩色喷墨打印机 　　图 2-21　激光打印机

(2) 喷墨打印机

彩色喷墨打印机,如图 2-20 所示。因其有着良好的打印效果与较低价位的优点占领了广大中低端市场。此外喷墨打印机还具有更为灵活的纸张处理能力,在打印介质的选择上,喷墨打印机也具有一定的优势:既可以打印信封、信纸等普通介质,还可以打印各种胶片、照片纸、光盘封面、卷纸、T 恤转印纸等特殊介质。

(3) 激光打印机

激光打印机,如图 2-21 所示。它是高科技发展的一种新产物,也是有望代替喷墨打印机的一种机型,分为黑白和彩色两种,它为我们提供了更高质量、更快速、更低成本的打印方式。它的打印原理是利用光栅图像处理器产生要打印页面的位图,然后将其转换为电信号等一系列的脉冲送往激光发射器,在这一系列脉冲的控制下,激光被有规律的放出。与此同时,反射光束被接收的感光鼓所感光。激光发射时就产生一个点,激光不发射时就是空白,这样就在接收器上印出一行点来。然后接收器转动一小段固定的距离继续重复上述操作。当纸张经过感光鼓时,鼓上的着色剂就会转移到纸上,印成了页面的位图。最后当纸张经过一对加热辊后,着色剂被加热熔化,固定在了纸上,就完成了打印的全过程,这整个过程准确而且高效。虽然激光打印机的价格要比喷墨打印机昂贵的多,但从单页的打印成本上讲,激光打印机则要便宜很多。

衡量打印机好坏的指标有打印分辨率,打印速度和噪声等,打印机主要性能参数如下:

① 分辨率。分辨率是衡量打印机质量的一项重要技术指标。打印机分辨率一般指最大分辨率,分辨率越大,打印质量越好。计算单位是 DPI(Dots Per inch),其含义是指每英寸内打印的点数。例如一台打印机的分辨率是 600 DPI,这就意味着其打印输出每英寸打600 个点。DPI 值越高,打印输出的效果越精细,越逼真。

② 打印速度。打印速度是指打印文稿所需要的时间。打印速度越快,打印文稿所需时间越短。喷墨打印采用直接打印方式相对来说比较快,激光打印是最快的,一般激光打印的彩色和黑白打印速度都在每秒十几页,大大提高办公效率。

③ 打印幅面。打印幅面顾名思义也就是打印机可打印输出的面积。激光打印机的打印幅面主要有 A3、A4、A5 等幅面。打印机的打印幅面越大,打印的范围越大。

2.4 计算机软件

计算机软件(Software)是指计算机系统中的程序及文档的总称。其中程序是计算任务的处理对象和处理规则的描述;文档是为了便于了解程序所需的阐明性资料。程序必须装入机器内部才能工作。

2.4.1 计算机软件的分类

一般来说软件被划分为系统软件和应用软件,如图 2-22 所示,其中系统软件为计算机使用提供最基本的功能,但是并不针对某一特定应用领域。而应用软件则恰好相反,不同的应用软件根据用户和所服务的领域提供不同的功能。

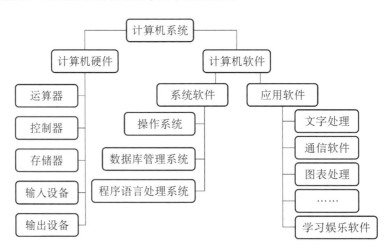

图 2-22 计算机软硬件系统示意图

1. 系统软件

系统软件负责管理计算机系统中各种独立的硬件,使得它们可以协调工作。系统软件使得计算机使用者和其他软件将计算机当作一个整体而不需要顾及到底层每个硬件是如何工作的。一般来讲,系统软件包括操作系统和一系列基本的工具(比如编译器,数据库管理,存储器格式化,文件系统管理,用户身份验证,驱动管理,网络连接等方面的工具)。

2. 应用软件

应用软件是为了某种特定的用途而被开发的软件。它可以是一个特定的程序,比如一个图像浏览器。也可以是一组功能联系紧密,可以互相协作的程序的集合,比如微软的Office 软件。较常见的有:文字处理软件如 WPS、Word 等,辅助设计软件如 AutoCAD,实时控制软件,教育与娱乐软件等。

2.4.2　操作系统

操作系统(Operating System,OS)是管理和控制计算机硬件与软件资源的计算机程序,是直接运行在"裸机"上的最基本的系统软件,任何其他软件都必须在操作系统的支持下才能运行。操作系统所处位置是用户和计算机的接口,同时也是计算机硬件和其他软件的接口。操作系统的功能包括管理计算机系统的硬件、软件及数据资源,控制程序运行,改善人机界面,为其他应用软件提供支持等,使计算机系统所有资源最大限度地发挥作用,提供了各种形式的用户界面,使用户有一个好的工作环境,为其他软件的开发提供必要的服务和相应的接口。

1. 操作系统主要功能

操作系统的主要功能是资源管理,程序控制和人机交互等,如图 2 - 23 所示。计算机系统的资源可分为设备资源和信息资源两大类。设备资源指的是组成计算机的硬件设备,如中央处理器,主存储器,磁盘存储器,打印机等硬件设备。信息资源指的是存放于计算机内的各种数据,如文件,程序库,知识库,系统软件和应用软件等。以现代观点而言,一个标准个人计算机的 OS 应该提供以下的功能:

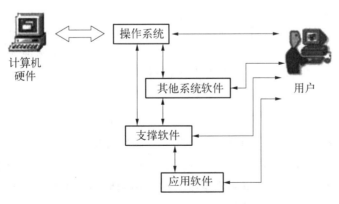

图 2 - 23　操作系统的地位

（1）处理器管理

处理器管理也称处理器调度，是操作系统资源管理功能的另一个重要内容。在一个允许多道程序同时执行的系统里，操作系统会根据一定的策略将处理器交替地分配给系统内等待运行的程序。一道等待运行的程序只有在获得了处理器后才能运行。一道程序在运行中若遇到某个事件，例如启动外部设备而暂时不能继续运行下去，或一个外部事件的发生等等，操作系统就要来处理相应的事件，然后将处理器重新分配。

（2）内存管理

根据帕金森定律："你给程序再多内存，程序也会想尽办法耗光"，因此程序员通常希望系统给他无限量且无限快的存储器。虚拟内存管理的功能大幅增加每个进程可获得的记忆空间（通常是 4GB，即使实际上 RAM 的数量远少于这数目）。然而这也带来了微幅降低运行效率的缺点，严重时甚至也会导致进程崩溃。存储器管理的一个重点活动就是借由 CPU 的帮助来管理虚拟位置。如果同时有许多进程存储于记忆设备上，操作系统必须防止它们互相干扰对方的存储器内容，分区存储器空间可以达成目标。每个进程只会看到整个存储器空间（从 0 到存储器空间的最大上限）被配置给它自己。CPU 事先存了几个表以比对虚拟位置与实际存储器位置，这种方法称为标签页（paging）配置。借由对每个进程产生分开独立的位置空间，操作系统也可以轻易地一次释放某进程所占据的所有存储器。如果这个进程不释放存储器，操作系统可以退出进程并将存储器自动释放。

（3）虚拟内存

虚拟内存是计算机系统内存管理的一种技术。它使得应用程序认为它拥有连续的可用的内存（一个连续完整的地址空间），而实际上，它通常是被分隔成多个物理内存碎片，还有部分暂时存储在外部磁盘存储器上，在需要时进行数据交换。

在早期的单用户单任务操作系统（如 DOS）中，每台计算机只有一个用户，每次运行一个程序，且程序不是很大，单个程序完全可以存放在实际内存中，这时虚拟内存并没有太大的用处。但随着程序占用存储器容量的增长和多用户多任务操作系统的出现，在程序设计时，程序所需要的存储量与计算机系统实际配备的主存储器的容量之间往往存在着矛盾。为此，希望在编写程序时独立编址，既不考虑程序是否能在物理存储中存放得下，也不考虑程序应该存放在什么物理位置。而在程序运行时，则分配给每个程序一定的运行空间，由地址转换部件将编程时的地址转换成实际内存的物理地址。如果分配的内存不够，则只调入当前正在运行的或将要运行的程序块（或数据块），其余部分暂时驻留在辅存中。

2. 操作系统的分类

操作系统的种类相当多，各种设备安装的操作系统可从简单到复杂，分为智能卡操作系统、实时操作系统、传感器节点操作系统、嵌入式操作系统、个人计算机操作系统、多处理器操作系统、网络操作系统和大型机操作系统。按应用领域划分主要有三种：桌面操作系统、服务器操作系统和嵌入式操作系统。

（1）桌面操作系统

桌面操作系统主要用于个人计算机上。个人计算机市场从硬件架构上来说主要分为两大阵营,PC 机与 Mac 机,从软件上可主要分为两大类,分别为类 Unix 操作系统和 Windows 操作系统。

（2）服务器操作系统

服务器操作系统一般指的是安装在大型计算机上的操作系统,比如 Web 服务器、应用服务器和数据库服务器等。服务器操作系统主要集中在三大类:

① Unix 系列:SUN Solaris,IBM‐AIX,HP‐UX,FreeBSD 等;

② Linux 系列:Red Hat Linux,CentOS,Debian,Ubuntu 等;

③ Windows 系列:Windows Server 2012,Windows Server 2016,Windows Server 2019 等。

（3）嵌入式操作系统

嵌入式操作系统是应用在嵌入式系统的操作系统。嵌入式系统广泛应用在生活的各个方面,涵盖范围从便携设备到大型固定设施,如数码相机、手机、平板电脑、家用电器、医疗设备、交通灯、航空电子设备和工厂控制设备等,越来越多嵌入式系统安装有实时操作系统。

2.4.3　程序设计语言及其处理系统

人们使用自然语言进行日常沟通,要与计算机进行通信就必须采用程序设计语言。程序设计语言的基础是一组记号和一组规则。它包含三个方面的要素:语法、语义和语用。从发展历程看,程序设计语言可以分成三代:

1. 机器语言

机器语言是用二进制代码表示的计算机能直接识别和执行的一种机器指令的集合。它是计算机的设计者通过计算机的硬件结构赋予计算机的操作功能。机器语言具有灵活、直接执行和速度快等特点。

一条指令就是机器语言的一个语句,它是一组有意义的二进制代码,指令的基本格式包含:操作码和操作数地址。其中操作码指明了指令的操作性质及功能,一台计算机可能有几十条至几百条指令,每一条指令都有一个相应的操作码,CPU 通过识别该操作码来完成不同的操作。操作数地址给出操作对象在存储器中的位置,CPU 通过该地址就可以取得所需的操作数。

机器语言可读性差,严重地依赖于具体的计算机,所以可移植性差,重用性差,属于低级语言。

2. 汇编语言

汇编语言也是面向机器的低级程序设计语言。在汇编语言中,用助记符代替操作码,用地址符号或标号代替地址码,于是汇编语言亦称为符号语言。

使用汇编语言编写的程序,机器不能直接识别,要由一种程序将汇编语言翻译成机器语言,这种起翻译作用的程序叫汇编程序,汇编程序是系统软件中的语言处理系统软件。汇编程序把汇编语言翻译成机器语言的过程称为汇编。

汇编语言保持了机器语言的优点,具有直接和简捷的特点,但开发效率很低,很容易产生 bug,难于调试。

3. 高级语言

由于汇编语言依赖于硬件体系,且助记符量大难记,于是人们又发明了更加易用的高级语言。在这种语言下,其语法和结构更类似普通英文,且远离对硬件的直接操作。高级语言通常按其基本类型、代系、实现方式、应用范围等分类。

高级语言与计算机的硬件结构及指令系统无关,它有更强的表达能力,可方便地表示数据的运算和程序的控制结构,能更好地描述各种算法,而且容易学习掌握。但高级语言编译生成的程序代码一般比用汇编语言设计的程序代码要长,执行的速度也慢。高级语言程序"看不见"机器的硬件结构,不能用于编写直接访问机器硬件资源的系统软件或设备控制软件。为此,一些高级语言提供了与汇编语言之间的调用接口。用汇编语言编写的程序,可作为高级语言的一个外部过程或函数,利用堆栈来传递参数或参数的地址。高级语言并不是特指的某一种具体的语言,而是包括很多编程语言,如流行的 Java,C,C++,C♯,Python 等,这些语言的语法、命令格式都不相同。

高级语言所编制的程序不能直接被计算机识别,必须经过转换才能被执行,按转换方式可将它们分为两类。解释类执行方式类似于我们日常生活中的同声翻译,如图 2-24 所示。应用程序源代码一边由相应语言的解释器翻译成目标代码(机器语言),一边执行,因此效率比较低,而且不能生成可独立执行的可执行文件。但这种方式比较灵活,可以动态地调整、修改应用程序。编译类编译是指在应用源程序执行之前,就将程序源代码翻译成目标代码(机器语言),如图 2-25 所示。因此其目标程序可以脱离其语言环境独立执行,使用比较方便、效率较高。但应用程序一旦需要修改,必须先修改源代码,再重新编译生成新的目标文件(*.obj)才能执行。

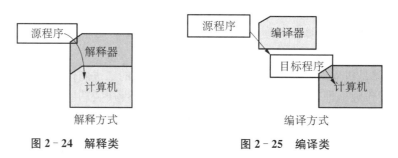

图 2-24　解释类　　　　　　　　　图 2-25　编译类

2.5 ▶ 计算机在医药行业中的应用和发展

1. 计算机在医药行业中的应用

(1) 医院信息系统

医院信息系统(hospital information system,HIS)是利用电子计算机和通信设备,为医院所属各部门提供病人诊疗信息和行政管理信息的收集、存储、处理、提取和数据交换的能力,并满足所有授权用户的功能需求。

(2) 远程医疗

远程医疗是指通过计算机技术、遥感、遥测、遥控技术为依托,充分发挥大医院或专科医疗中心的医疗技术和医疗设备优势,对医疗条件较差的边远地区、海岛或舰船上的伤病员进行远距离诊断、治疗和咨询。目前,远程医疗技术已经从最初的电视监护、电话远程诊断发展到利用高速网络进行数字、图像、语音的综合传输,并且实现了实时的语音和高清晰图像的交流,为现代医学的应用提供了更广阔的发展空间。

（3）临床决策支持系统

临床决策支持系统(Clinical Decision Support System,CDSS),一般指能对临床决策提供支持的计算机系统,这个系统充分运用可供利用的、合适的计算机技术,针对半结构化或非结构化医学问题,通过人机交互方式改善和提高决策效率的系统。临床决策支持系统可以提高工作效率和诊疗质量。目前的临床决策支持系统分析医生输入的条目,比较其与医学指引不同的地方,从而提醒医生防止潜在的错误,如药物不良反应。通过部署这些系统,医疗服务提供方可以降低医疗事故率和索赔数,尤其是那些临床错误引起的医疗事故。在美国 Metropolitan 儿科重症病房的研究中,两个月内,临床决策支持系统就削减了 40% 的药品不良反应事件数量。

（4）计算机辅助诊断

计算机辅助诊断(computer aided diagnosis,CAD)或计算机辅助检测(computer aided detection,CAD)是指通过影像学、医学图像处理技术以及其他可能的生理、生化手段,结合计算机的分析计算,辅助发现病灶,提高诊断的准确率。现在常说的 CAD 技术主要是指基于医学影像学的计算机辅助技术。目前,CAD 研究大多局限在乳腺和胸部肺结节性病变,在 CT 虚拟结肠内镜(CTC)、肝脏疾病 CT 诊断、脑肿瘤 MRI 诊断等的 CAD 研究仍很少,而且较不成熟。因而,乳腺及肺结节病变的 CAD 研究基本上可以代表目前 CAD 在医学影像学中的最高水平和现状。

（5）计算机辅助放射疗法

计算机辅助放射疗法系统是影像设备(CT,MRI)、放射治疗装置(直线加速器和钴-60)和模拟定位机有机地联系起来,以科学地、精确地完成有计划的放射治疗。系统由病例登录管理、影像输入及影像库调用、辅助定位摆位和治疗计划指定 4 个子系统组成。工作时先用扫描仪将影像资料(CT 或 MRI)和有关的标准图像输入计算机,其次利用图像处理软件(IMG - FOLIO)准备好系统所需的三幅图像(摆位示意图、射野框图、供绘制等剂量线的影像调制图),然后通过治疗计划程序(TPS)输入病例资料并确定较佳的治疗方案,最终将结果以放射治疗计划记录单的形式打印输出,以指导模拟定位和放射治疗。

（6）智能化医疗仪器。

智能化医疗器械产业是医疗电子行业的重要分支,它是集声、光、电为一体的多学科交叉型、技术知识密集型、高附加值的高新技术产业,具有广阔的发展空间。"脉诊仪"把脉、"面相仪"望诊……一些智能诊疗产品已经开始在中医诊疗机构投入使用。

（7）医学图像分析

医学图像分析(Medical Image Analysis)是综合医学影像、数学建模、数字图像处理与分析、人工智能和数值算法等学科的交叉领域。分析的主要对象是人体细胞涂片图像、人体各部位的 X 射线照片和超声图像。这是模式识别应用较多的领域之一。

（8）医药信息检索与利用

医药信息检索包括信息检索语言、信息检索技术与策略、信息检索效果的评价等内容；重点需要训练常用的中外文医药数据库及其检索方法与技能；同时还包含浏览国内外重要的医药网站，特种信息资源检索，医药信息的交流、鉴别与评价，医药卫生科技查新，医药综述及学位论文的撰写，信息共享与知识产权等内容。

2．计算机在医药行业中发展前景

随着"互联网＋"和"AI＋"的到来，移动互联、智能传感器、云计算、机器人等新兴信息通信技术与信息感知方式的发展和变化，深刻地改变着传统的医疗与健康服务模式。大数据已成为公认的资源，快速发展的大数据产业，给医药行业带来无限的上升空间。智能决策方法从追求计算速度逐渐转变为更多地关注多模态数据融合中的推理能力、效率与准确性。提高医疗的精准咨询，提高患者的知情权，同时使得自助医疗、家庭医疗有了实现的机会。

中国医疗大数据发展具有巨大规模优势，海量的电子病历数据、基因组数据和卫生技术评估的结合。通过全面分析病人特征数据和疗效数据，然后比较多种干预措施的有效性，可以找到针对特定病人的最佳治疗途径。这不仅有可能带来科学上的重大突破，还有潜力极大地推动卫生技术评估的巨大进步。健康医疗大数据的应用和发展将会带来健康医疗模式的深刻变化，有利于激发深化医药卫生体制改革的动力和活力，提升健康医疗服务效率和质量，从而造福整个社会。

但是临床医学和计算机各自有成熟的学术体系和研究方法，双方缺乏了解，医学工作者和计算机专家之间表述与理解存在偏差，即使是目前最先进的医学人工智能技术，也仅停留在医学影像识别和分析上，依赖于高质量的数据和相对单一的判断，与真正接近医学专家水平还有很大距离，其根本原因在于医学 AI 并未建立起跨学科的统一学术体系。人工智能注定会改变包括医疗在内的方方面面，但医疗是以人文为重要内涵的科学，人工智能只是科学中的一小部分，机器取代人还有很长的路要走。

【微信扫码】
拓展阅读

第3章

计算机网络技术

3.1 计算机网络概述

3.1.1 计算机网络的产生与发展

21 世纪是一个数字化、网络化和信息化的社会,是一个以网络为核心的信息时代。这里所说的网络,是大家熟悉的三类网络,即电信网络、有线电视网络、计算机网络,这三类网络向用户提供不同的服务。电信网络向用户提供电话、电报及传真等服务;有线电视网络向用户传送各种电视节目;计算机网络则使用户能够在计算机之间传送数据文件,这三类网络在信息化过程中都起到了十分重要的作用,但其中发展最快并起到核心作用的是计算机网络。

回顾计算机网络的发展历程,从时间的角度看,计算机网络的发展经历四个阶段。

第一阶段:计算机网络萌芽,面向终端的计算机网络。

这个阶段从 20 世纪 50 年代中期至 60 年代中期,由一台主机与多个终端连接,每个终端和主机之间有一条专用的通信线路,实现对中心主机资源的访问和使用。其代表是 1951 年美国麻省理工学院林肯实验室设计并实现了一套叫 SAGE(赛其)的半自动地面防空系统,这套系统用于美国军方在地面获得远方敌机的位置、高度、距离等信息。面向终端的计算机网络因为只有一个中心计算机,肩负着整个网络数据处理和通信处理两大功能于一身,所以势必造成中心主机负担过重。

第二阶段:计算机网络的诞生,多台计算机互联的计算机网络。

这个阶段从 20 世纪 60 年代末到 70 年代末,它是由多台计算机通过通信线路互联起来为用户提供服务,即计算机—计算机网络。它和面向终端计算机网络的最大区别在于这里的多台计算机都是具有自主处理能力,它们之间不存在主从关系。第二阶段的代表性网络是 ARPANET(ARPA 网),ARPANET 是计算机网络技术发展中的一个里程碑,它的发展对促进计算机网络技术的发展和理论体系形成起到了关键的作用,为 Internet 的形成奠定了基础,被公认为世界上第一个真正的计算机网络。

第三阶段:网络协议标准的确定,面向标准化的计算机网络。

这个阶段从 20 世纪 80 年代初至 90 年代初,由第一阶段和第二阶段计算机网络技术的发展可以看出,它们都是企业驱动的,使得网络产品之间兼容性、互操作性、互连性较差。20 世纪 80 年代,国际标准化组织(International Standards Organization,ISO)在其下属的计算机与信息处理标准化技术委员会(Technical Committee)TC97 下,成立了一个新的分委员会(Sub-Committee)SC16,专门研究一种"开放式系统互联"的网络标准。经过多年的努力,在 1984 年公布了开放系统互连参考模型(Open System Interconnection Reference Model,OSI/RM)的国际标准 ISO7498。从此,计算机网络进入了标准化网络阶段。在 OSI 标准的指导下,TCP/IP 协议作为全球通用的商用协议被确定下来,并沿用到今天。

第四阶段:全球互连的计算机网络,Internet 国际互联网建立。

这个阶段从 20 世纪 90 年代初至今。1993 年 6 月,美国提出 NII(National Information Infrastructure)计划,建立信息高速公路,实现全球网络的互联互通。我国也在这一阶段快速推进国家信息网络的建设,于 1994 年 4 月 20 日,实现与互联网的全功能连接,成为接入国际互联网的第 77 个国家。在这一阶段,Internet 成为计算机网络领域最引人瞩目也是发展最快的网络,目前已成为全球规模最大、覆盖最广的计算机互联网。在这个全球互联互通的计算机网络时代,随着网络技术、产品、应用层出不穷,计算机网络正朝着高速带宽化、网络应用多媒体化等方向发展。

3.1.2　计算机网络基本概念

1. 计算机网络的定义

计算机网络(computer network)是现代计算机技术和通信技术密切结合的产物,是随着社会对信息共享和信息传递的要求而发展起来的。计算机网络具有丰富的资源和多种功能,其主要功能是共享资源和网络互连,同时计算机网络还具有实现分布式信息处理,提高计算机系统的可靠性和可用性等功能。

因此,可以把计算机网络定义为:利用通信设备和通信线路将地理位置分散、功能独立的多个计算机系统相互连接起来,以功能完善的网络软件来实现网络中信息传递和资源共享的系统。

2. 计算机网络的组成

从计算机网络的定义中,可以看到计算机网络是由网络硬件和网络软件两个部分所组成。网络硬件是计算机网络系统的物质基础,负责数据处理和数据转发,为数据的传输提供一条可靠的传输通道。网络硬件包括计算机系统、通信设备(如集线器、交换机、路由器、网关等)和传输媒体(如双绞线、同轴电缆、光纤等)。网络软件是实现数据通信和各种网络应用服务所不可缺少的程序。网络软件包括网络协议、网络操作系统和网络应用软件。网络软件的各种功能必须依赖于硬件去完成,而没有软件的硬件系统也无法实现真正的数据通信,所以对于一个计算机网络系统而言,二者缺一不可。

3. 计算机网络的逻辑结构

计算机网络按照数据通信和数据处理的功能,从逻辑上划分为通信子网和资源子网两个部分,如图 3-1 所示。

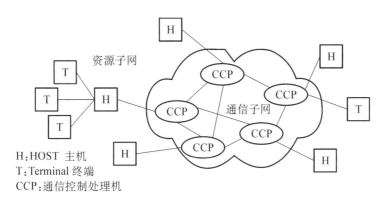

图 3-1　计算机网络的逻辑结构

（1）通信子网

通信子网由通信控制处理机（Communication Control Processor,CCP）、通信线路和其他通信设备组成,负责完成网络数据传输、转发等通信处理任务,同时为资源子网提供信息传输服务。通信控制处理机 CCP 是提供网络通信的控制与处理功能的专门处理机,它一方面作为与资源子网中的连接接口,将主机和终端连接入网,另一方面它又作为通信子网中的分组存储转发设备,完成数据的接收、校验、存储、转发等功能。通信子网构成整个网络的内层。

（2）资源子网

资源子网能够为用户提供各种网络资源和网络应用服务,实现全网面向应用的数据处理和网络资源共享服务。资源子网由主机系统、终端、终端控制器、存储系统、各种软件资源和信息资源等组成。资源子网构成整个网络的外层。

3.1.3　计算机网络的类型

计算机网络的分类方法有多种,可以从不同的角度和特性对其进行划分。

1. 按照网络覆盖地理范围的大小分类

（1）广域网（Wide Area Network,WAN）。广域网覆盖范围很广,可以分布在一个省、一个国家或几个国家,甚至全球。广域网是互联网的核心部分,一般由中间设备和通信线路组成,其通信线路大多借助于一些公用通信网。广域网的作用是实现远距离计算机之间的数据传输和资源共享。

（2）城域网（Metropolitan Area Network,MAN）。城域网的覆盖范围一般是一个城市,作用距离约为 5～50km,为一个城市提供信息服务。城域网基本上是局域网的延伸,像是一个大型的局域网,通常使用与局域网相似的技术,但是在传输介质和布线结构方面牵涉范围较广。

（3）局域网（Local Area Network,LAN）。局域网是将较小地理范围内的各种数据通信设备连接在一起的通信网络,覆盖范围一般在几十米到几十千米,它常用于组建一个办公室、一栋楼、一个楼群或一个校园的计算机网络。由于局域网拓扑结构简单,传输速率比较快,延迟低,使之目前得到广泛的应用。

（4）个人区域网（Personal Area Network，PAN）。个人区域网是在个人工作的地方将个人使用的电子设备用无线技术连接起来的网络，一般距离大约在10m左右，因此也常称为无线个人区域网（WPAN）。

2. 按照网络采用的传输介质分类

（1）有线网络。采用双绞线、同轴电缆、光纤等导引型传输介质来传输数据的网络。

（2）无线网络。采用无线电波、卫星、微波等非导引型传输介质来传输数据的网络。

3. 按照网络的使用范围分类

（1）公用网。为全社会所有人提供服务的网络，一般指电信公司建造的公用数据网。

（2）专用网。为一个或几个部门所拥有，只为拥有者提供服务，例如铁路、银行、电力等系统建立的本系统的专用网络。

4. 按照网络的拓扑结构分类

计算机网络拓扑结构是指网络中的通信设备和通信链路所组成的几何形状。按照网络的拓扑结构，计算机网络可以分为：星型网络、环型网络、总线型网络、树型网络、网状网络和混合状网络，如图3-2所示。

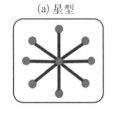 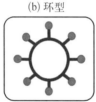 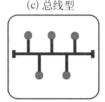 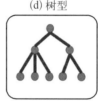 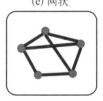

(a) 星型　　(b) 环型　　(c) 总线型　　(d) 树型　　(e) 网状

图3-2　计算机网络拓扑结构

（1）星型网络。网络中的每个节点都由一条点到点链路连接到一个功能较强的中心节点，中心节点通常采用集线器或者交换机。星型网络是目前组网中最常见的一种网络结构，其优点是节点扩展、移动比较方便；利于安装、管理和维护；缺点就是整个网络过于依赖中心节点，会造成中心节点负担过重，成为整个网络的"瓶颈"。

（2）环型网络是将所有网络节点连接成一个闭合的环上，每个节点的地位和作用都是相同的，数据在这个闭合的环上沿着一个固定的方向进行传输。环型拓扑结构主要代表是令牌环网和光纤分布式数据接口（Fiber Distributed Data Interconnect，FDDI）。环型网络的优点是每个工作站之间没有主从关系，结构简单；两个结点之间仅有唯一的路径，简化了路径选择。其缺点是可靠性差，任何线路或结点的故障，都有可能引起全网故障，且故障检测困难。

（3）总线型网络是通过硬件接口将所有终端连接在一根总线上，共享总线资源。总线型拓扑结构的网络采用广播技术进行通信，即一个节点发出的信息可被网络上的多个节点所接收，每个节点接收到信息后，先分析该信息中的目的地址是否与本机地址相同，如果相同就接收，否则忽略。由于所有节点共享同一条公共通道，所以在任何时候只允许一个结点发送数据。

总线型网络优点是网络结构简单，易于布线，网络扩展也很方便，只要增加一个网络接头，就可以实现网络终端的添加。当然它的缺点也一目了然，所有主机共享同一根总线，主机增多必然会引起网络性能的下降,而且总线一旦出现故障会导致整个网络中断,并且故障点的排查比较困难。

(4) 树型网络是星型网络的一个扩展,它由根节点和分支节点所构成,根节点采用广播方式将数据发送给各个分支节点,其几何形状像是一棵倒置的树,故得名树型拓扑结构。树型网络结构简单,成本也比较低,但是和星型网络相似,根节点会由于工作负荷大,成为网络的瓶颈。

(5) 网状网络中所有节点之间的连接是任意的,每个节点到相邻节点都有多条冗余链路,这种链路的冗余使得网络的可靠性大大增加,但是节点之间的任意连接导致网络路径选择变得较为复杂,线路成本较高。

(6) 混合状拓扑结构。混合状拓扑结构是由以上几种拓扑结构混合而成的,如:星型总线型网,它是由星型拓扑结构和总线型拓扑结构混合而成,还有环星状网络等。

3.1.4　计算机通信协议与网络体系结构

1. 网络协议

计算机网络由多个互连的节点组成,节点之间要不断地交换数据和控制信息,要做到有条不紊地交换数据,那么每个节点都必须遵守一套合理的规则,这些为进行网络中的数据交换而建立的规则、标准或约定的集合称为网络协议(network protocol)。网络协议也可以简称为协议,由语法、语义和时序三要素组成。

(1) 语法(Syntax):数据与控制信息的结构或格式、编码及电平信号等,即以二进制形式表示的命令和相应的结构。例如,传输一份数据报文的数据格式。

(2) 语义(Semantics):语义是指对构成协议的协议元素含义的解释,即描述协议具体用来实现什么功能。

(3) 时序(Timing):时序是指通信中事件发生的先后顺序和速度匹配。

由此可见,网络协议实质上是网络通信过程中所使用的一种语言,是计算机网络不可缺少的组成部分。在设计和选择网络协议时,要综合考虑各种因素,如网络拓扑结构,信息的传输量,所采用的传输技术、数据存取方式,协议执行的效率、价格和适应性等问题,由此可见,网络协议的设计是一个非常复杂的问题。协议层次化很好地解决这一复杂的理论和技术问题。

2. 计算机网络分层体系结构

计算机网络是一个非常复杂的系统,在进行处理和设计的时候,人们发现采用层次化结构,可以使复杂的网络设计变得简单,因此目前所有的网络系统都是采用分层的体系结构。

在讨论计算机网络分层体系结构之前,我们可以举一个日常生活中简单的例子来说明划分层次的概念。例如图 3-3 展示的邮政系统,就采用了分层的结构,将整个邮政系统抽象为用户应用层、邮件传递层、邮包运输层 3 个层次。

邮政系统的最上层是用户应用层,其任务是用户通过信件来传递信息。因此,要求通信双方也就发信人和收信人必须用约定好的语言和格式来书写信件内容。

邮件传递层的主要任务是将用户投递的信件投递给收信人,为了能顺利完成邮件的投递,必须对信封的书写格式、邮票、邮戳等进行规定。

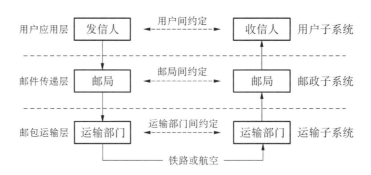

图 3-3 邮政传输系统

邮包运输层主要任务是邮政运输部分采用合适的运输方式(铁路或航空),将打包好的邮包送到目的地。

邮政系统是一个复杂的系统,但是通过层次划分,将整个通信任务分为 3 个功能相对独立和简单的子系统,即用户子系统、邮政子系统和运输子系统,每一层为其上层提供服务,并利用其下层提供的服务来完成本层的功能。

计算机网络的层次结构与其非常类似。通过分层结构,可以将计算机网络这个复杂的大系统,分成若干层次,每一层都建立在其下层之上,每一层的目的是向其上一层提供一定的服务,层与层之间通过接口进行连接,如图 3-4 所示。

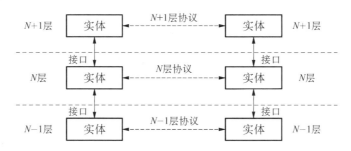

图 3-4 网络分层模型图

在网络分层结构模型中,每一层都可能包含若干个协议,当同层的两个实体间相互通信时,必须满足这些协议。每一层为相邻的上一层提供的功能称为服务。N 层使用 $N-1$ 层提供的服务,向 $N+1$ 层提供功能更强大的服务。下层服务的实现对上层必须是透明的,就像在邮政通信系统中,用户层不需要知道下层的邮局和运输部分是如何为自己来分发和运输邮件一样。

综上所述,网络体系结构是指计算机网络应该设置哪几层,每一层应该通过协议提供哪些服务。简单地说,计算机网络的层次及其协议的集合,即网络的体系结构(Architecture)。

3. 开放式系统互联参考模型 OSI/RM

在 20 世纪 70 年代,很多公司开始进行计算机网络体系结构的研究。这其中比较著名的是 1974 年美国 IBM 公司提出的世界上第一个网络体系结构 SNA,系统网络体系结构,SNA 把整个计算机网络分成 7 个层次。在这之后,也有其他公司纷纷推出自己的网络体系结构,如 1975 年 Digital 公司推出的 DNA,数据网络体系结构,Honeywell 公司的分布式体系结构 DSA 等。但是由于这些体系结构的着眼点往往是各自公司内部网络的连接,没有统一的标准,使得一个公司的计算机很难同其他公司的计算机进行通信。为了使不同厂家生成的计算机能互联通信,1977 年,国际标准化组织 ISO 成了一个专门的委员会进行计算机网络体系结构的研究,并于 1984 年颁布了第一个计算机网络的国际标准,即开放系统互连参考模型 OSI/RM。

(1) OSI/RM 分层模型介绍

OSI/RM 参考模型把整个计算机网络的通信功能划分为 7 个层次,如图 3-5 所示,从下到上分别是:物理层,数据链路层、网络层、传输层、会话层、表示层和应用层,每个层次相互独立,完成各自的功能,通过各层间的接口与其相邻层连接,下层为上层提供服务,同时上层使用下层提供的服务。

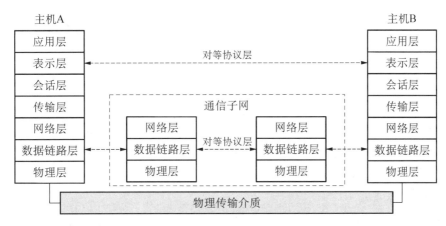

图 3-5　OSI/RM 参考模型

● 物理层(Physical Layer)利用传输介质为通信的网络节点建立、维护和释放物理连接,实现二进制比特流的传输。

● 数据链路层(Data Link Layer)在通信的实体间建立数据链路的连接,传输以帧为单位的数据包,并采用差错和流量控制方式,实现相邻节点间的可靠传输。

● 网络层(Network Layer)为分组交换网络上的不同主机提供通信,以分组为单位进行寻址和路由选择。

● 传输层(Transport Layer)主要功能是向用户提供端到端的数据传输服务。

● 会话层(Session Layer)负责主机之间会话的建立、维护和断开,以及数据的交换。

● 表示层(Presentation Layer)用于处理在两个通信系统中交换信息的表示方法,主要包含数据格式变换、数据的加密和解密、数据的压缩与恢复等功能。

● 应用层(Application Layer)为应用程序提供网络服务,它包含了各种用户使用的协议。

(2) 层次模型中数据传输

OSI/RM 层次模型中数据的传输方式如图 3-6 所示。图中自上而下的实线表示的是数据的实际传送过程。发送进程发送的数据,首先经过本系统的应用层,应用层会在用户数据前面加上自己的标识信息(H7),叫作头信息。H7 加上用户数据一起传送到表示层,作为表示层的数据部分,表示层也在数据部分前面加上自己的头信息 H6,传送到会话层,并作为会话层的数据部分。这个过程一直进行到数据链路层,数据链路层除了增加头信息 H2

以外,还要增加一个尾部信息 T2,然后整个作为数据部分传送到物理层。物理层不再增加头信息,而是直接将二进制数据通过物理介质传送到接收节点的物理层。

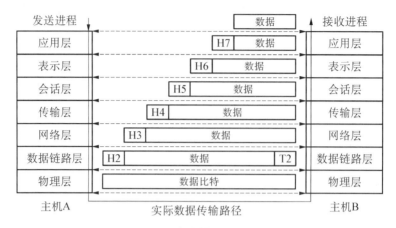

图 3 - 6 OSI/RM 参考模型中的数据传输过程

接收节点的物理层收到该数据后,逐层上传到接收进程,其中数据链路层负责去掉 H2 和 T2,网络层负责去掉 H3,一直到应用层去掉 H7,把原始用户数据传递给了接收进程。这个发送节点自上而下逐层增加头尾信息的过程叫作封装,而在目的节点自下而上逐层去掉头尾信息的过程叫作解封装。

4. TCP/IP 参考模型

TCP/IP 体系结构最初是 20 世纪 70 年代中期为美国 ARPANET 设计的,目的是使不同厂家生产的计算机能在同一网络环境下运行,到了 80 年代初起,ARPANET 上的所有机器转向 TCP/IP 体系结构,并以 ARPANET 为主建立了 Internet。目前采用 TCP/IP 体系结构的 Internet 网已经发展到全球范围。TCP/IP 模型包含了一簇网络协议,其中最重要和最著名的就是传输控制协议 TCP 和网际协议 IP。因此,现在人们提到的 TCP/IP 并不是指 TCP 和 IP 两个协议,而是表示 Internet 所使用的整个协议簇。

TCP/IP 是一个四层的体系结构,即网络接口层、网际层、传输层和应用层。每一层提供特定功能,层与层之间相对独立,与 OSI/RM 七层模型相比,如图 3 - 7 所示,TCP/IP 没有表示层和会话层,这两层的功能由应用层提供,OSI/RM 的物理层和数据链路层功能由网络接口层完成。

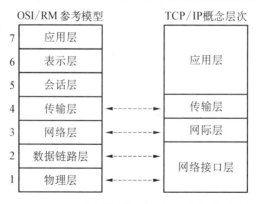

图 3 - 7 TCP/IP 参考模型与 OSI/RM 参考模型对照图

图 3-8 是用另一种方式来表示 TCP/IP 协议簇，它的特点是上下两头大而中间小：应用层和网络接口层都有很多协议，而中间的 IP 层很小，上层的各种协议都向下汇聚到一个 IP 协议中，我们也将它称为沙漏计时器形状的 TCP/IP 协议簇。

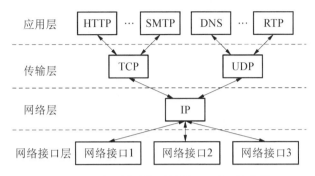

图 3-8　沙漏计时器形状的 TCP/IP 协议簇

从 TCP/IP 协议簇图中可以看出，TCP/IP 协议可以为各式各样的应用提供服务（everything over IP），同时 TCP/IP 协议也允许 IP 协议在各式各样网络构成的互联网上运行（IP over everything）。正因为如此，互联网才会发展到今天这种全球规模，从图中也可以看出 IP 协议在互联网中的核心作用。

3.2　互联网技术与应用

3.2.1　Internet 的基本概念

Internet 是采用了 TCP/IP 通信协议，将世界范围内许许多多计算机网络连接在一起而成为当今规模最大、覆盖范围最广、最具影响力的国际性网络。Internet 起源于美国国防部高级研究计划局（Advanced Research Project Agency，ARPA）为改善美国政府和国防研究机构之间的通信联系而建立起来的一个实验性通信网络 ARPANET。1986 年，美国国家科学基金会（National Science Foundation，NSF）建立了国家科学基金网 NSFNET，并以此作为 Internet 的基础，实现与其他网络的连接。我国于 1989 年开始建立教育科研示范网，到 1994 年末，中国 Internet 信息中心成立，负责中国地区 Internet 的运行管理和域名注册。从此，中国的用户开始日益熟悉并使用 Internet。

3.2.2　Internet 的 IP 地址与域名

1. IP 地址及其表示方法

在计算机网络中，为了实现计算机之间的相互通信，必须给每个连接到互联网上的主机或路由器分配一个全世界范围内唯一的地址，这个地址就是 IP 地址。IP 地址现在由因特网名字与号码指派公司 ICANN（Internet Corporation for Assigned Names and Numbers）进行分配，每个 IP 地址是一个 32 位的标识符。为了提高可读性，我们常常把 32 位的 IP 地址中的每 8 位用其等效的十进制数字表示，并且在这些数字之间用点分隔，这就是 IP 地址常见的表示方法：点分十进制记法。图 3-9 表示了这种方法。

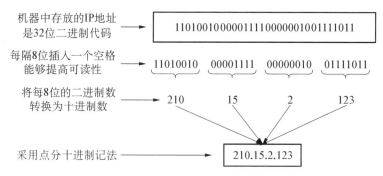

图 3-9 IP 地址的表示方法

Internet 管理委员会将 IP 地址划分为若干个固定类,每一类地址都由两个固定长度的字段组成,其中第一个字段是网络号(net-id),它标志主机(或路由器)所连接到的网络,而第二个字段则是主机号(host-id),它标志该主机(或路由器)。因此,一个 IP 地址在整个互联网范围内是唯一的。

这种两级的 IP 地址可以表示为:IP 地址::={<网络号>,<主机号>},其中的符号"::="表示"定义为"。

但是总共 32 位的 IP 地址中,到底哪些位是网络号,哪些位是主机号呢? Internet 管理委员会按照网络规模的大小将 IP 地址进行了分类。图 3-10 给出了各类 IP 地址的网络号字段和主机号字段。

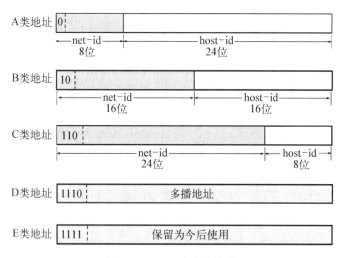

图 3-10 IP 地址的分类

● A 类、B 类和 C 类地址的网络号字段分别 1 个,2 个和 3 字节长,而在网络号字段的最前面有 1~3 位为类别位,其数值分别规定为 0,10,110。

● A 类、B 类和 C 类地址的主机号字段分别为 3 个、2 个和 1 个字节长。

● D 类地址(前 4 位是 1110)用于多播(一对多通信)。

● E 类地址(前 4 位是 1111)保留为以后用。

常用的 IP 地址是 A,B,C 三类,A 类地址一般分配给具有大量主机的大型网络使用,B 类地址通常分配给规模中等的网络使用,C 类地址通常分配给规模较小的局域网使用,

表 3-1 给出了常见三类 IP 地址的使用范围。

表 3-1　IP 地址的使用范围

网络 类别	最大网络数	第一个可用的 网络号	最后一个可用 的网络号	每个网络中的 最大主机数
A	$126(2^7-2)$	1	126	16 777 214
B	$16\ 383(2^{14}-1)$	128.1	191.255	65 534
C	$2\ 097\ 152(2^{21}-1)$	192.0.1	223.255.255	254

从上表中,我们看到 A 类地址的网络号字段占 1 个字节,只有 7 位可供使用(第一位已固定为 0),但可指派的网络号是 $126(2^7-2)$ 个。减 2 的原因是:网络号字段为全 0 (00000000)的 IP 地址是保留地址,意思是"本网络";网络号为 127(即 01111111)保留作为本地软件环回测试(loopback test)本主机的进程之间的通信之用。A 类地址的主机号占 3 个字节,因此每一个 A 类网络中最大主机数是 $2^{24}-2$,这里减 2 的原因是:全 0 的主机号字段表示该 IP 地址是"本主机"所连接到的单个网络地址,而全 1 的主机号字段表示该网络上的所有主机,也称为广播地址。

B 类地址中最先被分配的网络号是 128.1,128.0.0.0 是不被指派的,所以最大网络数为 $2^{14}-1$;C 类地址中最先被分配的网络号是 192.0.1,192.0.0.0 也是不被指派的,所以最大网络数为 $2^{21}-1$;而 B 类和 C 类地址中主机数减 2 的原因与 A 类地址类似。

表 3-2 给出了一般不使用的特殊的 IP 地址,这些地址只能在特定的情况下使用。

表 3-2　一般不使用的特殊 IP 地址

网络号	主机号	源地址使用	目的地址使用	代表的意思
0	0	可以	不可	在本网络上的本主机
0	host-id	可以	不可	在本网络上的某个主机 host-id
全 1	全 1	不可	可以	只在本网络上进行广播(各路由器均不转发)
net-id	全 1	不可	可以	对 net-id 上的所有主机进行广播
127	非全 0 或全 1 的任何数	可以	可以	用作本地软件环回测试之用

2. 域名系统

用户与互联网上的某主机进行通信时,必须要知道对方的 IP 地址,然而 32 位的主机地址用户难以记住,即使使用点分十进制表示的 IP 地址也不容易记忆。为了记忆的方便,连接在互联网上的主机不仅有 IP 地址,还有便于记忆的主机名字,而域名系统 DNS(Domain Name System)是互联网使用的命名系统,用来把人们使用的主机名字转换为 IP 地址。

(1) 域名结构

互联网采用了层次树状结构的命名方法,任何一个连接到互联网上的主机或路由器,都可以有一个唯一的层次结构的名字,即域名(domain name)。"域"是名字空间中一个可被管理的划分,其还可以继续划分为子域,如二级域、三级域等。

域名的结构由若干个分量组成,各分量之间用点隔开:

…. 三级域名. 二级域名. 顶级域名

顶级域名 TLD(Top Level Domain)分为三大类:

● 国家顶级域名 nTLD:如:. cn 表示中国,. us 表示美国,. uk 表示英国等等。

● 通用顶级域名 gTLD:最常见的通用顶级域名有 7 个,即:. com(公司和企业)、. net (网络服务机构)、. org(非营利性组织)、. edu(美国专用的教育机构)、. gov(美国专用的政府部门)、. mil(美国专用的军事部门)、. int(国际组织)。

● 基础结构域名(infrastructure domain):这种顶级域名只有一个,即 arpa,用于反向域名解析,因此又称为反向域名。

常见的 Internet 域名结构如图 3 - 11 所示。

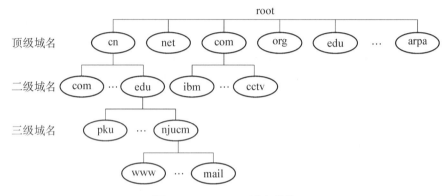

图 3 - 11 **Internet 域名结构**

域名到 IP 地址的解析是由若干个域名服务器程序完成的,当某一个应用进程需要将主机名解析为 IP 地址时,该应用进程就成为域名系统 DNS 的一个客户,并把待解析的域名放在 DNS 请求报文中,以 UDP 数据报方式发给本地域名服务器,本地的域名服务器在查找域名后,把对应的 IP 地址放在回答报文中返回。应用进程获得目的主机的 IP 地址后即可进行通信。

3.2.3 Internet 的客户—服务器模式

在 Internet 上的网络应用多种多样,虽然它们在使用方法上有明显的差别,但是大多数都是客户—服务器模式(Client/Server,C/S),如图 3 - 12 所示。

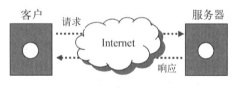

图 3 - 12 **客户—服务器模式**

这里要明确一下,客户(Client)和服务器(Server)都是通信中所涉及的两个应用进程。客户—服务器模式描述的是进程之间服务和被服务的关系。其主要特点是:客户是服务的请求方,服务器是服务的提供方,在整个通信过程中,客户程序被用户调用后运行,在通信时主动向远端的服务器发起请求服务,而服务器程序是一种专门用来提供某种服务的程序,可同时处理多个客户的请求,并要一直不断地运行着,等待并接受来自各地客户的通信请求。

3.2.4　Internet 提供的主要服务

Internet 是目前世界上最大的互联网,它由大量的计算机信息资源组成,为网络用户提供了丰富的网络服务功能,这些功能主要包括 WWW 服务、电子邮件(E-mail)、文件传输(FTP)、远程登录(TELNET)等。

1. WWW(World Wide Web)服务

WWW 译为"万维网",简称 Web 或 3W 服务,是由日内瓦的欧洲核研究中心(CERN)于 1989 年提出的,通过几十年的发展,目前已经成为互联网上广泛使用的一种网络服务。WWW 服务以超文本标记语言(HTML)与超文本传输协议(HTTP)为基础,为用户提供一种简单、统一的方法获取网络上的信息。WWW 采用分布式的客户—服务器模式,用户使用自己机器上的 WWW 浏览器软件(如 Windows 操作系统中的 IE)就能检索、查询和使用分布在世界各地 Web 服务器上的信息资源。

(1) 统一资源定位符 URL

WWW 是以页面的形式来组织信息的。为了能方便地访问世界范围内的万维网文档,万维网使用了统一资源定位符 URL(Uniform Resource Locator)来标志万维网上的各种文档。

URL 给资源的位置提供一种抽象的识别方法,并用这种方法给资源定位。只要能够对资源定位,系统就可以对资源进行各种操作,如存取、更新、替换和查找其属性。

URL 的一般形式:<协议>://<主机>:<端口>/<路径>

<协议>指出访问该资源的协议。现在最常见的协议就是 HTTP(超文本传输协议)和 FTP(文件传送协议)。在<协议>后面是一个规定格式":// "。紧接着的是<主机>,指出资源所在的主机的域名或 IP 地址。最后面的<端口>/<路径>是访问资源的协议的端口号和资源在主机上的详细路径,有时可省略。例如,访问南京中医药大学的 WWW 主页的 URL 为:http://www.njucm.edu.cn/。

(2) 超文本传输协议 HTTP

超文本传输协议 HTTP(Hyper Text Transfer Protocol)是应用层协议,是面向事务的客户—服务器协议,它是万维网上能够可靠地交换文件(包括文本、声音、图像等各种多媒体文件)的重要基础。万维网的浏览器是一个 HTTP 客户,万维网服务器也称为 Web 服务器。

万维网的工作原理如图 3-13 所示,万维网上每个网站都设有 Web 服务器,它的服务器进程随时准备接收浏览器发出的连接建立请求。

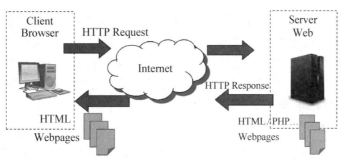

图 3-13　万维网工作原理

例如：用户通过浏览器页面的 URL 窗口输入网站域名 http：//www. njucm. edu. cn/，当用户点击鼠标后所发生的事件如下：

- 浏览器分析超链指向页面的 URL。
- 浏览器向 DNS 请求解析 www. njucm. edu. cn 的 IP 地址。
- 域名系统 DNS 解析出南京中医药大学的 IP 地址。
- 浏览器与服务器建立 TCP 连接。
- 浏览器发出取文件命令：GET index. html。
- 服务器给出响应，把文件 index. html 发给浏览器。
- TCP 连接释放。
- 浏览器显示 index. html 中的所有文本，即南京中医药大学的主页。

（3）超文本标记语言 HTML

超文本标记语言 HTML(Hyper Text Markup Language)是一种制作万维网文档的标准语言，它消除了不同计算机之间信息交流的障碍，使得任何一台计算机都能显示出任何一个万维网服务器上的文档。

HTML 定义了许多用于排版的命令，叫作"标签"(tag)。HTML 把各种标签嵌入到万维网的页面中，这样就构成了所谓的 HTML 文档。HTML 文档是一种可以用任何文本编辑器创建的 ASCII 码文件。

一个 HTML 文档包括文件首部(head)和文件主体(body)两部分。其结构如下：

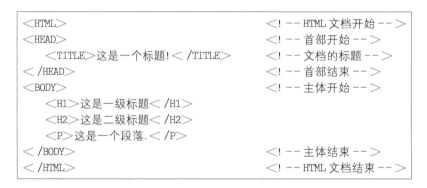

虽然可以使用任何文本编辑器来编辑 HTML 文档，但是使用 Web 页面制作工具能更方便快捷制作各种美观的页面。常用的网页制作工具有 FrontPage，Dreamweaver 等。

2. 电子邮件(E-mail)

Internet 提供的最早和最普遍的应用服务就是电子邮件，它使用计算机网络通信来实现用户之间信息的发送与接收，以其快速、方便、廉价等特点深受广大用户的喜爱。电子邮件系统是通过在网络中设立"电子信箱系统"来实现的，每个互联网用户通过网络申请成为某个电子邮件系统的用户，在该系统中拥有自己的电子邮箱和一个电子邮件地址，并可以接收、阅读、管理该邮箱中的邮件。

（1）电子邮箱及其地址

邮件地址由两个部分组成，第 1 部分为邮箱名，第 2 部分为邮箱所在的邮件服务器的域名，两者这件用"@"(英文 at 的缩写)隔开。例如：wang@njucm. edu. cn 是一个邮件地址，它的邮箱名字是 wang,邮箱所在邮件服务器的域名是 njucm. edu. cn。

（2）电子邮件系统的组成

一个电子邮件系统主要由三个部分组成:用户代理(user agent,UA)、邮件服务器和电子邮件所使用的协议,如图 3-14 所示。

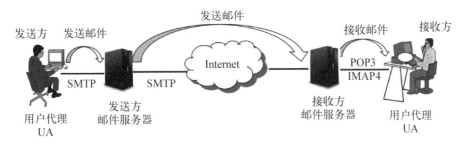

图 3-14　电子邮件系统的组成

● 用户代理:用户代理是用户与电子邮件系统的接口,是电子邮件客户端软件,其主要功能是撰写、显示、处理和通信。

● 邮件服务器:按照客户—服务器模式工作,其主要作用是发送和接收电子邮件,同时还要向发信人报告邮件传输的情况。

● 电子邮件协议:邮件服务器工作时需要使用两种不同的协议。一是用于用户代理向邮件服务器发送邮件或在邮件服务器之间发送邮件的 SMTP(Simple Mail Transfer Protocol)协议;另一是用于用户代理从邮件服务读取邮件的协议,如邮局协议 POP3(Post Office Protocol,版本号 3)。

（3）电子邮件的收发过程

从图 3-14 中,结合电子邮件系统的三个组成部分,我们可以看出电子邮件的发送和接收过程如下:

● 发送方通过调用用户代理 UA,编辑代发邮件,采用 SMTP 协议,将邮件传送到发送端的邮件服务器。发送端邮件服务器先将邮件存入缓冲队列,等待发送。

● 发送端邮件服务器的 SMTP 客户进程发现缓存的代发邮件,向接收端邮件服务的 SMTP 服务进程发起请求,并连续发送完所存邮件。

● 接收方 SMTP 服务器进程将收到的邮件放入各收信人的用户邮箱,等待收信人读取。

● 收信人可以随时调用用户代理 UA,使用 POP3 或 IMAP4 查看接收端邮件服务器的用户邮箱,实现邮件的读取。

3. 文件传输(FTP)

文件传输服务是指用户通过 Internet 把一台计算机中的文件移动或拷贝到另一台计算机上的服务,提供文件服务的工作站或计算机称为文件服务器。文件的传输服务采用文件传输协议 FTP(File Transfer Protocol)来实现的,协议的功能是将文件从一台计算机传送到另一台计算机,而与这两台计算机所处的位置、连接的方式以及使用的操作系统无关。

在网络环境下复制文件看起来非常简单,其实是非常难实现,原因就是众多的计算机厂商研制出的文件系统多达数百种,而且差别很大。而 FTP 的主要功能是减少或消除在不同操作系统下处理文件的不兼容性。

FTP 使用面向连接的客户—服务器方式,使用两条连接来完成文件传输,一条是控制连接,另一条是数据连接。一个 FTP 服务器进程可同时为多个客户进程提供服务。FTP 的服务器进程由两大部分组成:一个主进程,负责接受新的请求;另外有若干个从属进程,负责处理单个请求。

FTP 的工作原理如图 3-15 所示。图中的服务器端有两个从属进程:控制进程和数据传输进程。客户端除了控制进程和数据传输进程外,还需要有一个用户接口,为终端用户提供交互界面,接收用户发出的命令,负责将其转换成标准的 FTP 命令,并将控制连接上的 FTP 响应转换为用户可现实的格式。

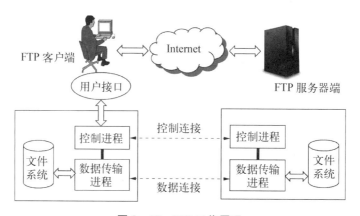

图 3-15　FTP 工作原理

在进行文件传输时,FTP 客户和服务器之间要建立两个并行的 TCP 连接:控制连接和数据连接。控制连接在整个会话期间一直保持打开,FTP 客户发出的传送请求通过控制连接发送给服务器端的控制进程,但控制连接不用来传送文件。实际用于传输文件的是"数据连接"。服务器端的控制进程在接收到 FTP 客户发送来的文件传输请求后就创建"数据传送进程"和"数据连接",用来连接客户端和服务器端的数据传送进程。

文件传输服务提供匿名访问和非匿名访问两种访问方式。非匿名访问方式要求用户必须输入相应的用户名和口令才能访问文件服务器;匿名访问方式是一种特殊的服务,用户以"anonymous"为用户名即可访问文件服务器,是 Internet 上进行资源共享的主要途径之一。目前,Internet 上已经有几千个匿名登录的 FTP 服务器,为网络中的用户提供文件共享服务。

4. 远程登录(TELNET)

TELNET 是一个简单的远程终端协议,它也是互联网的正式标准。用户使用本地计算机通过网络连接到远端另一台计算机上去,作为该远程主机的一个终端,使用它的资源,这个过程称作远程登录 TELNET。TELNET 能将用户的击键传到远地主机,同时也能将远地主机的输出通过网络返回到用户屏幕。一般,TELNET 登录都需要有约在先,即拥有要登录的主机的账号、用户登录名和口令。

3.3　网络安全

随着计算机网络技术的飞速发展,计算机网络安全问题也越来越被人们重视。计算机网络安全是一门涉及计算机科学、网络技术、加密技术、信息安全技术等多种学科的综合性科学。目前,由于计算机网络应用的广泛性、开放性和互联性,很多重要信息都得不到保护,容易引起黑客、怪客、恶意软件和其他不良企图的恶意攻击,所以目前防范网络攻击,提高网络服务质量越来越受到人们的关注和重视。

1. 网络安全威胁

目前,计算机网络安全所面临的威胁大体上分为两类:一是对网络中信息的威胁;二是对网络中设备的威胁。按具体攻击行为,网络威胁又可以分为以下几类,如图 3－16 所示:

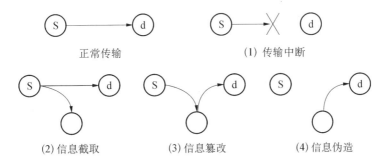

图 3－16　信息传输过程中的安全威胁

(1) 传输中断:信息传输过程中由于通信线路切断、文件系统被破坏等原因导致系统传输中断,不能正常工作,影响了数据的可用性。

(2) 信息截取:这类攻击主要通过监控网络或口令攻击等方法截取网络中传输的信息,导致信息的机密性受到威胁。

(3) 信息篡改:这类攻击主要通过数据文件修改、消息篡改等方法来截取网络中传输的信息后进行篡改其内容再传输,严重破坏了信息的完整性。

(4) 信息伪造:这类攻击主要通过假冒合法用户伪造信息在网络上传送,严重破坏了信息的真实性。

2. 网络安全的目标

网络安全目标的合理设置对于网络安全意义重大,其主要表现在以下几个方面:

(1) 可用性:保证数据在任何情况下不能丢失,可以给授权用户读取。

(2) 保密性:保密性建立在可用性基础之上,保证信息只对于授权用户才能读取,其他用户不可获得。

(3) 完整性:要求网络信息未经授权不得进行修改,使数据在传输前后保持一致。

(4) 真实性:保证通信双方的身份和所传送信息的真伪能准确地进行鉴别。

3. 网络安全技术

(1) 信息加密技术

信息加密技术是目前最基本的网络安全技术。数据加密是指将一个信息(明文)通过加密密钥或加密函数变换成密文,然后再进行信息的传输或存储,而接收方将接收到的密文通过密钥或解密函数转换成明文。数据加密和解密过程如图 3-17 所示。

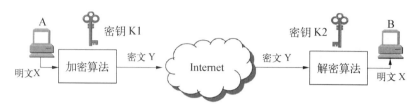

图 3-17　数据加密和解密

根据密钥的类型不同,常用的信息加密技术有对称加密算法(私钥加密)和非对称加密算法(公钥加密)。在上图中,收发双方使用的密钥 K1 与 K2 相同时,称为对称加密算法,目前最著名的对称加密算法是 DES。如果收发双方使用的密钥 K1 与 K2 不相同,称为非对称加密算法,目前广泛使用的非对称加密算法是 RSA 算法。

（2）身份认证技术

身份认证也称为身份鉴别,是网络安全中的一个重要环节。身份认证主要由用户向计算机系统以安全的方式提交一个身份证明,然后系统对该身份进行鉴别,最终给予认证后分配给用户一定权限或者拒绝非认证用户。常用的身份认证技术有:用户名和密码验证、磁卡或 IC 卡认证、基于人的生理特征认证(指纹、手纹、虹膜、语音),以及其他一些特殊认证方式。

（3）防火墙技术

防火墙是在内部网络和外部网络之间执行访问控制和安全策略的系统,它可以是硬件,也可以是软件,或者是硬件和软件的结合。如图 3-18 所示。

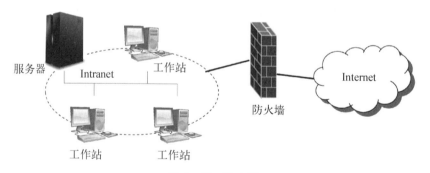

图 3-18　防火墙

防火墙作为两个网络之间的一种实施访问控制策略的设备,被安装在内部网和外部网边界的节点上,通过对内部网和外部网之间传送的数据流量进行分析、检测、管理和控制,来限制外部非法用户访问内部网络资源和内部网络用户非法向外传递非授权的信息,以阻挡外部网络的入侵,防止恶意攻击,达到保护内部网络资源和信息的目的。目前的防火墙系统根据其功能和实现方式,分为包过滤防火墙和应用网关。

（4）访问控制技术

访问控制是对用户访问网络的权限加以控制,规定每个用户对网络资源的访问权限,以使网络资源不被非授权用户所访问和使用。访问控制技术是建立在身份认证技术基础之上,用户在被授权之前要先通过身份认证。目前常用的访问控制技术有:入网访问控制、网络权限控制、目录级控制以及属性控制等。

3.4　计算机网络新技术

3.4.1　云计算

2006 年 8 月 9 日,Google 首席执行官埃里克·施密特(Eric Schmidt)在搜索引擎大会(SES San Jose 2006)首次提出"云计算"(Cloud Computing)的概念,这是 IT 行业兴起的一个新的概念,被誉为"革命性的计算机模型"。云计算是分布式计算、并行计算、网络存储、虚拟化、负载均衡等传统计算机和网络技术发展融合的产物。云计算自提出以来,以超乎想象的速度在短短几年时间就风靡全世界,得到全世界和学术界的广泛关注和支持。

云计算是一种商业计算模式,它将计算任务分布在由大量计算机构成的资源池上,使各类用户能够使用各种终端根据需要获取服务提供商提供的计算能力、存储空间和各种软件服务。云计算机中的"云"指的是可以自我维护和管理的虚拟计算资源集合,通常是一些大型服务器集群,包括计算服务器、存储服务器和带宽资源等。被称为"云"主要是因为它在某些方面具有现实中云的特征。

人们在日常生活中都要用到水和电,它们都是由电厂和自来水厂集中提供的。这种统一提供公共服务的模式极大程度地节约了资源,方便了人们的生活。面对信息技术领域的困扰,人们也梦想能像使用水和电一样来使用计算机资源,这一想法直接导致了云计算机技术的产生。云计算机的最终目标就是将计算、服务和应用作为一种公共设施提供给公众,用户只需为其所使用的部分付费。

在云计算模式下,用户的终端计算机将变得很简单,甚至不需要硬盘和各种应用软件就可以满足需要。这是因为用户的计算机只需要能通过网络发送指令和接收数据,就可以使用云服务提供的计算机资源、存储空间和各种应用软件了。在云计算机环境下,用户的观念也将发生巨大变化,即从"购买产品"向"购买服务"转变,他们直接面对的将不再是复杂和昂贵的硬件和软件,而是最终的服务。

3.4.2　医药物联网

物联网的概念最早是由美国麻省理工学院的 Ashton 教授于 1998 年提出的,它当时指的是每一个物品上都贴上一个电子标签,然后通过后台信息系统构成一个借助于 Internet,所有物品都能互相联系起来的网络,以实现物品的智能识别和管理。

但是这个概念在当年并没有太多人关注,真正受到关注是 2005 年 ITU(国际电信联盟)重新定义了物联网的概念,物联网技术逐渐受到了全球的广泛关注。物联网在中国受到了全社会极大的关注,2010 年两会期间,物联网被写入我国政府工作报告,确立为五大新兴国家战略产业之一。

那么什么是物联网呢? 物联网是指通过二维码识读设备、射频识别(Radio Frequency Identification,RFID)、全球定位系统(Global Position System,GPS)、激光扫描器和红外感应器等信息传感设备与技术,实时采集任何需要监控、连接和互动的物体的声、光、电、热、力学、化学、生物、位置等各种信息,按约定的协议,把任何物体与互联网相连接,进行信息交换和通信,以实现人与物、物与物之间的沟通和对话,对物体进行智能化识别、定位、跟踪、管理和控制的一种信息网络。

物联网将现实世界数字化和网络化,应用范围也非常广泛,遍及智能交通、环境保护、公共安全、智能家居、工业监控、环境监控、食品溯源、个人健康、老人护理等诸多方面。众所周知,医药卫生行业是一个不允许出错的行业,物联网技术应用于医疗行业,可以对药品、病人、以及废弃的医疗垃圾等进行跟踪和检测,所以物联网在医药行业的应用前景非常广阔,大致应用领域如图 3-19 所示。

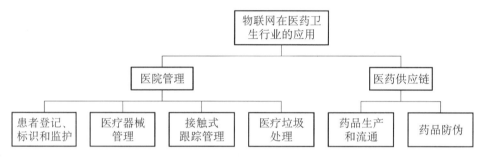

图 3-19   物联网在医疗卫生行业的应用

【微信扫码】
拓展阅读

第4章

医学信号处理

医学信号概述

　　信号是一种传递信息的形式,医学信号是在医学领域、主要用于提取所研究的人体信息的信号。信息的提取可能很简单,如医生通过手指感觉病人的脉搏;也可能很复杂,如通过核磁共振分析人体内部软组织的结构。通常在医学应用中,仅仅获取信号是不够的,还需要通过处理获得隐藏在其中的相关信息。这有可能是由于信号包含噪声,因而必须进行降噪;或者是由于相关的信息在信号中并非直接可见,这时通常会采用一些转换来增强所需的信息。医学信号的处理具有其特殊性,主要在于底层系统的复杂性以及进行间接、无创测量的需要。由于存在多种处理方法和算法,我们必须知道处理的目标,测试条件和底层信号的特性,才可能采用最好的方法。在本节中,将讨论医学信号的产生及其特点,以及医学信号的分类和检测。

4.1.1　医学信号的产生

　　从医学信号的定义可以看出,医学信号与其他信号只是在应用方面有所不同,是医学领域使用的信号。医学信号有很多种来源,简要描述如下:

　　1. 生物电信号

　　生物电信号由神经细胞和肌肉细胞产生。它的源头是细胞的膜电位,在某些条件下可能会被激发产生动作电位。大量细胞同时产生动作电位就会在周围形成一个电场,当使用表面电极作为传感器时,就可以测量到分布在电极附近的电场构成的生物电信号。电场通过生物介质进行传播,因此可以在生物表面相对方便的位置获取电位,而不需要侵入生物系统。同时,生物电信号只需要一个简单的传感器来采集。正是这些因素导致生物电信号在医学领域被广泛使用。

　　2. 生物阻抗信号

　　组织阻抗包含有关其组成,血容量、血液分布、内分泌活动、自动神经系统活动等的重要信息。生物阻抗信号通常是通过将所测试的正弦电流($50~kHz\sim1~MHz$的频率范围，$20\sim 20~mA$量级的低电流密度)注入组织中而产生。选择频率范围以使电极极化问题最小化，选择低电流密度以避免主要由于加热效应导致的组织损伤。

3. 生物磁信号

各种器官，如大脑，心脏和肺，会产生极其微弱的磁场，通过对其进行测量可以提供其他生物信号(如生物电信号)中所不包含的信息。由于要测量的磁场水平低，生物磁信号通常具有非常低的信噪比，因此在设计这些信号的采集系统时必须非常小心。

4. 生物声信号

许多生物医学现象会产生声学噪音，对这种噪声的测量可以提供潜在的信息。例如，心脏中的血液流经心脏瓣膜时会产生一种独特的声音，通过测量这种声音信号可以判断心脏瓣膜的功能是否正常。此外，呼吸系统、消化道、关节和肌肉也会产生声音信号。由于声音能通过生物介质传播，所以可以使用扩音器或机械振动仪在皮肤表面上方便地获取声学信号。

5. 生物光信号

生物光学信号是生物系统光学功能的结果，可以是自然发生的，也可以是由测量引起的。例如，可以通过测量皮肤等组织对某些波长的光的吸收量来估计血氧浓度；通过测量羊水的荧光特性，可以获得关于胎儿的重要信息；通过染料稀释法，即监测染料进入血液循环后的状况，可以估计心排血量。

6. 生物力学信号

生物力学信号包括医学领域中使用的源自生物系统的机械功能的所有信号。这些信号包括运动和位移信号，压力和张力以及流量信号等。例如，量血压就是测量血液对血管壁的作用力。由于机械现象不会像电场、磁场和声场一样传播，通常测量必须在确切的位置进行，这往往会使测量变得复杂。

7. 生物化学信号

生物化学信号是来自活体组织或来自临床实验室分析样品的化学测量结果。例如，细胞内部和细胞附近的各种离子的浓度，可以借助于特定的离子电极来测量，还有血液或呼吸系统中的氧分压和二氧化碳分压等，这些都是生物化学信号的例子。生物化学信号的用途很广泛，例如可以通过测定血糖和各种代谢物的浓度，来了解生理系统的状况。

4.1.2　医学信号的特点

从人体中获得的各种医学信号是非常复杂的，具有一些与一般信号不同的特点，主要包括以下几点。

1. 信号弱

医学信号属于微弱信号，其中最强的心电信号也只有毫伏级，脑电信号约 $10\sim300$ 微伏，离子通道电流信号只有皮安级。因此在对医学信号进行处理之前，一般要求配置高性能放大器对信号进行放大。

2. 噪声强

由于人体是一个复杂的整体,因此医学信号容易受到噪声的干扰。例如,在脑部采集的诱发电位信号中总是伴随着较强的自发脑电,从母体腹部提取的胎儿心电信号常被母亲的心电信号淹没。因此在医学信号处理过程中,需要采用一系列有效去除噪声的算法。

3. 频率低

医学信号一般属于低频信号,除了心音信号频谱成分稍高外,其他电医学信号的频谱一般较低。例如,心电的频谱为 $0.01 \sim 35$ Hz,脑电的频谱分布在 $1 \sim 30$ Hz。因此在医学的获取、放大及处理时,要充分考虑信号的频率响应特性。

4. 随机性强

医学信号是随机信号,一般不能用确定的数学函数来描述,其规律需要从大量统计结果中提取出来。同时,医学信号也是非平稳的,即信号的统计特征随时间的变化而改变。因此需要借助统计信号处理(或称为随机信号处理)的理论和方法来分析和处理医学信号。

5. 非线性特征明显

由于医学信号是由人体产生的,而人体又具有显著的非线性特征,因此医学信号也具有明显的非线性特征。例如,心电、脑电、胃电和肌电都具有某种自相似性,这是一种典型的非线性特征。因此,非线性信号处理也成为医学信号处理的一个重要方面。

4.1.3　医学信号的分类

从产生的方式来看,医学信号可分为内源信号、外源信号和感生信号。

内源信号是指被检测的信号是由人体自发产生的,即检测对象是有源的,检测系统是无源的。例如,常见的心电、脑电、血压和心音等都属于内源信号。

外源信号是指并非由人体自身自发产生信号,即检测对象是无源的,而检测系统是有源的。人体对来自外界检测系统的信号产生透射、反射或折射等作用,由检测系统再检测到这些经过人体变换后的信号。例如,常见的 B 型超声波诊断系统、X 射线系统和光电血氧检测仪等所得到的信号均为外源信号。

感生信号是指检测到的信号是由外源信号所感生或诱发的内源信号,此时,人体和检测系统均为有源的。施感信号可以是各种物理、化学或电刺激,而感生信号则可能是其诱发产生的电信号、磁信号等。常见的感生信号包括诱发电位信号和磁共振信号等。

4.1.4　医学信号的检测

医学信号的检测是指对人体中包含的生命现象、状态、性质和成分等信息进行检测和量化采集的技术。信号检测一般需要经过以下步骤:医学信号通过电极拾取或通过传感器转换成电信号,经放大器及预处理器进行信号放大和预处理,然后经 A/D 转换器进行采样,将模拟信号转变为数字信号,输入计算机,然后通过各种数字信号处理算法进行信号分析处理,得到有意义的结果。

感知医学信号的器件称为传感器或换能器。人体的生物电信号可以通过电极采用一定的导联方式获取,非电量医学信号则必须使用各种传感器将其变为电信号后获得。对于不同的信号,所用传感器的换能原理不同,一般医学传感器的换能方式有热效应、压电效应、光电效应及阻抗变化和电化学效应等。

由于医学信号多数都是非常微弱的信号,需要将其放大到所要求的幅度才能进行处理和分析。信号的放大是医学信号测量系统中最基本的一个环节,一般都采用多级放大,其中的核心是前置级放大器。前置级放大器有以下几个要求:高输入阻抗、高共模抑制比、低噪声和低漂移以及设置保护电路。

在医学信号中,除了心率等少数信号是数字信号,其余大多数如心电、脑电等信号都是模拟信号。因此需进行 A/D 转换,将模拟信号转换为数字信号,再进行各种数字信号处理。为了保证离散化过程中不丢失信号特性,需遵循采样定理。常用的 A/D 转换技术有逐次逼近比较型和双计分型等。

4.2 数字信号处理基础

本节主要介绍数字信号与系统的基本概念和理论分析基础。

4.2.1 信号和系统

事物的物理状态随时空变化的过程称为信号。信号是信息的载体与表现形式,信息是信号的内容。在信号处理领域,信号被定义为一个随时间变化的物理量,例如心电监护仪记录的病人的心电、呼吸等信号。

信号一般可以表示为一个数学函数式,以 $x(t)$ 表示,自变量 t 为时间,$x(t)$ 表示信号随时间 t 的变化情况,如正弦波信号 $x(t) = A\sin(\omega t + \varphi)$ 等。在用函数表示信号时,隐去了其具体的物理形态,使抽象的信号概念适用于任何实际情形的分析和描述。

按照信号取值的确定性,信号可分为确定性信号和随机信号。对于确定性信号,$x(t)$ 可确切地表示为时间的函数,它又可分为周期信号和非周期信号。对于随机信号,不能确定在某一给定时间的确切取值,它又可分为平稳随机信号和非平稳随机信号。

按照信号的时间取值特点,信号可分为连续时间信号和离散时间信号。如果 t 是定义在时间轴上的连续变化的量,称 $x(t)$ 为连续时间信号。如果连续时间信号的幅度在一定的动态范围内也连续取值,信号就是模拟信号,通常又称为连续信号,它在一个时间区间内可以有无限多个不同的取值。如果 t 仅在时间轴的离散点上取值,称 $x(t)$ 为离散时间信号。如果离散时间信号在幅度上也取离散值,则称为数字信号,即在时间和幅度上都取离散值的信号。一般离散时间信号记为 $x(n)$,n 取整数,这样 $x(n)$ 表示为仅是整数 n 的函数,因此 $x(n)$ 又称为离散时间序列。$x(n)$ 既可以表示整个序列,也可以表示离散时间信号在 n 瞬间的值。

模拟信号是用连续变化的物理量所表达的信息,如电流、电压、长度、温度、湿度、压力等。离散信号的产生有两种形式:一种是信号源本身产生的就是离散信号;而大多数情况下,离散信号是通过对连续信号的采样得到的,例如在对病人监护时每隔一小时测一次体温,虽然病人的体温是连续变化的,但采样输出的是离散信号,在一天内得到 24 个采样值,就构成了一个离散的体温信号。

系统是指若干相互作用和相互依赖的事物组合而成的具有某种特定功能的整体。在信号处理领域,我们把系统定义为物理器件的集合,它在受到输入信号的激励时,会产生输出信号,输入信号又称为激励,输出信号又称为响应。

对系统 T,输入 $x(t)$ 时输出是 $y(t)$,我们称 $y(t)$ 是系统对 $x(t)$ 的响应。例如,体表心电信号是心脏的电活动通过人体传到体表,并通过电极拾取后得到的心电图信号。心脏是心电图的信号源,即 $x(t)$,人体可以看作是系统 T,$x(t)$ 经过系统 T 后的输出即是体表心电信号 $y(t)$。

对于数字信号处理,系统可以抽象成一种变换,或一种运算,将输入序列 $x(t)$ 变换成输出序列 $y(t)$。

$$\xrightarrow[y(t)=\mathrm{T}[x(t)]]{x(t)} \boxed{\text{系统变换}} \xrightarrow{y(t)} \qquad \text{公式(4.1)}$$

用数字信号完成对数字量进行算术运算和逻辑运算的电路称为数字系统,或数字电路。

4.2.2　采样和量化

数字信号处理技术主要是通过计算机算法进行数值计算,与传统的模拟信号处理相比,具有算法灵活、运算精确、抗干扰能力强、速度快等优点。同时,数字系统还具有设备尺寸小、造价低、便于大规模集成、便于实现多维信号处理等突出优点,所以在医学信号处理领域,往往将模拟信号通过采样和量化转为数字信号,然后用数字信号处理技术进行处理。

采样是完成由模拟信号转换为数字信号的工具。在对模拟信号进行采样之前,应了解模拟信号的特征,即幅度特征和频率特征。在知道某一信号的特征后,就可以确定采样频率和采样精度。

数字信号相邻数据点之间的时间间隔为采样周期(T),表示每隔多少时间采集一个数据点。采样频率为采样周期的倒数($f_s = 1/T$),表示每秒钟采集多少个数据点。在进行模拟/数字信号的转换过程中,当采样频率(f_s)大于信号中最高频率(f_{max})的两倍以上时,采样之后的数字信号完整地保留了原始信号中的信息,$f_s > 2f_{max}$ 称为采样定理。数字信号采样频率依据采样定理确定,一般实际应用中,采样频率为信号最高频率的 5~10 倍。采样精度即对模拟信号采用多少位的数字来表达,常用的有 8 位,10 位,16 位等。位数越多,精度越高。

采样由模数(A/D)转换器完成,A/D 转换器就如同一个电子开关,如果设定采样频率(f_s),则开关每隔 $T = 1/f_s$ 秒短暂闭合一次,将模拟信号接通,得到一个离散点的采样值。将该离散信号进行量化编码便得到数字信号,设 A/D 的采样精度为 M 位,量化过程就是用 M 位二进制数表示并取代离散信号的过程。

例如对于模拟信号 $x(t) = \sin\left(2\pi ft + \dfrac{\pi}{8}\right)$,$f = 50$ Hz,选择采样频率 $f_s = 200$ Hz,将 $t = nT$ 代入得到离散信号 $x(n)$:

$$x(n) = \sin\left(2\pi fnT + \frac{\pi}{8}\right) = \sin\left(2\pi\frac{50}{200}n + \frac{\pi}{8}\right) = \sin\left(\frac{n}{2}\pi + \frac{\pi}{8}\right) \quad \text{公式(4.2)}$$

当 $n = \cdots, 0, 1, \cdots$ 时,得到离散序列 $x(n)$:

$x(n) = \{\cdots, 0.382683, 0.923879, -0.382683, -0.923879, \cdots\}$

如果 A/D 按照 $M = 6$ 进行量化编码,即将采样数据用 6 位二进制编码表示,则得到数字信号 $x'(n)$:

$$x'(n) = \{\cdots, 0.01100, 0.11101, 1.01100, 1.011101, \cdots\}$$

4.2.3　随机信号和随机过程

信号一般分为确定性信号和随机信号。确定性信号可以准确地用一个数学上的时间函数来描述,并可以准确地重现。随机信号既不能用确定性的时间函数来描述,也不能准确地重现,而必须用统计的方法来研究。因此,随机信号的统计量在随机信号分析中起着极其重要的作用。最常用的统计量为均值(一阶统计量)、相关函数与功率谱密度(二阶统计量)。此外,还有三阶、四阶等高阶矩、高阶累积量与高阶谱等高阶统计量。

在一定的条件下,并不总是出现相同结果的现象称为随机现象。在随机试验中,可能出现也可能不出现,而在大量重复试验中具有某种规律性的事件叫随机事件。

随机变量是表示随机现象各种结果的变量(一切可能的样本点)。例如,随机抛一枚硬币,可能的结果有正面朝上和反面朝上两种。如果定义 X 为抛一枚硬币时正面朝上的次数,则 X 为一随机变量。当正面朝上时,X 取值 1,当反面朝上时,X 取值 0。

随机变量的取值可以用来表示随机试验可能的结果。在很多情况下,这些随机变量会随着某些参数的变化,因而是某些参数的函数,通常称这类随机变量为随机函数。在医学信号处理领域中,经常遇到的是以时间作为参变量的随机函数,数学上称之为随机过程。

随机过程的数字特征包括随机过程的数学期望、方差和相关函数等。

随机过程的数学期望是随机过程在时刻 t 的统计平均,是一个确定性的函数,定义为:

$$mX(t) = E[X(t)] = \int_{-\infty}^{+\infty} x\, f_X(x,t)\mathrm{d}x \qquad \text{公式}(4.3)$$

随机过程的方差描述随机过程所有样本函数对于数学期望 $mX(t)$ 的分散程度,定义为:

$$\sigma_X^2(t) = D[X(t)] = E\{X(t) - E[X(t)]\}^2 = \int_{-\infty}^{+\infty} [x - mX(t)]^2 f_X(x,t)\mathrm{d}x$$

$$\text{公式}(4.4)$$

对于任意两个时刻 t_1 和 t_2,定义随机过程 $X(t)$ 的自相关函数为:

$$R_X(t_1, t_2) = E[X(t_1)X(t_2)] = \int_{-\infty}^{+\infty}\int_{-\infty}^{+\infty} x_1\, x_2\, f_X(x_1, x_2; t_1, t_2)\mathrm{d}x_1\,\mathrm{d}x_2$$

$$\text{公式}(4.5)$$

定义随机过程 $X(t)$ 和 $Y(t)$ 互相关函数为:

$$R_{XY}(t_1, t_2) = E[X(t_1)Y(t_2)] = \int_{-\infty}^{+\infty}\int_{-\infty}^{+\infty} xy\, f_{XY}(x,y; t_1, t_2)\mathrm{d}x\mathrm{d}y \quad \text{公式}(4.6)$$

"相关"的概念表征了随机过程在两个时刻之间的关联程度。

常见的随机过程有:高斯随机过程、白噪声等。在高斯过程中,任意 n 维的随机变量的概率分布是正态分布的,是最常用的随机信号模型之一。白噪声是在所有频率上具有相等功率的随机过程,在实际应用中,白噪声在数学处理上比较方便,因此对于简化分析很有意义。

4.3　医学信号处理的方法

本节主要介绍医学信号处理的几种基本方法,包括基于时域的数字滤波器、信号平均技术、基于频域的功率谱分析,以及时频分析。

4.3.1　数字滤波器

在对医学信号进行检测分析时,由于信号总是不可避免地伴随着不同频率的噪声干扰,为了有效地提取信号,抑制噪声,需要使用相应的滤波器进行滤波。数字滤波器是数字信号处理中使用的最广泛的一种线性系统,是数字信号处理的重要基础。

滤波器可以分为两大类,即经典滤波器和现代滤波器。作为一个线性系统,数字滤波器的输入 $x(t)$ 包括信号 $S(t)$ 和噪声 $N(t)$。经典滤波器一般假定 $S(t)$ 和 $N(t)$ 占用不同的频带,这样就可通过一个特定的滤波器系统滤除噪声 $N(t)$,得到的输出 $Y(t)$ 近似地等于 $S(t)$。按照通过信号的频段不同,经典滤波器可分为低通滤波器、高通滤波器、带通滤波器和带阻滤波器。但是,如果 $S(t)$ 和 $N(t)$ 在频谱上相互重叠时,经典滤波器就无能为力了。

现代滤波器主要不是依靠信号与噪声的频率差别来进行噪声抑制和信号提取,而是依据某些统计最优准则,对信号或信号的参数进行估计。现代滤波器的典型代表有维纳滤波器、卡尔曼滤波器、自适应滤波器等。

维纳滤波器是根据信号和噪声的二阶统计特性,如均值、方差和相关函数等,以最小均方误差准则(滤波器输出信号与期望信号之差的均方值最小)设计的线性最优滤波器。维纳滤波器是 20 世纪线性滤波理论最重要的理论成果之一。

卡尔曼滤波器将过去的测量估计误差合并到新的测量误差中来估计将来的误差,可以用包含正交状态变量的微分方程模型来描述。当输入信号为由白噪声产生的随机信号时,可以使实际输出和期望输出之间的均方误差达到最小。

在大多数医学应用中,信号是非平稳的。为了增强这种信号,我们需要一个能够不断调整自身的滤波器在不断变化的环境下表现最佳,这种滤波器称为自适应滤波器。自适应滤波是在维纳滤波、卡尔曼滤波等线性滤波的基础上发展起来的最佳滤波方法。它只需要很少的或者完全不需要任何有关输入信号和噪声的先验知识,就可以依据某种预先确定的准则,在迭代中自动调整自身的参数和(或)结构,以实现在这种最优准则下的最优滤波。

自适应滤波器主要由两部分组成,系统可调的数字滤波器和用来调节或修正滤波器系数的自适应算法。自适应滤波器结构如图 4-1 所示,原始输入 $x(t)$ 包括信号 $S(t)$ 和噪声

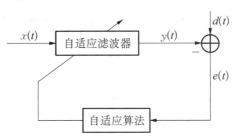

图 4-1　自适应滤波器结构

$N(t)$，$S(t)$ 和 $N(t)$ 不相关；另一输入 $d(t)$ 是 $x(t)$ 的一种度量，称为期望信号，并以某种方式与噪声 $N(t)$ 相关，$d(t)$ 被数字滤波器所处理，得到噪声 $N(t)$ 的估计值 $e(t)$，称为误差信号，这样就可以从 $x(t)$ 中减去 $e(t)$，得到所要提取信号 $S(t)$ 的估计值为 $y(t)$，表示为 $y(t) = S(t) + N(t) - e(t)$。同时，由图可见，$y(t)$ 除了可以得到信号 $S(t)$ 的最佳估计，还用于调整滤波器的系统参数，使误差信号进一步减小。

自适应算法有很多种，常见的有基于最小均方差误差准则的最小均方误差（LMS）算法和基于最小二乘准则的递归最小二乘（RLS）算法。这里主要介绍 LMS 算法的原理。

由图 4 - 1 可知：$S(t) - y(t) = S(t) - [S(t) + N(t) - e(t)] = e(t) - N(t)$ 公式(4.7)

因此，$$E[S(t) - y(t)]^2 = E[e(t) - N(t)]^2$$ 公式(4.8)

另一方面，

$$
\begin{aligned}
E[S(t) - y(t)]^2 &= E[S(t)^2] + E[y(t)^2] - 2E[S(t)y(t)] \\
&= E[S(t)^2] + E[y(t)^2] - 2E[S(t)(S(t) + N(t) - e(t))] \\
&= E[y(t)^2] - E[S(t)^2] - 2E[S(t)N(t)] + 2E[(S(t)e(t)] \\
&= E[y(t)^2] - E[S(t)^2] + 2E[S(t)(e(t) - N(t))]
\end{aligned}
$$

公式(4.9)

当通过自适应算法调整 $e(t)$ 与 $N(t)$ 接近时，因为 $S(t)$ 和 $N(t)$ 不相关且 $S(t)$ 和 $d(t)$ 不相关，即 $S(t)$ 和 $e(t)$ 也不相关，因此 $S(t)$ 和 $e(t) - N(t)$ 不相关。所以 $E[S(t)(e(t) - N(t))] = 0$，$E[(S(t) - y(t))]^2 = E[y(t)^2] - E[S(t)^2]$。

$E[(S(t)^2)]$ 可视为与处理无关的常数，所以当 $E[y(t)^2]$ 取得最小值时 $E[S(t) - y(t)]^2$ 也取得最小值，且 $E[e(t) - N(t)]^2$ 也取得最小值，即通过反复调整滤波器的系数后，输出 $e(t)$ 在最小均方误差意义下抵消了 $N(t)$，抵消后，$y(t)$ 在最小均方误差意义下逼近真实信号 $S(t)$。

LMS 算法就是按照当前和过去的滤波器状态，寻找输出的均方误差 $E[y(t)^2]$ 最小时滤波器系数值，并自动地调节各系数值，以达到最优滤波效果。由于 LMS 自适应滤波器具有简单易实现且对干扰和模型误差具有一定的鲁棒性，因此广泛应用于许多医学问题，其中包括胎儿心电信号的增强，工频干扰的消除，电刀干扰的消除，听力受损的降噪以及诱发电位的增强。

4.3.2　信号平均技术

信号平均技术主要应用于能多次重复出现的信号的提取。通常情况下，待检测的医学信号与噪声重叠在一起，如果信号可以重复出现，而噪声是随机的，可用叠加法提高信噪比，从而提取有用的信号。信噪比（SNR）定义为信号功率与噪声功率之比。这种方法适用于具有标记时间的诱发电位信号或心血管系统信号（如心电、心音、血压、脉搏等形式的，具有特定波形形态的周期或准周期重复性信号）。在理想情况下，如果信号的时间或相位位置可精确配准（相位对准），则有用信息将叠加在一起，而无关的噪声将被抑制，这是提高信噪比的有效方法。

设待处理信号 $X(t)$ 由目标信号 $S(t)$ 和噪声 $N(t)$ 构成，即

$$X(t) = S(t) + N(t) \qquad 公式(4.10)$$

将若干重复的采样序列存储起来,并在第 i 个配准的存储位置将 m 个重复序列片段叠加,得到:

$$\sum_{i=1}^{m} X(i) = \sum_{i=1}^{m} S(i) + \sum_{i=1}^{m} N(i) \qquad 公式(4.11)$$

如果 m 个序列段在 i 时刻的信号内容一致,且信号是稳定的,有:

$$\sum_{i=1}^{m} S(i) = mS(i) \qquad 公式(4.12)$$

而对于与目标信号无关且均值为 0、方差为 σ_n^2 的随机噪声,则有:

$$\sum_{i=1}^{m} N(i) = \sqrt{m\sigma_n^2} = \sqrt{m}\,\sigma_n \qquad 公式(4.13)$$

由以上两式可得 m 次叠加后的信噪比为:

$$SNR_m = \frac{mS(i)}{\sqrt{m}\,\sigma_n} = \sqrt{m}SNR \qquad 公式(4.14)$$

其中,SNR_m 为信号经处理后的信噪比,SNR 为观测信号的信噪比。

可见,信号经 m 次叠加平均后,信噪比提高了 $\sqrt{m}$ 倍。如果一个信号进行 100 次叠加平均后,其信噪比将提高 10 倍。当噪声均值为 0 时,叠加平均后的信号不存在基线的偏移;否则,处理后的信号中会存在干扰信号中的直流分量。

信号平均技术将具有相同信号特征的随机信号按时间或相位位置进行求和平均,以提高信噪比。但是待处理的信号序列必须满足以下要求,才能使用该技术进行处理:

1. 待处理信号为周期信号或准周期信号,即信号波形必须是重复性的。
2. 干扰是随机噪声且与信号无关(噪声均值为 0 时处理效果最佳)。
3. 目标信号特征相对稳定且各信号段的时间或相位位置必须是能被精确掌握的。

4.3.3　功率谱分析

到目前为止,我们都是在时域对信号进行处理,也就是通过在时间轴上的值来描述信号,如滤波、平均、求相关函数等。但同一信号也可以用频域来表示,如果将医学信号时域分析转换到频域进行分析,往往可以将在时域中表现不明显的信号更好地表现出来,有助于加深对信号特征的认识。

频域分析的一个典型应用即是对信号进行傅里叶变换,研究信号所包含的各种频率成分。我们知道,对于一个周期信号,如正弦波信号 $y = \sin(\omega t)$,具有一个单一的频谱值 ω。而对于任意一个周期信号 $f(t)$ 都可用傅里叶级数表示为:

$$f(t) = a_0 + \sum_{m=1}^{\infty} \left[a_m \cos(m\omega t) + b_m \sin(m\omega t) \right] \qquad 公式(4.15)$$

其中,

$$a_0 = \frac{1}{T}\int_0^T f(t)\mathrm{d}t$$

$$a_m = \frac{2}{T}\int_0^T f(t)\cos(m\omega t)\mathrm{d}t$$

$$b_m = \frac{2}{T}\int_0^T f(t)\sin(m\omega t)\mathrm{d}t \qquad 公式(4.16)$$

即任何一个周期函数都可以展开成为频率值为基频 ω 和其 m 次倍频 $m\omega$ 的三角函数和的形式,系数 a_m 即为信号 $f(t)$ 所包含的该频率成分的频谱。

进一步推广,若取实际的有限长离散采样信号 $x(n)$,可以将该有限长信号看作是周期信号的一个基本周期,同样可以应用傅里叶级数理论,计算 $x(n)$ 的频谱,得到离散傅里叶变换的复指数表达式:

$$X(k) = \sum_{k=0}^{N-1} x(n)\, e^{-j\omega k}$$

$$x(n) = \frac{1}{N}\sum_{k=0}^{N-1} X(k)\, e^{j\omega k} \qquad 公式(4.17)$$

其中角频率 $\omega = \dfrac{2\pi n}{N}$,$j$ 是单位虚数,$j^2 = -1$。

傅里叶变换只能对确定性信号进行分析,而随机信号在时间上是无限的,在样本上是无穷多,其傅里叶变换不存在,因此,对随机信号只能计算信号的功率谱。功率谱分析是一种重要的频域分析方法,作为生物医学信号处理中非常有用的工具,几乎所有的医学信号,包括心电、心音、脑电等,都进行过功率谱研究,并取得了良好的效果。

功率谱即功率谱密度,是随机过程的统计平均概念,反映信号的频率成分以及各成分的相对强弱。通常,将功率谱分析方法分为传统谱分析方法(非参数化方法)和现代谱分析方法(参数化方法)两大类,它们各有自身的优缺点和适用范围。

传统谱分析方法是以傅里叶变换为基础的方法,即信号的功率谱可以由信号的相关函数经过傅里叶变换计算得到:

$$P_{xx}(\omega) = \sum_{m=-\infty}^{\infty} r_{xx}(m)\, e^{-j\omega m} \qquad 公式(4.18)$$

这一关系式即为维纳——辛钦定理,该定理是传统谱分析的基础。因此,只要我们能求出信号的相关函数 $r_{xx}(m)$,即可求出信号 $x(n)$ 的功率谱。但是,真正的 $r_{xx}(m)$ 也很难求出,主要由观测数据来估计相关函数,根据估计出来的相关函数求傅里叶变换,从而得到功率谱的估计值。

最早的关于谱的研究可以追溯到古代,那时,人们根据经验,推算了年、月、日的概念,并出现了计时方法和日历。牛顿最早给出了"谱"的概念,他用棱镜将一束阳光分解为彩虹状的光谱。1822 年,傅里叶提出了著名的傅里叶谐波分析理论,该理论至今仍是进行信号分析和信号处理的理论基础。

19 世纪末,舒斯特提出了用傅里叶级数的幅度平方作为函数中功率的度量,并将其命名为周期图,这是最早的经典谱分析方法,其巨大优势在于可以通过快速傅里叶算法非常有效地计算,因此一直沿用至今。

设取样序列 $x(n), n=0, 1, \cdots, N-1$ 为广义平稳随机过程 $\{x(n)\}$ 的 N 个样本,且该过程具有各态历经性(遍历性)。由概率论和数理统计的相关知识可知,可以利用时间平均作为广义平稳随机过程均值和自相关函数的估计,即可用下式估计自相关函数:

$$\hat{r}_{xx}(m) = \frac{1}{N} \sum_{n=0}^{N-|m|-1} x(n)x(n+m), |m| \leqslant N-1 \qquad 公式(4.19)$$

由于当 $N \to \infty$ 时,$\mathrm{var}\{\hat{r}_{xx}(m)\} \to \infty$,因此 $\hat{r}_{xx}(m)$ 是自相关函数 $r_{xx}(m)$ 的渐进无偏估计。

周期图等于估计出的自相关序列的傅里叶变换:

$$\hat{P}_{xx}(\omega) = \frac{1}{N} |X(e^{j\omega})|^2 \qquad 公式(4.20)$$

虽然周期图谱估计法原理简单,计算方便,但当 $N \to \infty$ 时,方差不趋于 0,使一致性和稳定性变差,直接用周期图法在很多情况下得到的结果不能令人满意,因此,出现了许多周期图法的改进方法。

我们知道,将互不相关的随机变量取平均是一种保持随机变量均值不变,同时能减少其方差的常用方法。将其引入到周期图功率谱估计中,设 $x_i(n), i=0, 1, \cdots, K-1$ 为随机过程 $\{x(n)\}$ 的 K 个互不相关的实现,且每个 $x_i(n)$ 的长度为 M,即 $n=0, 1, \cdots, M-1$,那么 $x_i(n)$ 的周期图为:

$$P_i(\omega) = \frac{1}{M} \left| \sum_{n=0}^{M-1} x_i(n) e^{-j\omega n} \right|^2 \qquad 公式(4.21)$$

将这些独立的周期图进行平均作为功率谱的估计,即:

$$\hat{P}_{xx}(\omega) = \frac{1}{K} \sum_{i=1}^{K} P_i(\omega) \qquad 公式(4.22)$$

可以证明,是功率谱的渐进无偏估计,并且其方差减少了 K 倍,即:

$$\mathrm{var}[\hat{P}_{xx}(\omega)] = \frac{1}{K}\mathrm{var}[P_i(\omega)] \qquad 公式(4.23)$$

由于在实际中很难得到一个随机信号的多次实现,因此可以将长为 N 的随机信号平均分成长为 M 且互不重叠的 K 段子序列。在总样本数 N 固定的情况下,为了获得较大分辨率,M 应尽可能大,但为了减小方差,K 也应尽可能大,因为这两者不可能同时实现,所以必须在方差和偏差之间进行折中选择。

为了获得更好的折中效果,Welch 提出修正周期图的平均值,即让子序列有部分重叠,并对每个子序列加数据窗。这样就通过相邻子序列重叠的方法增加了子序列的数目而维持子序列长度不变,因此 Welch 法可以在不影响频率分辨率的情况下使方差得到改善。

现代谱分析方法是以参数模型为基础的方法,以改进传统功率谱估计的性能,自 20 世纪 60 年代以来得到迅速发展,受到人们的普遍关注。

在对随机过程的研究中,由于我们不能得到一个随机过程的完整描述,只能得到它们有限次的有限长的观察值,因此我们希望能用一个数学模型来模拟我们要研究的随机过程,使该模型的输出等于或近似该过程。常见的参数模型有自回归模型(AR 模型)、滑动平均模型(MA 模型)和自回归滑动平均模型(ARMA 模型)。以这三种时间序列模型为基础的谱估计方法一般按下列三个步骤进行:

(1) 在对待估计的随机过程进行理论分析和实验研究的基础上,选择一个合理的假设模型。

(2) 在对各种算法研究的基础上,利用提供的数据样本估计假设模型的参数。

(3) 将估计的模型参数带入模型的理论功率谱密度公式中,从而得到功率谱的估计值。

任何具有功率谱密度的随机信号都可以看作是由均值为 0,方差为 σ^2 的白噪声序列 $u(n)$ 激励一个有限物理网络 $h(z)$ 形成的,所以实际应用中常遇到的随机过程都可以用有限传输函数模型逼近,如下所示:

$$\xrightarrow{u(n)} \boxed{h(z)} \xrightarrow{x(n)}$$

如果满足:
$$x(n) = -\sum_{k=1}^{p} a_k x(n-k) + u(n) \qquad 公式(4.24)$$

该系统称为自回归模型(AR 模型)或线性预测模型,其物理意义是:模型现在的输出 $x(n)$ 是由现在的输入 $u(n)$ 和过去的 p 个输出的线性加权得到。只要我们能求出系数,即可确定模型参数。通过该模型,可以完成很多有价值的研究工作,包括可以估计信号 $x(n)$ 的功率谱、进行各种特征分析、判别分析等。例如,应用 AR 模型估计信号的功率谱方法如下:

已知采样信号 $x(n)$,我们用一个白噪声 $u(n)$ 作为输入去激励一个系统 $h(n)$,使其能够得到输出 $x(n)$,建立系统的 AR 模型:

$$x(n) = -\sum_{k=1}^{p} a_k x(n-k) + u(n) \qquad 公式(4.25)$$

若可以求出模型的系数 a_k 和常数 δ_ω^2,则可用下式计算信号的功率谱:

$$\hat{P}_{xx}(\omega) = \frac{\delta_\omega^2}{\left|1 + \sum_{k=1}^{p} a_k e^{-j\omega k}\right|^2} \qquad 公式(4.26)$$

由于 AR 模型的参数是解线性方程得到的,比较简单,可满足一般的谱分析要求。同时 AR 模型等效于多种其他分析模型,取到适当的阶次时可模拟 ARMA 模型和 MA 模型,因此 AR 模型成为功率谱估计常用手段。

4.3.4 时频分析

随机信号包括平稳随机信号和非平稳随机信号。过去由于理论研究和分析工具的局限,往往将非平稳信号简化为平稳信号来处理。但现实中医学信号一般为非平稳信号,例如,心电信号源于心肌周期性的去极化和复极化,因此心电信号的均值是时变的,心电的周期性也导致自相关函数不仅与 t_1 和 t_2 的时间差有关,而且与 t_1 和 t_2 的起始时刻有关,可见心电信号不是平稳信号。此外,心音、脑电、肌电、血压、脉搏等都是非平稳信号。从 20 世纪末以来,随着计算机技术的进步,时频分析作为一种非平稳信号的重要分析方法,得到了很大的发展。

长期以来,傅里叶变换一直是信号处理领域应用最广泛的一种分析手段。但傅里叶变换有一个严重的缺陷,就是在变换时丢失了时间信息,无法根据傅里叶变换的结果判断一个特定信号是在什么时间发生的。也就是说,傅里叶变换是一种纯频域的分析方法,而在时域中无任何定位性。但信号中的非稳态成分,如偏移、趋势、突变、事件的起始和终止,往往反映了信号的重要特征,它们的频域特性都随时间而变化。因此,需要一种同时具有时间和频率分辨率的方法来分析时变信号。

对于慢变的非平稳信号,可以近似认为在较短时间内信号是平稳的,一种直观的方法是引入“局部频谱”的概念:使用一个很窄的窗函数取出信号,并求其傅里叶变换。由于这一频谱是信号在窗函数一个窄区间内的频谱,剔除了窗函数以外的信号频谱,故称为信号的局部频谱。使用窄窗函数的傅里叶变换称为短时傅里叶变换,是加窗傅里叶变换的一种形式。它虽然可以描述某一局部时间段上的频率信息,但其窗口的大小和形状固定不变,不随时间和频率变化。如果我们希望以可变的时频分辨率来分析信号,这种等时宽的滑动窗口处理就不适用了。例如,在心电、心音和医学图像等非平稳信号处理中,当信号变化剧烈时,要求窗函数具有较高的时间分辨率;而波形变化比较平缓时,主要是低频信号,则需要窗函数有较高的频率分辨率。我们希望在时频平面的不同位置具有不同的分辨率,而短时傅里叶变换无法兼顾频率和时间分辨率的要求。

小波分析正是为了克服短时傅里叶变换的不足而提出来的,它继承和发展了短时傅里叶的局部化思想,不但可以度量频谱成分的时频变化,而且克服了窗口大小不随频率变化的缺点,能有效地检测瞬变信号,因此成了一种比较理想的信号处理方法。

通过对非平稳信号进行分析可以发现,在大多数情况下,发生时间短暂的事件对应着信号的高频分量,而低频分量的发生时间往往较长。因此,可以利用一个已知的基本函数同被分析信号进行比较。而为了分析各个时刻的局部特征,需要对这个基本函数做尺度变换,这样就形成了一个函数族,用这个函数族依次与信号相比较,就可以分析信号在各个不同时刻、不同范围的局部特性。与短时傅里叶变换的固定窗大小不同,对于高频分量我们可以选择短窗,而对于低频分量则选择较长的窗。这就是小波分析的思想。

所谓小波就是小区域的波,是一种特殊的长度有限,平均值为 0 的波形,其波形两端衰减为 0,“小”体现在时域、频域具有衰减性,“波”体现在其函数具有正负交替的波动性,即:

$$\int_{-\infty}^{\infty} \varphi(t)\mathrm{d}t = 0$$

设 $\varphi(t)$ 是一个平方可积函数,即 $\varphi(t) \in L^2(R)$,如果其傅里叶变换满足:

$$C_\Phi = \int_0^\infty \frac{|\Phi(\omega)|^2}{\omega}\mathrm{d}\omega < +\infty \qquad\qquad 公式(4.27)$$

则称函数 $\varphi(t)$ 是小波函数,也称为基本小波或母小波的函数。上式称为小波函数的容许条件,表示母小波必须非 0 且均值为 0,从技术上来说,母小波必须满足可采纳性条件以使某个分辨率的恒等成立。常见的母小波有 Meyer、Morlet、墨西哥帽等。

由 $\varphi(t)$ 经伸缩和平移得到的函数族 $\{\varphi_{a,b}(t)\}$,即:

$$\varphi_{a,b}(t) = \frac{1}{\sqrt{a}}\varphi\left(\frac{t-b}{a}\right) \qquad 公式(4.28)$$

其中 $a,b\in \mathbf{R};a\neq 0$,上式称为小波基函数或小波基。式中,$a$ 为伸缩因子或尺度因子,b 为平移因子或位移因子。a 的作用是把基本小波 $\varphi(t)$ 做伸缩,用来调整小波的频率范围,改变 a 的值可使小波伸展($a>1$)或收缩($a<1$);b 的作用是调整小波的时域位置也就是时间中心,改变 b 可以实现小波对信号的平移与扫描。a 和 b 联合起来确定函数的中心位置及分析的时间宽度。

小波分析的一个主要特点就是能够分析信号的局部特征。例如,可以发现叠加在一个非常规范的正弦信号上的一个非常小的畸变信号的出现时间,如图所示:

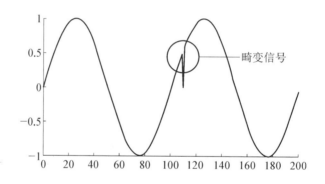

图 4 - 2

传统的傅里叶变换只能得到平坦频谱上的两个尖峰,利用小波分析可以非常准确地分析出信号在什么时刻发生畸变,因此小波变换常常被称为数学显微镜。小波分析还可以检测出许多其他分析方法会忽略的信号特性,例如信号的趋势、信号的高价不连续点、自相似特性。小波分析还能以非常小的失真度实现对信号的压缩和消噪,在图像数据压缩方面也得到了一定的应用和发展。例如,图像压缩的 JPEG2000 标准中采用小波变换取代离散余弦变换,作为其核心算法,就是这一方面的标志性成果。

4.4 ▶ 医学信号处理的应用

本节主要介绍医学信号处理的一些应用实例,包括自适应滤波器的应用、信号平均的应用、功率谱分析的应用和时频分析的应用。

4.4.1 自适应滤波器的应用

自适应滤波器在医学信号处理领域的应用十分广泛,如提取孕妇母体中的胎儿心电信号、抑制工频干扰或高频电刀干扰,以及自适应系统辨识等。

1. 胎儿心电信号的提取

胎儿的心电图监护是孕妇怀孕期间保证母子安全的重要技术手段之一,也是围产期监护的主要内容。胎儿心电信号包含很多与胎儿健康程度相关的重要信息,借助胎儿心电图的观测,临床医生可以了解疑难胎位,单胎、双胎以及分娩期间心率是否正常等情况,从而采取相应措施,降低胎儿死亡率和预防新生儿疾病。

胎儿的心电图是在孕妇母体腹壁测量的,由于胎儿心电信号属于微弱生理信号,容易受到各种噪声的影响,特别是作为强噪声的母体心电,其幅度比胎儿心电大 10~20 倍,图4-3是一个典型的由母体腹壁得到的胎儿心电图,可见胎儿心电基本上被母体的心电信号和其他干扰信号所淹没。

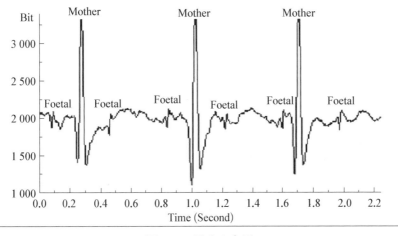

图 4-3　胎儿心电图

自适应滤波系统由两个输入端构成,即原始输入端和参考输入端,在胎儿心电提取中,原始输入端接母体腹部信号,参考输入端接母体胸部信号,如图 4-4 所示。

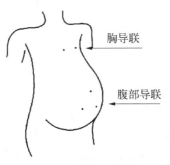

图 4-4　胎儿心电提取

其中,在作为原始输入的母体腹部信号中,胎儿心电信号的特征是由胎儿的生理现象所决定的,而母体心电信号是由母体的生理现象所决定的,所以可以假设混合信号中的胎儿心电与母体心电信号不相关,而胸部信号与腹部混合信号中母体心电部分以某种形式相关。不断调整滤波器参数使参考输入无限接近母体心电信号,通过原始母体腹部信号减去参考母体胸部信号,便可提取较为纯净的胎儿心电信号。图 4-5 是采用自适应滤波提取胎儿心电信号的结果。

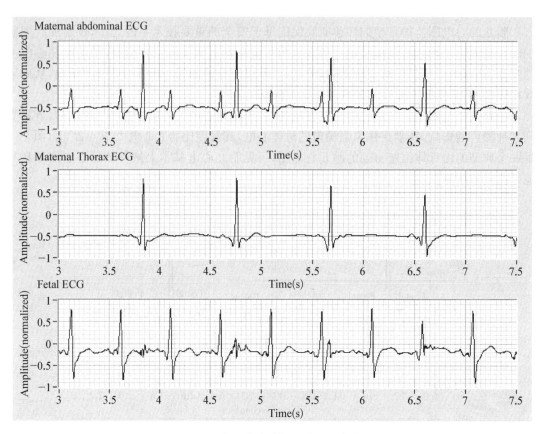

图 4-5　自适应滤波提取胎儿心电信号

2. 工频干扰的消除

所谓工频干扰,一般指由供电电网所产生的 50 Hz 的干扰。人体生理信号大多为低频信号,如心电信号范围为 0.05～100 Hz。同时,我国使用 50 Hz 的工频交流电,所以在医学检测过程中常常会引入周围的工频干扰。工频干扰的存在,对于正确判读心电图等信号,并正确进行临床诊断具有很大的危害,应该尽力消除。

如果工频干扰的频率比较稳定,一般可以采用具有固定中心频率的窄带带阻滤波器(陷波器)来消除,但在消除干扰的同时也将消除正常生理信号中的 50 Hz 成分,对于非理想的陷波器还会削弱 40 Hz 信号周围信号的幅值。当 50 Hz 信号附近有信号时,这种滤波方法将会引入误差。另一方面,工频干扰也许会存在一定的频率漂移,当干扰信号的幅频特性发生改变时,中心频率固定的陷波器不是最优的选择。

自适应滤波器对于去除窄带或正弦干扰,特别是正弦波频率漂移甚至频率未知的情况很有效。图 4-6 为采用自适应滤波器消除工频干扰的示意图。

图中 $x(t) = S(t) + N(t)$ 是提取目标信号 $S(t)$ 和工频干扰 $N(t)$ 之和,参考信号 $N'(t)$ 取自工频电源,经降压变压器送入自适应滤波器。自适应滤波器的作用是调节工频正弦信号的幅度和相位,使之与 $x(t)$ 的误差信号 $e(t)$ 达到最小,从而保证 $x(t)$ 中的工频干扰被抵消,而目标信号 $S(t)$ 被保留在 $e(t)$ 中。

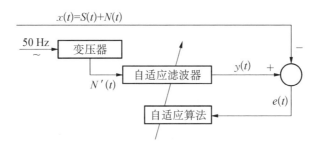

图 4-6　自适应滤波器消除工频干扰

在设计自适应滤波器时,由于工频干扰的频率相对比较固定,因此可以设计一个 90°相移的正交网络,这将有利于简化处理算法,提高收敛速度。

3. 高频电刀干扰的去除

当高频电流通过人体组织时,由于每一振荡的电脉冲时间极短,很难引起离子迁移,因此仅在富有黏滞性的体液中振动,从而产生热量。高频电刀就是利用高频电流通过机体的这种热效应而制成的,是一种取代机械手术刀进行组织切割的电外科器械。它通过有效电极尖端产生的高频高压电流与机体接触时对组织进行加热,实现对机体组织的分离和凝固,从而起到切割和止血的目的。

高频电刀的工作频率一般为 0.3~5 MHz,且工作时的功率较大,有可能对其周边的医疗仪器产生高频干扰,对生理信号的测量产生影响。自适应滤波可以用来去除高频电刀对测量的干扰。

以手术过程中的心电监护为例,主输入信号取自一般的心电导联信号,其中既含有心电有效信号,又含有高频电刀的干扰信号,参考输入信号取自距上臂不远的两点的信号,只含有高频电刀的干扰。

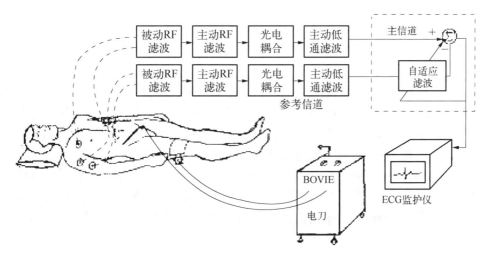

图 4-7　自适应滤波器消除高频干扰

在图 4-6 中,射频(RF)滤波器用于去除高频信号的直接干扰,其前级为无源(被动)滤波,用于提高阻抗,后级为有源(主动)滤波。光电耦合的作用是避免共地等引入的共模干扰,低通滤波用于滤除 600 Hz 以上的频率分量。

4. 血压的自适应控制

血压一直是反映身体状况的一个重要指标,血压的自适应调节或控制对于术后监测病人或长期休克病人具有重要的临床意义。自适应血压控制的结构框图如图 4-8 所示。

$r(t)$ 为希望达到的血压控制结果,逆自适应滤波器是与自适应滤波器互逆的模块,可见在 $r(t)$—$x(t)$—$y(t)$ 的信号转换过程中,依次经过了逆自适应滤波器和自适应滤波器,则理论上 $r(t)=y(t)$。$r(t)$ 经过逆自适应滤波器得到 $x(t)$,由 $x(t)$ 作为控制阀门动作的开关信号,进而控制调节血压药物的给药量,调节血压到预定值 $r(t)$。如果该模型正常工作,当模拟得到的系统与真实生理系统基本一致时,可以使血压的测量值大致等于期望的血压值,从而使血压自动保持在给定的期望值附近。

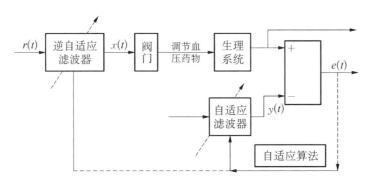

图 4-8 自适应血压调节系统

4.4.2 信号平均的应用

在医学信号处理中,叠加平均技术常用于提取被背景干扰信号淹没的目标信号,如心室晚电位信号、诱发电位等。

1. 心电信号去除宽频噪声

用信号叠加平均技术处理心电信号的过程如下:首先要选取一段合适的 QRS 波(代表全部心室肌除极过程的综合波群)作为模板,必要时对原始信号进行预处理,以便于确定特征点,将其余相同样本宽度的 QRS 波的 R 波峰值与之配准,然后依次进行相关性分析,即求配准后的两个 QRS 波的相关性。如果两者的相关系数大于所设阈值,那么我们认为这两个信号可以进行叠加平均;否则,跳过该序列,取下一个 QRS 波段重复上述工作。

其中,R 波峰值配准是最重要的,因为如果不能保证两信号准确配准,那么叠加平均后的结果将产生失真,产生膺像。如果两信号分量恰好相反,则两成分相互抵消,称为失去某成分的膺像;如果两信号不同的分量同相,则会产生错误的增强,称为增加某成分的膺像。

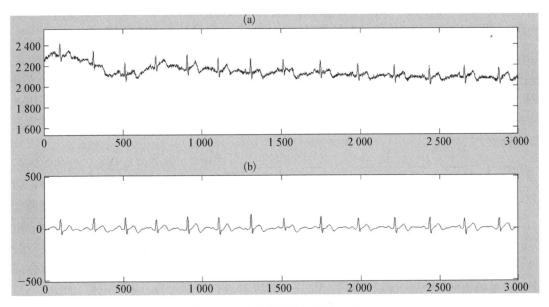

图 4 - 9　心电信号叠加随机噪声

在图 4 - 8 中,(a)为(b)中的心电信号叠加了随机噪声的结果。噪声信号为宽频信号,如果用带通滤波器完全滤除噪声势必会同时滤除部分目的心电信号的成分,所以考虑用信号平均技术进行处理。首先对心电噪声信号进行预处理,当能定位 QRS 波峰值时,按照标记进行配准。

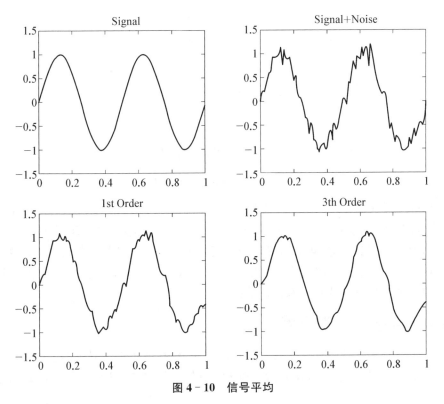

图 4 - 10　信号平均

图 4 - 10 描述了信号按照配准标记进行叠加的过程及结果,可以发现当叠加达到一定次数时,可以基本恢复原始信号的形貌,100 次信号叠加可使信噪比提高 10 倍。

2. 心室晚电位信号检测

心室晚电位是指因心肌损伤和缺血导致心室肌去极化不同步,出现在 QRS 下降支和 ST 段的高频低幅电活动的一种异常现象。由于这种电活动发生在心室活动的晚期,因此称为心室晚电位。心室晚电位对预测心肌梗死病人发生心脏猝死等恶性心律失常事件具有重要价值。

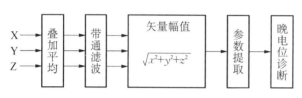

图 4 - 11 信号平均技术处理心室晚电位流程图

由于心室晚电位是 μV 级的微弱信号,在常规的 mV 级心电图信号中难以发现。传统时域检测方法采用信号叠加平均技术,首先对正交 XYZ 三导联心电信号按心动周期以 R 峰点对齐,进行叠加平均,然后经带通滤波后均方根合成形成矢量幅值波,再从矢量幅值波中提取三个诊断参数判断是否有心室晚电位,如图 4 - 11 所示。

在大多数情况下,使用三个标准中的两个指标以取得灵敏度与特异性的平衡,即三个阳性指标中若有两个满足则认为病人的心电信号中存在心室晚电位,如图 4 - 12 所示。

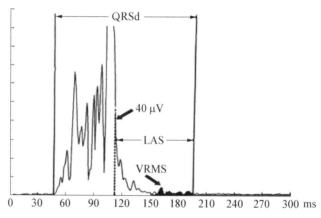

图 4 - 12 心室晚电位的诊断参数

总 QRS 波时限(QRSd)≥120 ms,QRS 末端振幅低于 $40\mu V$ 的电位的时限 LAS>40 ms(即心室晚电位的延续时间>40 ms),QRS 最后 40 ms 内的振幅均方根值(VRMS)< $40\mu V$。

当然,用信号平均技术处理心室晚电位不能保证所有的处理效果都是好的。例如,因为进行相位配准的是 R 波而非晚电位,因此不能保证 R 波配准时,晚电位也是配准的。当两序列的晚电位的相位移位或相反都会影响处理结果。

4.4.3 功率谱分析的应用

功率谱分析在医学信号处理中有着广泛的应用,包括电生理信号中的心电图、脑电图和肌电图等,以及非电的生理信号,如心音、血流和脉搏等信号的分析中,都有重要的应用。

1. 脉搏信号的功率谱分析

脉象是中医诊断的重要手段,采用现代信号分析处理方法来分析脉象信号是非常值得研究的课题。据文献报道,采用直径为 $1/2''$ 的电容麦克风作为传感器,使脉搏波经过密闭小气室传送到麦克风的薄膜上转换成电信号。取脉时把传感器压在左、右手腕部的"寸"及"关"部位上,分轻按和重按两种情况取得不同的信号,经放大、量化后,再送入计算机进行谱分析,如图 4-13 所示。

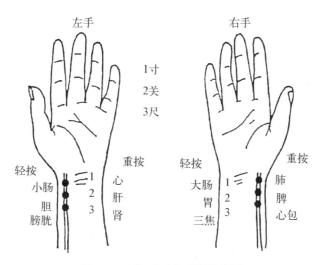

图 4-13　取脉时传感器的位置

在进行谱分析之前,先用带通滤波器将 50 Hz 以上和 1 Hz 以下的频率分量去除,再采用 Welch 法做谱分析,把每个谱在 1～50 Hz 范围内每 10 Hz 为一段分成 5 段(第一段是 1～10 Hz),计算每段谱密度的均值 E_1～E_5,并定义能量比为:

$$ER = \frac{E_1}{E_2 + E_3 + E_4 + E_5}$$

（公式 4.29）

通过对正常人及急性肝炎、心脏病及肠胃病患者进行分析,发现正常人的 ER 值全部大于 100,而三种患者表现出不同的特点:

1) 心脏病患者在左腕"寸"位重按时,ER 小于 100。

2) 急性肝炎患者在左腕"关"位重按时,ER 小于 100。

3) 肠胃病患者在右腕"关"位重按时,ER 小于 100。

分析结果显示,ER 有可能用来表示人体的健康状态,并且取脉位置有可能反映不同脏器的情况。

2. 基于脑电图功率谱分析的读字困难症识别

脑电信号的节律可以通过功率谱估计技术来进行分析。在诸如睡眠和麻醉深度的分级、智力活动与脑电图之间的关系、脑病变或损伤在脑电图上的反映,以及环境(噪声、超短波等)对人的影响等方面都有谱估计研究与应用的实例。

患有"读字困难"症(dyslexia)的儿童,抽象思维能力正常,但识字困难,常把互为镜像的字母(如 b 和 d,p 和 q 等)与上下相反的字母(如 M 和 W,u 和 n 等)混淆起来。只从脑电图的时域波形不易看出患者的异常现象,但其功率谱却能反映出来。图 4-14 给出了一组正常儿童和患读字困难症的儿童在闭眼静息状态下顶叶和枕叶间双极性脑电图的平均功率谱。如果把它分成 5 个频段,可以看出第 2 段、第 4 段和第 5 段中患读字困难的儿童的脑电功率谱显著大于正常儿童,而第 3 段中则正常儿童的功率较大。以这些频段的归一功率作为特征向量,采用逐步判别分析,可使两类儿童的分类正确率达到 90% 以上。

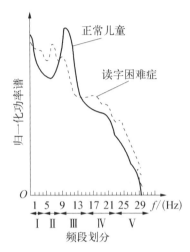

图 4-14 正常儿童和患读字困难症的儿童在闭眼静息状态下顶叶和枕叶间双极性脑电图的平均功率谱

3. 结肠压力信号的功率谱分析

结肠压力测量是广泛使用的评价消化道功能的检查手段,对结肠运动障碍疾病的诊断有较高的价值,是其他检查手段所无法替代的。将结肠压力正常与结肠压力异常的两组数据相对照,做出它们的 AR 模型功率谱,在频域来比较两组数据的分布特性。这两组数据的 AR 功率谱如图 4-15 所示。

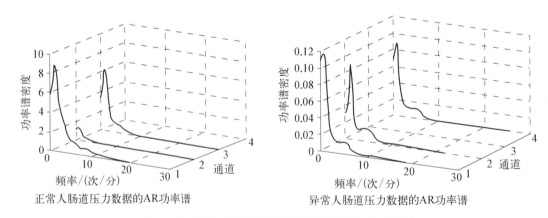

图 4-15 正常人和异常人肠道压力数据的 AR 功率谱

从图中可以看到,在频域中,数据在约 2 次/分的位置上有最大的功率谱值。这表明该频率是数据信号中的主要频率分量。在压力数据中,包含有短时相收缩与长时相收缩,两者都含有 2 次/分这一频率。

从功率谱的峰值也可以看出,正常人结肠压力信号的谱峰值都比较大,最小的也大于1,而功能异常者数据的谱峰值都很小,最大的也小于 0.12。功率谱峰值较小这一现象,也许反映了该患者的肠道动力较差,虽然还存在一定的收缩运动,但收缩的能量已经远远比不上正常人了。这种动力不足反映在信号的功率谱中,就是相应频率的谱能量较低。

4.4.4　时频分析的应用

人体中的很多器官都在按照一定的规律运动,并发出声音信息。这些声音信息往往携带了很多相关器官的生理和病理特征,因而生理声音信息的测量具有十分重要的意义。

心音、肌音、语音、关节音、呼吸音、肺音、牙齿叩击音、吞水音、肠鸣音及耳声等生理声音信息测量与研究有很多共同的特性。例如,应该弄清各种生理声音的发生机制,声音在组织中的传播特征,声音信号的特征与临床病理及生理之间的相关性等,这些问题的解决有助于临床诊断与治疗中给出相关的生理与病理指标。

1. 心音信号

心脏在心电系统的控制下进行周期性的收缩和舒张运动。心室在心脏工作周期中起泵血作用。血液在主动脉瓣、肺动脉瓣、二尖瓣和三尖瓣等各个瓣膜的控制下单向流动。心音是心脏工作周期中各种振动的叠加,主要振动包括:心脏的瓣膜和大血管在血流的冲击下形成的振动,心脏内血流的加速与减速形成的湍流与涡流及其对心脏瓣膜、心房、室壁的作用产生的振动,心肌的刚性迅速增加和减小形成的振动。由心脏和邻近大血管血液湍流与涡流引起的振动音称为心杂音。心音和心杂音的振幅极低,接近人的听觉阈值。各类心音和心杂音的频率成分不同,频率范围为 $0.1 \sim 600$ Hz,其中经常测量的范围为 $20 \sim 200$ Hz。心音和心杂音可由听诊器放在胸壁的适当部位听到,也可以通过心音图仪将其记录下来。当循环系统尤其是心脏瓣膜有病变时,心音将发生变化,也可伴有杂音。听、录心音以及采用心音描记法是诊断心血管疾病的重要方法之一。

心音与心电之间有着密切的关系。第一心音主要由于心室收缩,二尖瓣和三尖瓣突然关闭,瓣叶突然紧张,引起振动而产生。左室和主动脉因血流冲击产生的室壁和大血管壁的振动,半月瓣的开放,心室肌收缩,心房收缩终末部分,也参与第一心音的形成。第一心音的分裂主要是由二尖瓣和三尖瓣不同时关闭而产生。第一心音基本上处在心电图的 QRS 综合波期间。

第二心音主要是心室舒张开始时主动脉瓣和肺动脉瓣突然关闭引起的瓣膜振动所产生。还有,血流加速和对大血管壁冲击引起的振动,房室瓣的开放,心室肌的舒张和乳头肌、腱索的振动也参与第二心音的形成。第二心音与心电图中的 T 波结束同时发生。

第三心音和第四心音的形成机制在学术界还没有形成普遍的共识。一般认为,第三心音是心房向心室迅速灌注期的突然结束和松弛的心室壁肌肉伴随的振动而产生的低幅、低频率波。第三心音一般常见于儿童和青少年。第四心音是当心房收缩而推动血流进入心室时产生的,正常人心房收缩产生的低频振动,人耳听不到。

从信号处理的角度看,心音是非平稳信号(可根据平稳随机信号的定义进行判别),其频谱是随时间变化的。因此,时频分析方法是分析心音信号的重要工具。此外,心音具有显著周期性特征。心音信号是周期重复的,不同周期的心音信号具有较高的相似性,尤其是相邻周期的心音相似度更高。

2. 第一心音的时频分析

从第一心音产生的机制来看,有人认为第一心音主要是由于房室瓣突然关闭引起振动而产生,由瓣膜的动能转换而来。因此,可以把第一心音的产生模型假设为一个阻尼振动系统,瓣膜类似于弹簧。振动的频率与瓣膜的弹性模量和瓣膜的质量有关,振动的幅度与瓣膜内外的压力差有关。例如,瓣膜钙化(弹性模量改变)或瓣膜增厚(质量改变),则心音的频率会发生相应的变化。也有人认为,等容收缩期间,心脏的各种相关结构(心肌、瓣膜和血管等)在血液突然减速的作用下引起的振动构成了第一心音。振动频率取决于参与振动结构的刚度、几何形状以及心室内的血液压力。学术界对第一心音的产生机制还在继续探索,但无论哪种模型都反映出一个事实,即心音的时频分析可揭示出心脏瓣膜及相关结构的材料特性、心室压力等生理情况,因此,心音的时频分析有助于有关心血管疾病的早期诊断。

例如,如图 4-16 所示的正常(N)心音信号的时间波形,从第一心音 S1 起始点开始到第二心音 S2 起始点为收缩期(Systole),从第二心音起始点到下一个心动周期开始为舒张期(Diastole),图中信号共 25000 个采样点。利用短时傅里叶变换和连续小波变换对该信号进行时频分析,得到的时频谱分别如图 4-17 和图 4-18 所示。

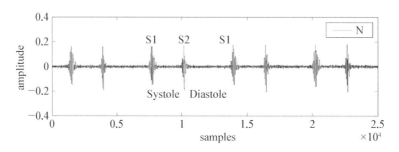

图 4-16 正常心音信号波形

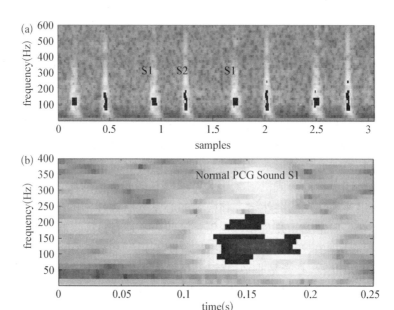

图 4-17 (a) 短时傅里叶变换的心音信号时频谱 (b) 其中第一心音 S1 的时频谱

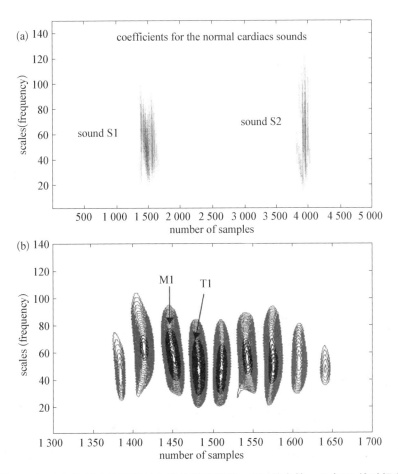

图 4－18 （a）连续小波变换的心音信号时频谱 （b）其中第一心音 S1 的时频谱

从时频分析的结果来看,两种方法都显示出第一心音是非平稳信号,信号的频谱是随时间变化的,因此选用时频分析方法分析心音信号是正确的。但如果仔细检查图 4－17 短时傅里叶变换的时频图,可以发现第一心音 S1 的两个分量 M1 和 T1(分别由二尖瓣关闭和三尖瓣关闭引起)没有被明显地检测到并且没有被准确地表示,而在图 4－18 连续小波变换中,可以清晰地分辨出第一心音的 M1 和 T1。这主要是因为短时傅里叶变换的时间和频率分辨率是固定的,因此不可能同时在时域和频域获得高的分辨率,而小波变换与短时傅里叶变换相比,时间分辨率和频率分辨率有所改善,因此对信号的快变成分有更强的分析能力。

【微信扫码】
拓展阅读

第5章

医学图像处理

5.1 医学图像处理概述

5.1.1 医学图像处理的意义

自古以来,"望、闻、问、切"都是国内外进行医学诊断的最基本手段。自伦琴 1895 年发现 X 射线以来,随着可视化技术的不断发展,现代医学已经越来越离不开医学图像处理技术,图像处理在医学研究与临床医学中的应用也越来越广泛。目前的医学图像主要包括 X 射线图像,CT(Computerized Tomography)图像,MRI(Magnetic Resonance Imaging)图像,超声(Ultrasonic)图像,PET(Positron emission tomography)图像和 SPECT(Single Photon Emission Computed Tomography)图像等。借助图像处理与分析手段不但使得医学诊疗水平大大提高,更为医学培训、医学研究与教学、计算机辅助临床外科手术等提供数字实现手段,为医学的研究与发展奠定了坚实的基础,具有不可估量的价值。

与一般意义上的图像处理相比,医学图像处理的基本过程大体由以下几个步骤构成:首先,要了解待处理的对象及其特点,并按照实际需要利用数学的方法针对特定的处理对象设计出一套切实可行的算法;其次,利用某种编程语言将设计好的算法编制成医学图像处理软件,然后由计算机实现对医学图像的处理;最后,利用相关理论和方法或对处理结果进行检验,以评价所设计处理方法的可靠性和实用性。因此,计算机科学及其相关技术的发展是医学图像处理技术发展的基础,进而推动了现代医学诊断深刻的变革。各种新的医学成像方法的临床应用,使医学诊断和治疗技术取得了很大的进展,同时将各种成像技术得到的信息进行互补,也为临床诊断及生物医学研究提供了有力的科学依据。

5.1.2 DICOM 标准

计算机存储技术的发展,使医学图像可以大量存储,而计算机网络技术的飞速发展,又为医学图像及其相关数据的通信奠定基础。由于不同厂家生产的成像设备输出的图像格式互不兼容,给图像集中采集、存储、处理、展示带来困难。为了利用网络在不同的设备和医疗诊断系统之间交换图像数据和诊断信息,美国放射学会和美国电器制造协会于 1985 年颁布了 ACR-NEMA 标准,这一标准演变成为 DICOM3.0(Digital Imaging and Communications in Medicine)标准,即医学数字成像和通信。它定义了质量能满足临床需要的可用于数据交换的医学图像格式。

作为医学信息通信领域的国际标准,DICOM 标准的总体结构可以分为以下 18 个相关却又相对独立的部分:

第 1 部分:给出了标准的设计原则,定义了标准中使用的一些术语,对标准的其他部分给了一个简要的概述。

第 2 部分:给出了 DICOM 的兼容性定义和方法。兼容性是指遵守 DICOM 标准的设备能够互相连接、互相操作的能力。由于 DICOM 标准内容庞大,功能复杂,包含面广,目前为止,标准要求设备制造商必须给出生产的设备所支持的 DICOM 功能的说明,即兼容性声明。本部分标准内容定义了声明的结构和必须表现的信息,包含三个主要部分:① 可以识别的信息对象集合;② 支持的服务类集合;③ 支持的通信协议集合。标准没有规定兼容性实现的测试和验证的过程。用户在采购 DICOM 功能的设备时,必须注意各设备的兼容性水平是否一致,否则各设备互联时会出现一些问题。

第 3 部分:描述如何定义信息对象,对医学数字图像存储和通信方面的信息对象提供了抽象的定义。每个信息对象定义是由其用途和属性组成的。为方便标准的扩充和保持与老版本的兼容,在 DICOM 中定义了复合型和普通型两大类的信息对象类。普通型信息对象类仅包含现实世界实体中固有的那些属性。复合型信息对象类可以附加上并不是现实世界实体中固有的属性。如 CT 图像信息对象类,既包含了图像固有的图像日期、图像数据等图像实体的属性,又包含了如病人姓名等并不属于图像本身的属性。复合对象类提供了表达图像通信所需求的结构性框架,使网络环境下的应用更加方便。

第 4 部分:服务类的说明。服务类是将信息对象与作用在该对象上的命令联系在一起,并说明了命令元素的要求以及作用在信息对象上的结果。典型的 DICOM 服务类有查询/检索服务类、存储服务类、打印管理服务类等。服务类可以简单理解为 DICOM 提供的命令或提供给应用程序使用的内部调用函数。这部分实际上说明的是 DICOM 消息中的命令流。

第 5 部分:数据结构和语义,说明了 DICOM 应用实体如何构造从信息对象与服务类的用途中导出的数据集信息,给出了构成消息中传递的数据流编码规则。数据流是由数据集的数据元素产生的,几个数据集可以被一个复合数据集引用或包容。一个复合数据集可以在一个"数据包"中传递信息对象的内容。这部分着重说明的是有关 DICOM 消息中数据流方面的内容。此外也定义了许多信息对象共同的基本函数的语义,即要求的条件、完成的结果、实现的功能等等。

第 6 部分:数据字典,是 DICOM 中所有表示信息的数据元素定义的集合。在 DICOM 标准中为每一个数据元素指定了唯一的标记、名字、数字特征和语义,这样在 DICOM 设备之间进行消息交换时,消息中的内容具有明确的无歧义的编号和意义,可以相互理解和解释。

第 7 部分:消息交换。消息是由用于交换的一个或多个命令以及完成命令所必需的数据组成,是 DICOM 应用实体之间进行通信的基本单元。这部分说明了在医学图像环境中的应用实体用于交换消息的服务和协议。

第8部分:消息交换的网络支持。说明了 DICOM 实体之间在网络环境中通信服务和必要的上层协议的支持。这些服务和协议保证了应用实体之间有效和正确地通过网络进行通信。DICOM 中的网络环境包括 OSI 和 TCP/IP 两种参考模型,DICOM 只是使用而不是实现这两类协议,因而具有通用性。

第9部分:消息交换的点对点通信支持。说明了与 ACR-NEMA2.0 相兼容的点对点通信环境下的服务和协议。它包括物理接口、信号联络过程以及使用该物理接口的与 OSI 类似的会话/传输/网络协议及其服务。

第10部分:用于介质交换的介质存储和文件格式。这一部分说明了一个在可移动存储介质上医学图像信息存储的通用模型。提供了在各种物理存储介质上不同类型的医学图像和相关信息进行交换的框架,以及支持封装任何信息对象定义的文件格式。

第11部分:介质存储应用卷宗,用于医学图像及相关设备信息交换的兼容性声明。给出了心血管造影、超声、CT、核磁共振等图像的应用说明和 CD-R 格式文件交换的说明。

第12部分:用于介质交换的物理介质和介质格式。它提供了在医学环境中数字图像计算机系统之间信息交换的功能。这种交换功能将增强诊断图像和其他潜在的临床应用。这部分说明了在描述介质存储模型之间关系的结构以及特定的物理介质特性及其相应的介质格式。具体说明了各种规格的磁光盘,PC 机上使用的文件系统和 1.44M 软盘,以及 CD-R 可刻写光盘。

第13部分:点对点通信支持的打印管理。定义了在打印用户和打印提供方之间点对点连接时,支持 DICOM 打印管理应用实体通信的必要的服务和协议。点对点通信卷宗提供了与第8部分相同的上层服务,因此打印管理应用实体能够应用在点对点连接和网络连接。点对点打印管理通信也使用了低层的协议,与已有的并行图像通道和串行控制通道硬件硬拷贝通信相兼容。

第14部分:说明了灰度图像的标准显示功能。这部分仅提供了用于测量特定显示系统显示特性的方法。这些方法可用于改变显示系统以与标准的灰度显示功能相匹配或用于测量显示系统与标准灰度显示功能的兼容程度。

第15部分:安全性概述。应用 ATNA,日志审计跟踪等技术对 DICOM 通信过程监控、操作监控,确保 DICOM 通信处于安全的网络环境中。DICOM 文件导出时可以匿名,如有必要可以对文件进行加密,采用对 DICOM 文件添加数字签名等技术,来增强文件防伪特性。

第16部分:绘制资源目录。

第17部分:信息解释(Explanatory Information)。

第18部分:Web 获取 DICOM 永久对象(Web Access to DICOM Persistent Objects,WADO)。

自从 1985 年 DICOM 标准第一版发布以来,DICOM 给放射学实践带来了革命性的改变,DICOM 使"改变临床医学面貌"的高级医学图像应用成为可能。目前,DICOM 被广泛应用于放射医疗,心血管成像以及放射诊疗诊断设备(X 射线、CT、核磁共振、超声等),并且在眼科和牙科等其他医学领域得到越来越深入广泛的应用。在众多的医学成像设备中,

DICOM 是部署最为广泛的医疗信息标准之一。

5.1.3　PACS 系统

PACS(Picture Archiving and Communication Systems)，即图像归档和通信系统。它的主要任务就是把日常产生的各种医学影像(包括核磁，CT，超声，各种 X 光机，各种红外仪、显微仪等设备产生的图像)通过计算机网络来实现图像的获取、存储、传送和管理。目前，PACS 系统基本上替代了传统上对影像胶片的各种繁复操作，在各种影像设备间传输数据和组织存储数据中起到重要作用。

通常情况下，PACS 系统按功能可以细化分为八个子系统，即影像实时采集子系统，影像分析处理子系统，影像查询、管理、存储子系统，图文编辑及打印子系统，数字图像回写子系统，会诊中心子系统，远程会诊子系统和系统管理子系统。

(1) 影像实时采集子系统

该子系统主要功能是实现把各种医疗设备中的图像信息采集到计算机中。在数字方式下，实时自动采集的功能，保障采集到的基于 DICOM3.0 图像无任何损失，图像的显方式、操作方式也与相应医疗设备一致。

(2) 影像分析处理子系统

该子系统实现对计算机采集到的数字化图像，根据需要进行分析和处理，为医生诊断提供帮助。具体功能包括实现图像灰度/对比度调节、窗宽/窗位调节、单幅/多幅显示、放大/缩小、局部放大、定量测量(CT 值、长度、角度和任意曲线面积等)、图像比例尺测量、图像旋转、图像打印和各种图像标注等。

(3) 影像查询、管理和存储子系统

该子系统是对计算机采集到的医疗图像建立数据库存储管理，可以通过网络为各级医务人员随时提供病人的诊断信息和图像的调用，创造了较好的诊断、科研工作学习条件。系统可提供多种关键字对病人影像信息进行综合检索，便于医生操作。在存储方面通常采用先进的无损压缩算法，实时压缩存储。

(4) 图文编辑及打印子系统

该子系统可以通过字典帮助医生输入病人资料，如姓名、年龄、性别、检查号、门诊号、住院号、诊断工医师、就诊时间和诊断结果等，若病人做过放射科检查(不分类型)，则可直接调出不必重新录入；资料录入后提供标准的诊断报告，进行图文编辑，并可通过打印机输出。

(5) 数字图像回写子系统

该子系统的功能不仅能够从医疗设备中采集图像，而且在需要时还能够将计算机中的图像数据写回 CT 和 MRI 这样的数字影像设备，供照相或做进一步图像后处理使用。回写功能分两部分操作，效果与原设备直接出片时一样，对于模拟视频和扫描的图像在本系统中经过程序的特殊处理，也可以回写。

(6) 会诊中心子系统

该子系统应由高亮、高清晰度集合显示设备、投影仪和特种扫描设备组成。其主要的功能为：在将各种检查的数据和图像根据诊断的需求进行有机地组合以帮助医生进行对比分析,可提高 PACS 系统在诊断方面的使用效果。

(7) 远程会诊子系统

该子系统以医院局域网和外部的 Internet 网、电话线为通信介质,实现医院之间的原始图像数据和病人其他信息的传递,能够为病人方便地提供远程会诊服务,使远在异地的病人可享受到高水平专家的诊断。

(8) 系统管理子系统

该子系统主要负责实现 PACS 系统的各子系统的接口及信息通信。

由这 8 个子系统构成的 PACS 系统主体,能够有效地提高各级医生使用医疗影像的效率,对手术病人的术前准备、临床诊断以及医生的科研教学非常有帮助;通过加强系统管理力度以及在符合医疗法规的前提下,可以降低胶片所耗费的大量人工和财力,实现较好的经济效益;通过使用电子存档也可以避免胶片老化和原始信息损失问题,提高了医疗影像的持续运行的效益。

5.2　医学图像处理的研究内容

5.2.1　医学图像的分类

1. CT 图像

当 X 射线穿过某种物质时,部分光子被吸收,其强度成指数关系衰减,未被吸收的光子穿过物体后被检测器接收,经过放大并且转换成电子流,得到模拟信号,再转换成数字信号输入计算机进行处理,重建图像供诊断使用。检测器接收到的信息强弱取决于人体横断面内组织的密度,密度高的组织吸收的 X 射线较多,检测器得到的信号较弱,比如人体的骨骼、钙化组织等;反之,密度较低的组织吸收的 X 射线较少,检测到的信号较强,譬如脂肪等组织。CT 诊断正是利用 X 射线穿透人体后的误差特性作为诊断病变的依据的。

CT 是在一定厚度的层面对人身体部位用 X 射线束进行扫描的技术。发射的 X 射线透过该层面,由检测器接受,将其转变为可见光,再由光电转换变为电信号,经模拟/数字转换器转为数字后,输入计算机处理。CT 图像是由一定数目由黑到白不同灰度的像素按矩阵排列所构成。这些像素反映的是相应体素的 X 线吸收系数。与传统的 X 线图像相比,CT 的密度分辨率高,即有高的密度分辨率。比如人体软体组织的密度差虽然很小,对 X 射线的吸收率接近于水,但也能形成对比而成像,这是 CT 成像的显著优点。

与传统 CT 相比,螺旋 CT 的扫描和数据获取速度有了显著的提高,这主要得益于滑环技术的开发与应用。滑环技术的设计是在扫描架内置一个环形滑轨即滑环,X 线球管可以从滑环上得到电源,这样 X 线球管就能够摆脱传统的电缆,在滑轨上连续围绕患者旋转和不断发射 X 线束。螺旋 CT 与层面采集 CT 另外一点不同之处是,当 X 线管在滑环上连续旋转时,检查床不再是静止不动,而是在整个信息采集过程中做匀速的纵向移动。这样,X 线束在人体上的扫描轨迹不再是垂直于身体长轴的平面,而是连续的螺旋状,如图 5-1 所示。这种螺旋扫描确保了所获得的关于病人解剖结构的数据集无任何时间和空间间隙,为人体数据的获得奠定了基础。螺旋 CT 的可回顾重建特性使得 X 射线束通过任何病灶的中心,且可任意调节重建的切片位置、厚度及数目。

螺旋 CT 在扫描速度及体数据获取两个方面相对于传统 CT 的优势,在临床医学上具有十分重大的意义。在速度上,螺旋 CT 比传统 CT 快 8～10 倍,由于扫描能在一口气时间内完成,几乎完全避免了由呼吸引起的图像错位,这就有可能检测出传统 CT 扫描中所检测不到的小病灶。同时速度的提高不仅减少了图像的运动伪影,而且可以在组织内增强剂尝试达到顶峰时进行成像,提高了病灶的早期诊断率。而体数据的获取,使螺旋 CT 具

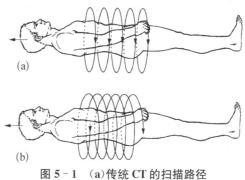

图 5 - 1 (a)传统 CT 的扫描路径
(b)螺旋 CT 的扫描路径

有可回顾性重建特性。高质量的体数据集极大地扩展了三维体成像的范围,相对于传统 CT 以骨结构为主的三维重建,螺旋 CT 所支持的体重建可以构架一个虚拟现实的环境,可以进入人体内部组织进行漫游,这极大地提高了对咽喉、肝脏、胰腺及肾脏疾病的早期诊断率。不仅如此,螺旋 CT 技术的脉管造影术不但是非侵入式的,而且还比传统的脉管造影术价钱便宜。

2. 超声图像

超声成像是利用超声束扫描人体,通过对反射信号的接收、处理,以获得体内器官的图像。常用的超声仪器有多种:A 型(幅度调制型)是以波幅的高低表示反射信号的强弱,显示的是一种"回声图"。M 型(光点扫描型)是以垂直方向代表从浅至深的空间位置,水平方向代表时间,显示为光点在不同时间的运动曲线图。以上两型均为一维显示,应用范围有限。B 型(辉度调制型)即超声切面成像仪,简称"B 超"。是以亮度不同的光点表示接收信号的强弱,在探头沿水平位置移动时,显示屏上的光点也沿水平方向同步移动,将光点轨迹

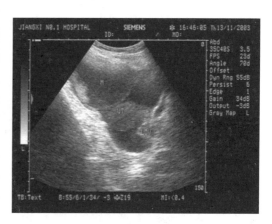

图 5 - 2 超声图像

连成超声束所扫描的切面图,为二维成像。至于 D 型是根据超声多普勒原理制成,C 型则用近似电视的扫描方式,显示出垂直于声束的横切面声像图。近年来,超声成像技术不断发展,如灰阶显示和彩色显示、实时成像、超声全息摄影、穿透式超声成像、超声计算机断层声影、三维成像、体腔内超声成像等。

超声成像方法常用来判断脏器的位置、大小、形态,确定病灶的范围和物理性质,提供一些腺体组织的解剖图,鉴别胎儿的正常与异常,在眼科、妇产科及心血管系统、消化系统、泌尿系统的应用十分广泛,如图 5 - 2 所示。

3. MRI 图像

由于人体内含有非常丰富的氢原子,且每一个氢原子核都如同是一个小小磁铁,而人体

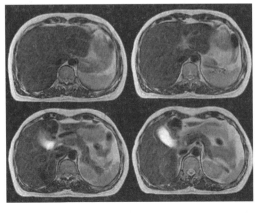

内不同物质、组织或器官彼此之间所含的氢原子核密度皆不相同。在这一基础上 MRI 技术利用了均匀的强磁场和可变区域磁场强度的特定频率的射频脉冲,经由各种脉冲程序的控制,使得氢原子核产生磁矩的回旋动力的变化,然后依据法拉第电磁感应定律,转换成电流信号并记录下来,最后由计算机处理而形成不同物质、组织或器官的灰阶影像对比分布图,其所呈现的为断层切面且分辨率高的影像,提供了人体解剖结构方面的数据,如图 5-3 所示。

图 5-3 MRI 图像

4. PET 图像

正电子发射断层成像(PET)是核医学发展的一项新技术,是当代最先进和无创伤性高品质影像诊断的新技术的代表,是高水平核医学诊断的标志。主要被用来确定癌症的发生与严重性、神经系统的状况,以及心血管方面的疾病。使用 PET 造影,需要在病人身上注射放射性药物,放射性药物在病人体内释出讯号,而被体外的 PET 扫描仪所接收,继而形成影像,可显现出器官或组织的化学变化,从而指出某部位的新陈代谢异于常态的程度。PET 技术的物理基础是利用回旋加速器加速带电粒子轰击靶核,通过核反应产生带正电子的放射性核素,并合成显像剂,引入人体定位于靶器官,它们在衰变过程中发射带电荷的电子,这种正电子在组织中运行很短距离后,即与周围物质中的电子相互作用,发生湮没辐射,发射出方向相反,能量相等的两光子。PET 成像是采用一系列成对的互成 180 度,排列后接上符合线路的探头,在体外探测示踪剂所产生的湮没辐射的光子,采集的信息通过计算机处理,显示出靶器官的断层图像并给出定量生理参数。质子和中子碰撞产生一个正电子,正电子和负电子的相互作用生成两个光子,这两个光子即被用来成像,通过使用放射性药物,测量放射能在体内器官中的分布来获取图像。利用 PET 技术,医务人员可以重建出体内器官的高分辨率、三维的生化和代谢过程图像,如图 5-4 所示。

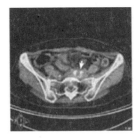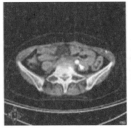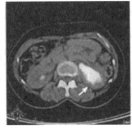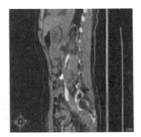

图 5-4 PET 图像

5.2.2　医学图像的增强

利用数字图像处理技术可以将图像中感兴趣部分加以强调,对不感兴趣的部分予以抑制,强调后的部分对使用者更为清晰,甚至能给出一定的数量分析或不同颜色的表示。这种技术常称为图像增强。

通常根据对医学图像的增强处理是在频率域还是空间域进行,可以把医学图像的增强技术分为频域增强和空域增强。在空间域方法中的“空域”一词是指图像所在的空间,这类方法是以对图像的像素直接处理为基础的。而频域方法中的“频域”一词是指对图像进行傅里叶变换后图像所在的空间,即频率空间。频域处理技术是以修改图像的傅里叶频谱为基础的。而根据对医学图像的处理策略,又可以把图像增强技术分为全局增强处理和局部增强处理等。

1. 直方图均衡化技术的图像增强

一幅图像的灰度直方图分布在一个较小的灰度范围内,图像的灰度动态范围就小,图像的对比度就差,图像的质量也就不好。反之图像的灰度动态范围大,图像的对比度就好。为使图像变得清晰,一个自然的想法是使图像的灰度范围变大,并且让灰度频率较小的灰度级在经过变换以后其频率变得大一些,从而使得像素个数增多以醒目。具体表现为:占有较多像素的灰度变换以后和前一个灰度级的级差增大。一般地讲,背景和目标占有较多的像素,这种技术实际上加大了目标与背景的对比度。而占有较少像素的灰度变换以后和前一个灰度级的级差较小,需要归并。一般地讲,边界和背景的过渡处的像素较少,由于归并,或者变为背景点或目标点,从而使边界变得陡峭。变换后的图像灰度直方图在较大的动态范围内趋于平衡。当图像中各灰度级的分布呈均匀状态时,图像包含的信息量巨大,因此直方图均衡实际上就是为了使图像具有最大的信息量。虽然直方图均衡化图像增强算法思路简单,易于实现,但由于频数较少的灰度进行归并,可能损失一些重要的图像细节。

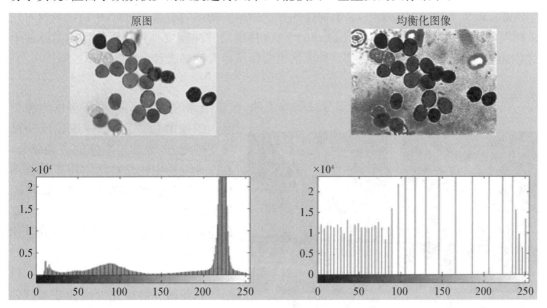

图 5-5　直方图均衡化图像增强

2. 空间滤波图像增强

空间域滤波是在图像空间借助模板进行邻域操作完成的,各种空域滤波器根据功能可主要分为平滑滤波器、锐化滤波器两类。图像平滑的目的主要是消除图像中的噪声,从而提高图像的信噪比。而图像锐化则是为了增强被模糊的细节如图像的边缘等,凸显图像中感兴趣区域的轮廓。

（1）平滑滤波

平滑滤波是低频增强的空间域滤波技术。它的目的有两类:一类是模糊;另一类是消除噪音。空间域的平滑滤波一般采用简单平均法进行,即求邻近像素点的平均亮度值。邻域的大小与平滑的效果直接相关,邻域越大平滑的效果越好,但邻域过大,平滑会使边缘信息损失的越大,从而使输出的图像变得模糊,因此需合理选择邻域的大小。

均值滤波法是一种比较常用的在空间域对图像进行简单平滑处理的平滑滤波方法,其基本原理就是用某像素领域内的各点灰度值的平均值代替像素的原值。这种处理可以减小图像灰度的"尖锐"变化。由于图像噪声一般为"尖锐"变化的白噪声,所以均值滤波一般用来处理图像中的噪声。此外,均值滤波器也可采取加权平均的方式,使不同的掩模元素具有不同的权值,从而突出一些像素的重要性。均值滤波法的优点表现为容易实现对噪声的抑制;其缺点在于容易使目标轮廓变得模糊,而且会降低有用的细节信息。

与均值滤波法相比,中值滤波法是一种对孤立噪声的具有较好平滑效果的方法,而且它能较好地保护图像边界。中值滤波法的基本原理是把邻域内所有像素的灰度值从小到大排序,取中间值作为邻域中心像素的输出值。具体中间值的取法如下:当邻域内的像素为奇数时,取排序后的中间像素的灰度值;当邻域内的像素为偶数时,取排序后的中间两像素的灰度值的平均值。在对图像进行中值滤波时,通常选择的滤波器窗口是方形的,某些情况下也可以选择其他形式的滤波器窗口,例如线状、十字形和圆环形等。中值滤波对某些输入信号具有不变性,比如,与窗口对角线垂直的边缘经滤波后将保持不变。利用这个特点,可以使中值滤波既能去除图像的噪声,又能保持图像中的一些物体的边缘。同时,中值滤波也可用来减弱随机干扰和脉冲干扰,对于脉冲的干扰,特别是脉冲宽度小且相距较远的窄脉冲干扰,中值滤波是非常有效的。但是这种算法也会使图像失掉细线和小块的目标区域。

（2）锐化滤波

锐化滤波是指将图像的低频部分减弱或去除,保留图像的高频部分,即图像的边缘信息。图像的边缘、轮廓一般位于灰度突变的地方,也就是图像的高频部分,在图像处理中锐化技术常用于加强图像中的目标边界和图像细节。图像轮廓是灰度陡然变化的部分,包含丰富的空间高频成分,因此,把高频分量相对突出,显然可以使轮廓清晰,如图5-6所示。

基于微分的锐化方法的基本原理是图像边缘被定义为人眼能识别的图

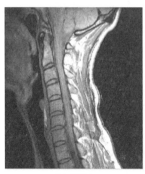
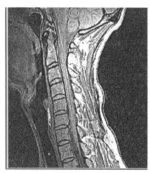

(a) 原图　　　　　　(b) 锐化处理

图 5 - 6　医学图像锐化效果

像像素值变换处。积分运算可以实现对医学图像局部区域的像素值求平均,而这样的计算会造成图像边缘的模糊。微分是积分运算的逆运算,因此可通过微分运算使图像的边缘锐化。通过微分得到图像的高频信息后再与原始图像数据叠加就可以得到边缘锐化的图像。

基于边缘检测算子的锐化法是应用边缘检测算子使得到边缘图像有更好的边缘连续性和更少的检测点。经典的一阶微分边缘检测算子,这些算子通过寻找图像灰度或色彩值的一阶微分的局部极值来检测图像的边缘。二阶微分边缘检测算子,这些算子通过寻找图像灰度或色彩值的二阶微分的零交叉点获得图像的边缘。非微分边缘检测算子 Canny 算子提出一种新的边缘检测方法,它对受白噪声影响的阶跃型边缘是最优的。Canny 检测子的最优性与三个标准有关:

第一、检测标准:不失去重要的边缘,不应有虚假的边缘;

第二、定位标准:实际边缘与检测到的边缘位置之间的偏差最小;

第三、单位应标准:将多个响应降低为单个边缘响应。

这三个标准解决了受噪声影响的边缘问题,起抑制非平滑边缘检测算子的作用。

虽然基于微分的锐化和基于边缘检测的锐化都能使图像边缘处的对比度增强,使边缘看起来更加锐利化,但两者是有区别的。前者是锐化的同时提高了图像的整体亮度,而后者是对图像整体亮度的提高不明显;前者锐化的边缘趋向于边缘变厚,后者锐化的边缘更加细化。

5.2.3　医学图像的分割

图像分割就是把图像分成若干个特定的、具有独特性质的区域,这些区域是互不交叉的,每一个区域都满足特定区域的一致性。图像分割是由图像处理到图像分析的关键步骤,是图像分析的前提和基础。目前,随着医学影像在临床的成功应用,图像分割在医学图像处理与分析中的地位尤为重要,它是定量分析、三维可视化等后续环节的重要基础。分割后的图像可被广泛应用于各种场合,如组织容积的定量分析、计算机辅助诊断、病变组织的定位、解剖结构的研究、放疗计划、治疗评估和计算机引导手术等重要临床应用。由于医学图像的成像原理和组织本身的特性差异,图像的形成受到诸如噪音、场偏移效应、局部体效应和组织运动等的影

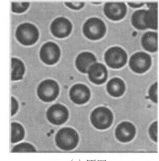 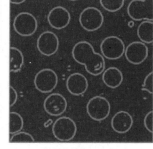

(a) 原图　　　　　　(b) 边缘识别

图 5 - 7　图像分割

响,与普通图像相比较,医学图像不可避免地具有模糊、不均匀性等特点。因此,医学图像的分割是一项困难的任务,尚不存在可以通用的理论和方法,至今仍然是国内外学者研究的热点,如图 5 - 7 所示。

下面主要从医学应用的角度,分类介绍一些有代表性的图像分割方法,并分析各类方法的特点和存在的问题。

1. 基于区域的医学图像分割方法

基于区域的图像分割方法有阈值法,区域生长和分裂合并,分类器与聚类和基于随机场的方法等。

(1) 阈值分割方法

阈值分割是最常见的并行直接检测区域的图像分割方法。如果只用选取一个阈值称为单阈值分割,它将图像分为目标和背景;如果需用多个阈值则称为多阈值方法,图像将被分割为多个目标区域和背景,为区分目标,还需要对各个区域进行标记。阈值分割方法基于对灰度图像的一种假设:目标或背景内的相邻像素间的灰度值是相似的,但不同目标或背景的像素在灰度上有差异,反映在图像直方图上就是不同目标和背景对应不同的峰。选取的阈值应位于两个峰之间的谷,从而将各个峰分开。阈值分割的优点是实现相对简单,对于不同类的物体灰度值或其他特征值相差很大时,能很有效地对图像进行分割,因此,在肿瘤性疾病诊断中具有较高的应用价值。阈值分割通常作为医学图像的预处理,然后应用其他一系列分割方法进行后处理。阈值分割的缺点是不适用于多通道图像和特征值相差不大的图像,对于图像中不存在明显的灰度差异或各物体的灰度值范围有较大重叠的图像分割问题难以得到准确的结果,同时由于未考虑空间信息,易受噪音等原因产生伪影。

(2) 区域生长和分裂合并的分割方法

区域生长和分裂合并是将分割过程分解为顺序的多个步骤,其中后续步骤要根据前面步骤的结果进行判断而确定的两种典型的串行区域分割方法。区域生长的基本思想是将具有相似性质的像素集合起来构成区域,该方法需要先选取一个种子点,然后依次将种子像素周围的相似像素合并到种子像素所在的区域中。区域生长算法的研究重点一是特征度量和区域增长规则的设计,二是算法的高效性和准确性。区域增长方式的优点是计算简单。与阈值分割类似,区域增长也很少单独使用,往往是与其他分割方法一起使用,特别适用于分割小的结构如血管、实质性组织,具有较好的准确性、高效性。同时,该法对噪音较敏感,更适合分割肿瘤、伤疤这些较小的结构。区域生长的缺点是它需要人工交互以获得种子点,这样使用者必须在每个需要抽取出的区域中植入一个种子点。同时,区域增长方式也对噪声敏感,导致抽取出的区域有空洞或者在局部体效应的情况下将分开的区域连接起来。与区域生长法不同,分裂合并法是先将整幅图像进行分裂,然后根据某种判断准则将类似的相邻区域进行合并。虽然它不需要设定初始种子点,但分裂和合并准则的设计是分裂合并法存在的难点。

(3) 分类器与聚类分割方法

分类是模式识别领域中一种基本的统计分析方法。分类的目的是利用已知的训练样本集在图像的特征空间找到点、曲线、曲面或超曲面(高维),从而实现对图像的划分。分类器有两个优点:① 不需要迭代运算,因此计算量相对较小;② 能应用于多通道图像。但分类器没有考虑空间信息,因此对灰度不均匀的图像分割效果不好。分类器还要求由手工分类生成训练集,工作量大。聚类算法与分类器算法极为类似,只是它不需要训练样本,因此聚类是一种无监督的统计方法。因为没有训练样本集,聚类算法迭代执行对图像分类和提取各类的特征值。从某种意义上说,聚类是一种自我训练的分类。另一方面,聚类也没有考虑空间关联信息,因此也对噪声和灰度不均匀敏感。八十年代以来,聚类方法开始被用于核磁图像多参数特性空间的分类,如脑白质和灰质的分割。

(4) 基于随机场的分割方法

基于随机场的方法是将图像看作一个马尔科夫随机场(Markov random field,MRF),从统计学的角度出发对数字图像进行建模,把图像中各个像素点的灰度值看作是具有一定概率分布的随机变量。从观察到的图像中恢复实际物体或正确分割观察到的图像。从统计学的角度看就是要找出最有可能即以最大概率得到该图像的物体组合。从贝叶斯定理的角度看,就是要求出具有最大后验概率的分布。MRF 模型应用的难点在于选取合适的参数控制空间相关性的强度,过强将导致对分割图的边缘过度平滑而丢失一些重要的解剖细节信息。另外,应用 MRF 模型的算法计算量很大。

2. 基于边缘的医学图像分割

基于边缘的分割方法是通过检测不同区域间的边缘来解决图像分割问题。在区域边缘上的像素灰度值的变化往往比较剧烈。边缘检测方法有并行微分算子法,基于曲面拟合的方法,基于边界曲线拟合的方法,串行边界查找和基于形变模型的方法等。

(1) 并行微分算子法

并行微分算子法是对图像中灰度的变化进行检测,通过求一阶导数极值点或二阶导数过零点来检测边缘。常用的一阶导数算子有梯度算子、Prewitt 算子和 Sobel 算子,二阶导数算子有 Laplacian 算子,还有 Kirsch 算子和 Wallis 算子等非线性算子。梯度算子不仅对边缘信息敏感,而且对于像素点也很敏感。为减少噪声对图像的影响,通常在求导之前先对图像进行滤波。常用的滤波器主要是高斯函数的一阶和二阶导数。

(2) 基于曲面拟合的方法

基于曲面拟合方法的基本思想是将灰度看成高度,用一个曲面来拟合一个小窗口内的数据,然后根据该曲面来决定边缘点。该方法即利用当前像素领域中的一些像素值拟合一个曲面,然后求这个连续曲面在当前像素处的梯度。

(3) 基于边界曲线拟合的方法

基于边界曲线拟合方法是用平面曲线来表示不同区域之间的图像边界线,试图根据图像梯度等信息找出能正确表示边界的曲线从而得到图像分割的目的,而且由于它直接给出的是边界曲线而不像一般的方法找出的是离散的、不相关的边缘点,因而对图像分割的后继处理如物体识别等高层处理有很大的帮助。即使是用一般的方法找出的边缘点,用曲线来描述它们以便于高层处理也是经常被采用的一种有效的方式。Lawrence H. Staib 等人给出了一种用 Fourier 参数模型来描述曲线的方法,根据 Bayes 定理,按极大后验概率的原则给出了一个目标函数,通过极大化该目标函数来决定 Fourier 系数。实际应用中,先根据对同类图像的分割经验,给出一条初始曲线,再在具体分割例子中根据图像数据优化目标函数来改变初始曲线的参数,拟合图像数据,得到由图像数据决定的具体曲线。这种方法比较适合于医学图像的分割。

(4) 串行边界查找

串行边界查找方法通常是查找高梯度值的像素,然后将他们连接起来形成曲线表示对象的边缘。串行边界查找方法在很大程度上受起始点的影响,以前检测像素的结果对下一像素的判断也有较大影响。其困难是如何连接高梯度的像素,因为在实际图像中它们通常不相邻。另一个问题是噪声的影响。因为梯度算子具有高通特性,噪声通常也是高频的,因此可能造成一些错误边缘像素的检测。早在上世纪 80 年代初,串行边界查找方法就被用于检测 X 射线的心血管图像以及肺部图像的边缘。

(5) 基于形变模型的方法

上世纪九十年代以来,随着医学影像设备的发展,可以获得更高空间分辨率和软组织分辨率的图像,基于形变模型的方法也开始大量应用于医学图像并取得了成功。基于形变模型的方法综合利用了区域与边界信息,是目前研究最多、应用最广的分割方法,可以宣称是过去几年计算机视觉领域的成功关键。在基于模型的技术中,形变模型提供了一种高效的图像分析方法,它结合了几何学、物理学和近似理论。他们通过使用从图像数据获得的约束信息(自底向上)和目标的位置、大小和形状等先验知识(自顶向下),可有效地对目标进行分割、匹配和跟踪分析。从物理学角度,可将形变模型看成是一个在施加外力和内部约束条件下自然反应的弹性物体。形变模型的主要优点是能够直接产生闭合的参数曲线或曲面,并对噪声和伪边界有较强的鲁棒性。还有一些形变模型利用了形状先验知识和标记点集合等先验知识,可以使分割结果更为健壮和准确。

3. 基于模糊集的医学图像分割方法

大多数的医学图像具有模糊性,即图像质量低、噪声大等不良特点,而模糊集理论对图像的不确定性具备较好描述能力。医学图像分割问题是典型的结构不良问题,因此,可将模糊理论引入到图像处理与分析中,应用到医学图像分割领域。基于糊理论的图像分割方法包括模糊阈值分割方法和模糊聚类分割方法等。

(1) 模糊阈值分割方法

模糊阈值分割方法利用不同的 S 型隶属函数来定义模糊目标,通过优化过程最后选择一个具有最小不确定性的 S 函数,用该函数增强目标以及属于该目标像素之间的关系。这样得到的 S 型函数的交叉点为阈值分割需要的阈值,这种方法的困难在于隶属函数的选择。

(2) 模糊聚类分割方法

模糊均值聚类方法通过优化表示图像像素点与 C-类中心之间的相似性的目标函数来获得局部极大值,从而得到最优聚类。该方法不是以"一刀切"的方式将像素点硬性分到某一区域,而是引入模糊理论中"隶属度"的概念,将像素点分到隶属程度高的区域中去,提高了分割的准确率。但算法计算量较大,不具备实时性。因此,近年来,基于模糊聚类的图像分割方法及其改进算法在医学领域得到了广泛应用。

4. 基于神经网络的医学图像分割方法

在上世纪八十年代后期,图像处理、模式识别和计算机视觉的主流领域,受到人工智能发展的影响,出现了将更高层次的推理机制用于识别系统的做法。这种思路也开始影响图像分割方法,在解决具体的医学问题时,出现了基于神经网络模型的图像分割方法。神经网络模拟生物特别是人类大脑的学习过程,它由大量并行的节点构成,每个节点都能执行一些基本的计算。学习过程通过调整节点间的连接关系以及连接的权值来实现。Ghosh 等构造了大规模连接网络,并在此基础上从噪声环境中提取目标物体。它们将图像理解为被高斯噪声污染的吉布斯分布随机场,利用网络获取目标物体。由于吉布斯分布考虑了相邻像素之间的关系,所以他们这种方法包含了一定的空间信息。这些神经网络方法的出发点是将图像分割问题转化为诸如能量最小化、分类等问题,从而借助神经网络技术来解决问题。其基本思想是用训练样本集对神经网络模型进行训练以确定节点间的连接和权值,再用训练好的神经网络模型去分割新的图像数据。这种方法的一个问题是网络的构造问题。这些方法需要大量的训练样本集,其局限性在于收集这些样本在实际中是存在一定困难。神经网络模型同样也能用于聚类或形变模型,这时神经网络模型的学习过程是无监督的。由于神经网络存在巨量的连接,所以很容易引入空间信息。但是使用目前的串行计算机去模拟神经网络模型的平行操作,计算时间往往达不到要求。

5. 医学图像分割的其他方法

医学图像分割由于被用于临床医疗,因此图像分割的准确性更为重要。图像分割一直是一个很困难的问题,目前的自动分割方法虽然在一些方面取得了一定的成功,但还远远不能满足医学图像处理的实践中对分割结果准确性的要求。有相关的研究人员尝试将现有的分析方法进行优化和结合并探索新的分割方法,例如结合区域与边界技术的方法、图谱引导方法、遗传算法、小波变换、数学形态学和尺度空间理论的应用等。

6. 医学图像分割方法的评估

图像分割中另一个重要问题是对分割算法的定性和定量评估,这对于医学图像的分割尤其重要,因为分割的准确度直接关系到临床应用的效果。这一问题的难度在于目前还没有统一的、大家都能接受的对分割结果好坏的客观评判标准。对算法的评价一般做法是将计算机的分割结果与实际结果相比较。对人工生成的图像等实际结果已知的情况这当然是没有问题的,但对一般的图像实际结果往往是未知的,这时候只好将人工分割的结果作为实际结果来与计算机的分割结果比较,这种做法的问题是不同的操作人员对同一幅图像的分割结果往往是有差异的。一种比较好的做法是由多个操作人员的手工分割结果,再比较计算机的分割结果是否与这些手工分割结果一致。目前,为促进分割方法的评估和开发,医学图像分割领域已出现了一些标准数据集,如哈佛大学的 IBSR 提供了脑部图像数据与专家指导分割的结果。

5.2.4　医学图像的配准

由于不同医学成像设备成像原理不同,生成的医学图像还需借助医生的空间想象和推测去综合判定他们所需要的信息,其准确性受到主观影响,部分信息可能被忽视。解决这一问题的有效方法就是以医学图像配准技术为基础,利用信息融合技术,将不同的医学图像结合,利用各自的信息优势表达人体结构、功能等多方面信息。

1. 图像配准的原理及概念

图像配准的过程实际上是指寻求不同图像间一对一映射的过程,也就是说要将不同图像中对应于空间同一位置的点联系起来。即寻找一种空间变换,使得两幅或多幅图像的对应点达到空间位置和解剖位置的完全一致,配准的结果应该使两幅图像上所有的解剖点、或至少是具有诊断意义的点都达到匹配。

2. 图像配准的主要步骤

图像配准的主要步骤包括:图像预处理—空间变换—图像插值—相似性测度—参数优化—配准效果评价,如图 5-8 所示。

(1)图像预处理:使参考图像和浮动图像的信息和空间分布保持相对一致,即滤除噪声等影响配准效果的一些因素。

(2)空间变换:建立浮动图像和参考图像的空间对应关系。常用的变换方法有刚体变换、仿射变换、投影变换、非线性变换等。

(3)图像插值:计算机中的图像以像素构成,图像中像素位置均采用整数表示,但是经过空间变换之后像素点可能不再是整数,为了能得到存储的计算机中的数字图像,使用插值来获得整数位置上的图像像素值。常用的插值方法包括:最近邻插值、双线性插值、B 样条插值等。

(4)相似性测度:定量的衡量两幅图像的匹配效果。配准是在某种相似性测度下取得相对最优。目前经常采用的相似性测度包括:均方根距离、互信息、归一化互信息、相关系数、梯度差、图像差熵等。

(5)参数优化:图像配准实质上是求取空间变换参数值,使得相似性测度达到最大的过程,本质是配准函数多参数优化问题。常用的配准优化过程有:可直接计算参数的最优化、参数需要通过优化搜索的最优化。

(6)配准效果评价:准确性、可靠性、鲁棒性、计算复杂度。

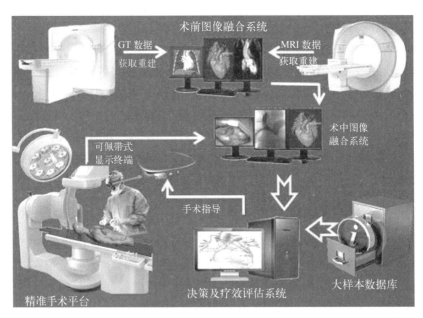

图 5-8   图像配准的主要步骤

3. 图像配准的方法分类

(1)根据图像的属性分类

Ⅰ. 根据图像的维数进行分类可分为:① 仅考虑空间维数的图像配准。② 考虑空间维数的时间序列图像配准。如:2D/2D,即应用于相同或不同断层扫描数据的不同片层之间的配准;2D/3D,即应用于空间数据和投影数据之间的配准或是二维片层扫描数据和三维空间数据的配准;3D/3D,即应用于两个断层图像的配准。

Ⅱ.根据图像的模态进行分类可分为:① 单模态图像之间的配准,即待配准的图像由相同的成像设备获取;② 多模态图像之间的配准,即待配准的图像来源于不同的成像设备;③ 患者和模态之间的配准,即应用于放射治疗和计算机辅助手术中的定位等。

Ⅲ.根据图像的主体进行分类可分为:① 患者自身的图像配准;② 不同患者之间的图像配准;③ 患者与图谱之间的配准等。

Ⅳ.根据图像的成像部位进行分类可分为:① 头部图像;② 胸部图像;③ 腹部图像等。

(2)根据用户交互性分类,可分为:① 交互的;② 半自动的;③ 自动的。

(3)根据配准所基于的特征本质,可分为:① 基于特征的图像配准,即需要进行图像的分割来提取图像的特征信息;② 基于灰度的图像配准,即使用图像的统计信息作为配准的相似性度量。

5.2.5　医学图像的三维可视化

自 20 世纪 90 年代起,综合了计算机图像处理与分析、真实感计算机图形学、虚拟现实等技术的医学影像的三维可视化技术一直是国内外研究与应用的热点。所谓医学图像的三维可视化技术就是指利用一系列的二维切片图像重建三维图像模型并进行定性、定量分析的技术,如图 5-9 所示。

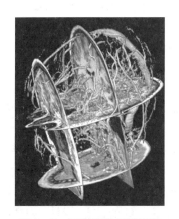
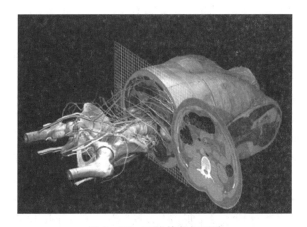

图 5-9　医学图像三维重建　　　　　图 5-10　三维体数据重建

传统上,医生需要对见到的二维 CT、MRI 图像通过大脑的想象还原出患者的三维结构,这种方法很大程度上依赖于医生的主观想象和临床经验,缺乏直观性和准确性。通过三维重建可以科学、准确地重建出被检物体,克服了传统方法中的不确定因素。此外,通过对三维图像的切片重组可以获得任意平面的虚拟切片,解决了实际检查中医生感兴趣的组织没有在胶片上得到显示的问题,最大限度地再利用了图像信息。实现人体组织切片图像三维重建主要包括以下几个步骤:首先要获取目标图像序列;然后对图像序列进行预处理,以获取用于重建图像的数据;最后根据所获得的图像数据重建出人体器官的三维图像,如图 5-10 所示。

目前,医学图像三维重建的方法大致可分为三种:① 通过断层间的轮廓线拟合表面;

② 直接从三维体数据生成等值面;③ 不构造表面,对每个体素赋予颜色和阻光度,进行直接体绘制。前两种属于面绘制的重建方法,第三种属于体绘制的重建方法。面绘制方法的最大特点是采用曲面造型技术,生成数据场等值面的曲面表示,再采用面光照模型计算出绘制图像。与面绘制相比较,体绘制的一个主要特点就在于放弃了传统图形学中,体由面构造的这一概念,直接分析光线穿过三维体数据场时的变化,得到最终的绘制结果。所以体绘制有时也被称为直接体绘制。

1. 基于面绘制的重建方法

基于面绘制的重建方法表面表示是三维物质形状最基本的方法,它可以提供三维物体的全面信息。它的基本思想是提取感兴趣物体的表面信息,再用绘制算法根据光照、明暗模型进行消隐和渲染后得到显示图像。在计算机图形学领域,面绘制算法目前已经发展到较为成熟的阶段,其具体形式有两种:边界轮廓线表示和表面曲面表示。

边界轮廓线表示算法的基本思想是根据体数据由很多平等切片组成的特点,先求出每张切片中物体的闭合轮廓,然后将相邻切片之间的轮廓连接生成物体表面。这种轮廓线表示方法简单并且数据量小,但它在确定多分支等值线在相邻切片间的拓扑关系以及分支顶点的连接关系比较困难,并且显示画面质量粗糙。

表面曲面表示算法是直接从三维数据生成等值面,其中最具代表性的是移动立方体(Marching Cubes,MC)算法。除 MC 算法外,还有剖分立方体(Diving Cubes)算法,立方体(Cuberile)算法等。

移动立方体(MC)算法是 W·Lorensen 和 Cline 于 1987 年提出来的一种三维重建方法,其基本思想是在数据体中将位于两个相邻切片上 2×2×2 共 8 个相邻的体素组成一个 CUBE(立方体),用密度值将每个体素区分为对象内和对象外两类,然后根据此分类对 CUBE 进行编码。所有非同构的 CUBE(即 8 个体素不全在对象内或对象外)必然包含对象的表面,然后用插值的方法得到对象表面在 CUBE 各边的切点,最后按一定规则将这些切点连接成相邻的三角形以代表此 CUBE 内对象的表面,通过计算密度的梯度求得表面的方向。此算法实现容易,得到了广泛的应用,并且在美国已经申请专利,被公认为是至今为止最流行的面显示算法之一。但该算法存在下述缺点:产生的结果是大量散乱的三角面片;对某些层间数据密集度较低的医学图像,MC 算法会产生"台阶"一样的中间层;构造等值面时存在二义性等,这些缺点对三维模型重构、显示速度、再现效果及后继简化处理影响很大,所以针对这些不足,近年来提出了很多 MC 的改进算法,如 MT,MB 等。

剖分立方体(Dividing Cubes)算法是针对三维数据场具有很高密度的情况提出来的。因为在这种情况下,用 MC 方法在单元中产生的小三角面片与屏幕上的像素差不多大,甚至还要小,这样通过插值计算小三角面片是没有必要的。这时完全可以通过用该单元中心点的一个小面片来代替单元内的等值面,从而省去大量的计算空间。剖分立方体方法逐步扫描每个单元,当单元的八个顶点越过等值面值时,将该单元投影到显示图像上。若投影面积大于一个像素的大小,则该单元被分割成更小的子单元,直接使子单元在显示图像上的投影为一个像素大小。当然,其结果仅为等值面的近似表示,但对于数据场密度值很高的医学图像来说,其视觉效果是可以接受。

立方体(Cuberille)算法实际上把整个单元看作是由同一物质构成,这样,一个不透明单元可以用该单元的同一色彩的六个面来表示(绘制)。该方法简单、快捷,但画面粗糙,显示图像给人一种"块状"感觉,不能很好地显示对象的细节。

2. 基于体绘制的重建方法

基于体绘制的重建方法的中心思想是为每一个体素指定一个不透明度(Opacity),并考虑每一个体素对光线的透射、发射和反射作用。光线的透射取决于体素的不透明度;光线的发射则取决于体素的物质度(Objectness),物质度愈大,其发射光愈强;光线的反射则取决于体素所在的面与入射光的夹角关系。体绘制的步骤原则上可分为投射、消隐、渲染和合成等 4 个步骤。体绘制按处理对象的不同,可分为对三维空间规则数据场的体绘制和对三维空间不规则数据场的体绘制。其中不规则数据场指的是结构化数据场中的不规则数据和非结构化数据,象有限元分析及计算流体力学所产生的数据一般都属于这一类,在这类数据场中,体素的形状不同,大小不一,因而导致各种算法的效率降低。迄今为止,研究和开发三维不规则体数据的可视化算法仍然是一个有待进一步解决的问题。而对于规则数据场的体绘制研究趋于成熟,它有四种常用的算法:射线投射法(Ray casting),抛雪球法(Splatting),剪切—曲变法(Shear-Warp)和基于硬件的 3D 纹理映射方法(3D Texture-Mapping Hardware)。

射线投射法(Ray casting)的基本原理是根据视觉成像原理,构造出理想化的物理视觉模型,即将每个体素都看成为能够透射、发射和反射光线的粒子,然后根据光照模型或明暗模型,依据体素的介质特性得到它们的颜色(灰度图像为亮度)和不透明度,并沿着视线观察方向积分,最后在象平面上形成具有半透明效果的图像。

抛雪球法(Splatting)与射线投射法不同,抛雪球算法是反复对体素进行运算。它用一个称为足迹(Footprint)的函数计算每一体素投影的影响范围,用高斯函数定义强度分布(中心强度大,周边强度小),从而计算出其对图像的总体贡献,并加以合成,形成最后的图像。由于这个方法模仿了雪球被抛到墙壁上所留下的一个扩散状痕迹的现象,因而得名"抛雪球法"。因为抛雪球算法是"以物体空间为序"的体绘制算法,所以它的优点就是能按照体数据存储顺序来存取对象,同时只有与图像相关的体素才被投射和显示,这样可以大大减少体数据的存取数量,而且算法适合并行操作。

剪切-曲变法(Shear-Warp)目前被认为是一种速度最快的体绘制算法。它采用一种关于体素和图像的编码方案,在遍历体素和图像的同时可以略去不透明的图像区域和透明的体素。在预处理时,体素经过不透明度初分类,再按行程长度编码(Run-Length Encoded,RLE),然后用类似于射线投射法的方法进行绘制。其绘制过程可简化为通过剪切出适当的编码体素使射线正交于所有的体素层,利用双线性插值在遍历的体素层内得到它们的采样值,再通过曲变将体素平行于基准平面的图像转换为屏幕图像。

3D 纹理映射方法(3D Texture-Mapping Hardware)首先由 Cabral 应用于无明暗处理的体绘制。其方法是首先将体数据装载到纹理内存,再由硬件将平行于视平面的多边形层片转变为图像。这些层片是由后向前地进行融合,插值滤波器为三次或四次线性函数,而层片间的距离可以任意选择。目前,这种方法已被推广应用到具有明暗处理的体绘制中。

5.3 ▶ 医学图像处理系统的应用

5.3.1 虚拟内窥镜系统

内窥镜技术在临床疾病诊断中有着广泛的应用,但是在检查过程中必须向病人体内插入内窥探头,这样不仅给病人带来不适,而且医生操作起来十分不便。现代医学影像技术与虚拟现实技术的快速发展为虚拟内窥镜发展提供了动力。

虚拟内窥镜技术是虚拟现实技术在现代医学中的应用。它利用医学影像作为原始数据,融合图像处理、计算机图形学、科学计算可视化、虚拟现实技术,模拟传统光学内窥镜的一种技术。克服了传统光学内窥镜需把内窥镜体插入人体内的缺点,是一种完全无接触式的检查方法,还可应用于辅助诊断、手术规划、实现手术的精确定位和医务人员的培训等。从它出现到现在,该研究领域越来越受到研究人员的关注。虚拟内窥镜系统的处理过程主要分为五个基本步骤,包括放射影像的数据采集、图像的组织分割、路径规划、三维重建、实时绘制,如图 5-11 所示。

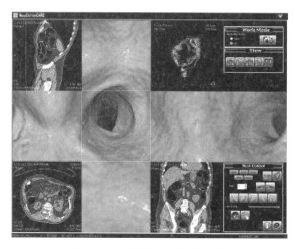

图 5-11 虚拟内窥镜系统成像

1. 数据采集

由 CT 或 MRI 等设备采集 2D 的医学切片图像,经 3D 重建后的图像质量主要取决于数据采集的方式和分辨率,分辨率又由切层厚度和矩阵大小决定。气管、支气管、胃、肠系统的检查首选螺旋 CT,可以缩短采集时间,从而减少由于病人呼吸和移动造成的伪影,还可以在不增加曝光时间的情况下提供重叠的图像资料。重建要求层间的数据集具有连贯性,操作者可以改变图像重叠的程度,以获得较好的图像效果。原始的图像分辨率越高,重建的图像效果越好。

在神经系统内窥镜研究中一般选择 MRI,因为头部较固定,可以较长时间地采集数据,得到高分辨率的图像。在过去的十几年中技术有了很大发展,成像序列方法、磁场强度和梯度线圈工艺得到了改进,使得可以在短时间内采集到高清晰度的图像。目前还处于实验阶段的高磁场所产生的图像具有惊人的高清晰度,为虚拟内窥镜的发展和应用奠定了基础。

2. 图像的组织分割

由于实际的医学图像数据集等提供的断层切片图像除了包含特定组织外,还包含了其他的信息,必须将特定的组织、器官分割出来才能实现重建。分割是指区分相邻组织结构特征的过程。目前主要使用手工、半自动、自动分割三种方法。由于医学图像的复杂性,完全自动并精确地实现组织的分割是非常困难的,而手工分割的工作量太大,因此使用医学知识并结合快速精确的技术半自动地实现组织分割是比较现实的,也是目前常用的方法。发展自动分割技术是发展虚拟内窥镜技术的关键。

3. 路径规划

由于在采用体重建绘制结果图像过程中涉及巨大的数据量,考虑到实时性要求,一般是首先进行路径规划,抽取出对应空腔结构组织器官的中心路径,然后按照这条关键路径进行漫游。

4. 三维重建

三维重建是将切片数据集重新构造成实体的过程。系统的重建有表面重建和体重建两种方法。表面重建是由切片数据集提供的数据中抽取出等值面,由点、线构造出对象的几何表面,然后再由传统的图形学技术实现表面绘制。通过抽取等值面构造的表面模型,会丢失三维数据场中的细节信息,有些分界面也有可能被扩大,也就是说保真性较差。因此,虽然通过表面模型可以有效地绘制三维体的表面,但缺乏内部信息的表达。体重建实际上不通过构造中间对象,直接由数据本身重现实体。数据中的一个数据作为一个表示实体的基本单元 5 体素,每一个体素都有颜色、不透明度、梯度等相应的属性。首先根据数据点值对每一体素赋以不透明度和颜色值;再根据各体素所在点的梯度以及光照模型计算出各数据点的光照强度;然后根据体光照模型,将投射到图像平面中同一个像素点的各体素的半透明度和颜色值从前向后或者从后向前组合在一起,形成最终的结果图像。根据不同的绘制次序,体绘制方法目前主要分为两类:以图像空间为序的体绘制算法和以对象空间为序的体绘制算法。实时绘制按照重建的结果,模拟虚拟摄像机在人体组织器官内部移动产生的效果,根据相应的视点位置、视线方向实时显出对应的景象,这是实时绘制的主要任务。

5.3.2 基于医学图像的计算机辅助诊断

近年来,随着计算机技术的高速发展,计算机辅助诊断 CAD 技术在一些医疗发达国家的相应领域取得了较快的发展,特别是在涉及医学影像学的领域。实践证明,CAD 在提高诊断准确率、减少漏诊、提高工作效率等方面起到了极大的积极促进作用。

计算机辅助诊断在医学中的应用可追溯到 20 世纪 50 年代。

1959 年,美国学者 Ledley 等首次将数学模型引入临床医学,提出了计算机辅助诊断的数学模型,并诊断了一组肺癌病例,开创了计算机辅助诊断的先河。

1966 年,Ledley 首次提出"计算机辅助诊断"(computer-aided diagnosis,CAD)的概念。20 世纪 80 年代初,计算机辅助诊断系统获得进一步发展,其中应用在中医领域的专家系统最为引人注目。计算机辅助诊断的过程包括病人一般资料和检查资料的搜集、医学信息的量化处理、统计学分析，直至最后得出诊断。当时较为流行的模型有 Bayes 定理、最大似然法模型、序贯模型等。

20 世纪 90 年代以来，人工神经网络（artificial neural network，ANN）快速发展，它是模仿人大脑神经元工作原理的一种数学处理方法。由于它具有自学习能力、记忆能力、预测事件发展能力等，因此可以起到辅助诊断的作用，在分类、诊断方面，人工神经网络方法比传统的方法（概率统计法、数学模型等）有更优越的性能。可以说，人工神经元网络是代表当前最先进的人工智能技术之一。

CAD 研究在 20 世纪 60 年代之后一度陷入低谷，究其原因，一方面由于人们对于 CAD 期望过高，希望能够借助计算机实现自动诊断（automated diagnosis）；另一方面 CAD 的研究发展仍然受限于相应的理论算法和原理分析的匮乏。这种内外皆有的双重困境直到八九十年代，由于计算机技术及各种数学、统计学的快速发展，才得以有了质的改善，在一些发达国家的医学影像学领域才获得较快发展，并取得了可喜的成就。目前，国外学者对于计算机辅助诊断在医学影像学中的含义基本达成共识，即：应用计算机辅助诊断系统时最终诊断结果仍是由医生决定的（并不是完全的由机器进行自动诊断），只是医生在判断时会参考计算机的输出结果，这样使得诊断结果更客观更准确。目前国外学者强调计算机的输出结果只是作为一种参考（second opinion），这与最初六七十年代的计算机自动诊断的观念以及现在某些人对于 CAD 的理解是不同的。医学影像学中，计算机的输出结果是定量分析相关影像资料特点而获得的，其作用是帮助放射科医师提高诊断准确性以及对于图像、疾病解释的一致性（consistency），或者说，计算机的输出结果只可以作为一种辅助手段，而不能完全由其进行相应的诊断。CAD 之所以能够提高医生的诊断准确性，原因在于，在传统诊断方法中，放射科医生的诊断完全是主观判断过程，因而会受到诊断医生经验及知识水平的限制和影响；其次，医生诊断时易于遗漏某些细微改变；再次，不同医师间及同一医师间的阅片差异的影响。而计算机客观的判断对于纠正这些错误和不足具有巨大的优势。计算机辅助诊断（computer aided diagnosis，CAD）或计算机辅助检测（computer aided detection，CAD）是指通过影像学、医学图像处理技术以及其他可能的生理、生化手段，结合计算机的分析计算，辅助发现病灶，提高诊断的准确率。现在常说的 CAD 技术主要是指基于医学影像学的计算机辅助技术。与所述计算机辅助检测（CAD）相区别，后者重点是检测，计算机只需要对异常征象进行标注，在此基础上进行常见的影像处理，并无需进行进一步诊断。即，计算机辅助诊断是计算机辅助检测的延伸和最终目的，相应地，计算机辅助检测是计算机辅助诊断的基础和必经阶段。CAD 技术又被称为医生的"第三只眼"，CAD 系统的广泛应用有助于提高医生诊断的敏感性和特异性。

通常医学影像学中计算机辅助诊断分为三步：

（1）图像的处理过程（预处理），其目的是把病变从正常结构中提取出来。在这里图像处理的目的是使计算机易于识别可能存在的病变，让计算机能够从复杂的解剖背景中将病变及可疑结构识别出来。通常此过程先将图像数字化（经过一定的 AD 转换），一般用扫描仪将图像扫描，如果原始图像已经为数字化图像，如 DR、CT、MRI 图像则可省去此步。针对不同的病变，需要采用不同的图像处理和计算方法，基本原则是可以较好地实现图像增强和图像滤波，并达成通过上述设计好的处理过程，计算机得以将可疑病变从正常解剖背景中分离、显示出来。

（2）图像征象的提取（特征提取）或图像特征的量化过程。目的是将第一步提取的病变特征进一步量化，即病变的征象分析量化过程。所分析征象是指对病变诊断具有价值的影像学表现，如病变的大小、密度、形态特征等。

（3）数据处理过程。将第二步获得的图像征象的数据资料输入人工神经元网络等各种数学或统计算法中，形成 CAD 诊断系统，运用诊断系统，可以对病变进行分类处理，进而区分各种病变，即实现疾病的诊断。这一步中常用的方法包括决策树、神经元网络、Bayes 网络、规则提取等方法，目前神经元网络应用十分广泛，并取得较好的效果。

5.3.3　医学图像处理在外科手术及放疗中的应用

在目前恶性肿瘤的治疗中，放射治疗是一种非常重要的治疗手段。据世界卫生组织的统计，大约有 70% 的肿瘤患者在病程的不同时期需要接受放射治疗。临床上常用的钴 60 治疗机、直线加速器分别产生的 γ 射线和 X 射线与电子线，虽然利用现代高新技术能在一定程度上提高放疗效果，但从最大限度地杀死肿瘤细胞，同时又极大可能性地保护正常组织的这一原则来看，这些还是不尽人意。因为，它们所产生的放射线进入人体后，不可避免地在照射肿瘤的同时也照射了人体其他器官和组织，也就是说，在对肿瘤进行治疗的同时，放射线对肿瘤周围的正常组织也造成损伤。所以，在治愈病人疾病的同时都难以保证病人的生活质量和生存质量。

三维立体适形放疗技术可根据不同病人的肿瘤具体大小、深度、形状进行三维定位，从而最大限度地将放射剂量集中到人体肿瘤（病变）区域，杀灭肿瘤细胞，使人体肿瘤周围正常组织和器官少受或免受不必要的照射损伤，提高了肿瘤局部控制率以大大提高放疗疗效，减少放疗并发症。适形放射治疗技术标志着肿瘤放射治疗进入了"精确定位、精确计划设计、精确治疗"为特征的时代，其结果是：高剂量分布区与靶区的三维形状的适合度较常规治疗大有提高；进一步减少了周围正常组织和器官卷入射野范围。但是在使用适形放疗进行"精确治疗"之前，首先必须进行"精确定位"和"精确计划"。这就需要使用 TPS 系统对人体的受照射情况进行模拟，从而得到精确的放疗计划。

TPS(Treatment Planning System)是放射治疗计划系统的简称。其作用是在临床的放射治疗前，对被照射的病灶进行精确的定位，模拟射线照射时的剂量分布情况，辅助医生制定准确的放射计划，使放射治疗在最大程度杀死癌变细胞的同时，避免或减少对正常组织的伤害，并避免关键组织受到射线照射。目前，在进行放射治疗之前的计划制定主要有以下方法：依靠医生的经验确定照射参数，由于医生需凭经验由多幅二维图像去估计病灶的大小以及形状，"构思"病灶与周围组织的三维几何关系，而不能精确地确定照射方式、射线角度、照射位置、射线形状等参数。照射时往往无法完全将最大剂量控制在靶区位置，造成正常组织的损伤，或无法有效地杀死癌变组织。简单的二维 TPS 系统定制放疗计划，依靠某一方向的 CT 切片数据进行模拟放射。平面的影像由于缺乏空间的三维信息，只能显示单一方向和尺寸的平面切片信息，不能直观地反映病灶区的情况，无法模拟真实的立体放疗，所以仍然需要通过医生的经验确定放疗计划。然而，一个完善的 TPS 系统，需要精确地对病灶区进行定位，准确描述病灶区域、关键组织、相关组织及人体的空间关系，能够真实地模拟立体放疗精度、减少放射损伤的目的。

采用三维放疗计划系统进行常规放疗定位和立体定位,是国际先进技术,将成为立体定向放疗和适形放疗的必不可少的配套系统。TPS首先需要根据一系列二维医学影像数据建立空间的数据场,重构出人体、关键组织和病灶的三维模型,再根据设定的放射参数模拟放射过程,建立放射剂量数据场,在剂量场中计算等剂量区域,通过对等剂量区域和病灶区域的对比检查,纠正或修改放射参数以达到最佳效果,从而在正式进行放射治疗之前确保治疗精度,并保证医生对放射治疗效果有直观准确的影像,如图5-12所示。但是TPS始终是计算机模拟人体进行的,往往和实际人体有一些差距,这样就有可能在实际治疗中产生和计划结果不相符合的结果。所以,在很多治疗中,为了保证治疗的准确性,保证病人的安全,都采用固体水体模模拟照射和TPS相结合的治疗方法,用TPS得到的计划照射体模,得到计划在这个体模中的照射区域和剂量分布,然后和TPS模拟的数据相比较,经过医生的判断,对TPS的计划进行修改,继续试验,直到得到满意的计划和结果,才把TPS的计划用于实际治疗中。

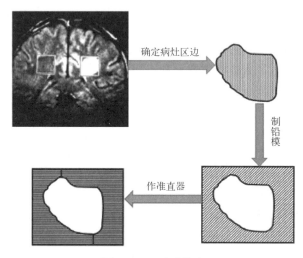

图5-12　适形放疗

5.3.4　数字化虚拟人体的计划与研究

所谓"数字化虚拟人体",是将人体结构及其功能数字化,通过计算机技术,在计算机屏幕上显示可视的、仿真的模拟人体。这一概念最早由美国国家医学图书馆于1989年正式提出,即著名的VHP(Visible Human Project)项目。项目要求通过采集人体CT、MRI和人体切片的组织学图像数据集,利用计算机图像处理技术重新构建出各种虚拟人体器官。并先后于1994年11月和1995年11月公布了一男一女两套数字化虚拟人体数据集。韩国亚洲大学医学院2001年3月完成了"可视韩国人"男性韩国人体的数据采集工作,这也是东方第一例有关人种特征的人体数据采集。2001年11月以"中国数字化虚拟人体的科技问题"为主题的第174次香山会议的召开,并于2003年2月和5月先后发布了虚拟中国人女性1号和虚拟中国人男性1号两套人体切片数据集的采集工作,如图5-13所示。

数字化虚拟人体一般可分为四个发展阶段,即:

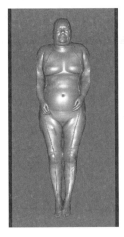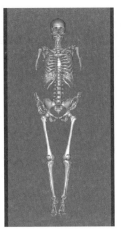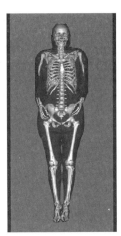

图 5 - 13　虚拟人体

第一阶段:"虚拟可视人",即通过对真人尸体获取连续切片的图像,再经过计算机 3D 重建技术,形成可视的虚拟人体结构图像。

第二阶段:"虚拟物理人",即将人体各种不同结构的功能特性,赋加到虚拟解剖人的框架上,使其具有某些物理特性,例如骨骼遭受暴力会断裂,肌肉切割会向两端回缩等。

第三阶段:"虚拟生物人",即将生命科学研究的成果赋加到虚拟解剖人或虚拟物理人的框架上,具有新陈代谢、生老病死等生理学功能。

第四阶段:"虚拟智能人",即在虚拟生物人的基础上进一步将人的思维活动的高级认知功能也赋加到虚拟人框架上,这种虚拟人就成了具有巨大存储容量和并行运算速度功能的虚拟智能人了。

虚拟人的构建通常需要选取一具尸体,将人体切成非常薄的片,利用数码相机和扫描仪对已切片切面进行拍照、分析,之后将数据输入电脑,最后由电脑合成三维的模型作为人类生理结构,以便真正运用到实际中。针对切片厚度的选择,钟世镇院士认为,"虚拟人"的切削和数据集的建立应与实际应用紧密联系在一起,充分考虑其实际作用,如图 5-14 所示。

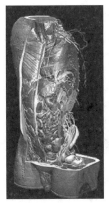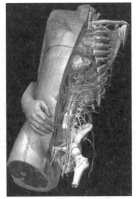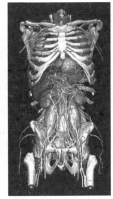

图 5 - 14　虚拟人体任意角度切割

数字化虚拟人体的研究，在医学教育上开创了一个全新的数字解剖学时代；在医学临床中，制定手术方案，对患者的数字化虚拟人体实施仿真模拟手术，以及新药试验等方面也都具有重要意义。此外数字化虚拟人体还可以应用于航空航天、防护安全、服装产业、竞技体育、军事训练等多个学科和领域。

【微信扫码】
拓展阅读

第6章

医药信息处理

医药信息是对医药数据进行采集、存储、加工和展现的一门科学。医药数据十分庞杂，急需将这些数据快速而准确的转变成有用的医药知识，从而应用于各类医学应用实践中。因此，面向医药领域的信息处理越来越受到关注，主要处理方式包括统计分析和数据挖掘，利用这些技术可以获得隐藏在数据中反映事物本质特点和预测事态发展趋向的有用知识，并且以这些知识为基础可以用来辅助科学决策。

6.1 医药数据处理概述

6.1.1 医药数据特点

获取的知识和信息广泛适宜的医药数据是一个笼统的概念，其涵盖了医学和药学的各类数据，这些数据具有来源众多、形式各异、结构复杂等特点。

(1) 多源异构性

医药数据从来源上来看，有临床数据、生物医学数据、实验数据等；从数据格式来看，有文本数据、图像数据、音频数据、视频数据等；从结构化程度来看，有结构化数据、半结构化数据、非结构化数据等。这些不同种类数据具有不同的性质和医学价值。如何处理多源异构数据是医药数据处理探讨的重要课题。

(2) 形式多样性

根据研究的问题不同，医药数据的形式也不同。实验研究数据往往采用分组实验对照，其数据量小且较为规整；临床研究数据多采用随机对照实验(Randomized Controlled Trial, RCT)，其样本量相对较多，形式相对规整，但存在数据缺失、记录不正确等问题；生物医学实验(如基因组学、蛋白质组学、免疫组学等)，借助现代监测仪器对实验样本进行测试，数据量巨大，对分析处理要求较高。

(3) 结构高度复杂性

医药数据的复杂性表现在保存形式的复杂性和数据本身复杂性，一方面临床诊疗多为半结构化文本数据、理化检测多为结构化文本数据、影像检查多为图像数据等,不同结构的数据给后期数据整理带来障碍;另一方面,数据中包含大量的专业医药用语,仅疾病名称就有 3 万多种,此外还有药物、检查、理化指标名称等,这些数据需要专业人员进行分析和解读。

6.1.2　医药数据处理过程

医药数据的性质和特点决定了医药数据处理的重要性。实际分析过程中,要根据数据特点选择合适的处理方法。数据分析领域有一句著名的俚语“Garbage in, garbage out”。可见,高质量的数据和有效的技术一样,决定着整个工作的效果好坏。如果进行分析、挖掘的算法是基于这些“脏”数据的,那么挖掘效果会受到噪声的干扰而产生偏差。因此,采用数据预处理技术,对数据进行处理,清除无效的、虚假的数据是进行有效数据处理的基础。

(1) 数据预处理

数据预处理(data preprocessing)是在数据分析以前对数据进行的一些规范化整理。比如噪声、矛盾(如年龄和出生日期矛盾)、冗余、缺项等。数据预处理有多种方法:数据清理、数据集成、数据变换、数据归纳等。这些数据处理技术在数据挖掘之前使用,大大提高了数据挖掘模式的质量,降低实际挖掘所需要的时间。

(2) 分析挖掘

分析挖掘包括数理统计和数据挖掘两大类。广义上,数理统计和数据挖掘都是基于概率统计基础的,因而没有本质性区别;狭义上,数理统计偏于进行统计推断,即从样本推断总体的规律,而数据挖掘是从大样本中提取“知识”。

数理统计是指用适当的统计分析方法对收集来的大量数据进行分析,提取有用信息和形成结论而对数据加以详细研究和概括总结的过程。在统计学领域,常将数据分析划分为描述性统计分析、探索性数据分析以及验证性数据分析;其中,描述性统计分析侧重于概括、表述事物整体状态以及事物间关联和类属关系。探索性数据分析侧重于在数据之中发现新的特征,而验证性数据分析则侧重于已有假设的证实或证伪。

数据挖掘(Data Mining),又译为资料探勘、数据采矿。它是数据库知识发现(Knowledge Discovery in Databases,KDD)中的一个步骤。数据挖掘一般是指从大量的数据中通过算法搜索隐藏于其中信息的过程。数据挖掘通常与计算机科学有关,并通过统计、在线分析处理、情报检索、机器学习、专家系统(依靠过去的经验法则)和模式识别等诸多方法来实现上述目标。

(3) 结果分析及展示

通过分析挖掘过程产生大量的规则和知识,这些规则和知识往往采用符号或数据的形式展示,不便于理解。采用可视化技术对分析挖掘结果进行展示,可以有效解释并评估分析挖掘结果。可视化把数据转换成图形,给予人们深刻与意想不到的洞察力,在很多领域使科学家的研究方式发生了根本变化。可视化技术的应用大至流行性疾病的传播演化模拟,小至分子结构的演示,无处不在。常用的可视化图表形式如图6－1所示。

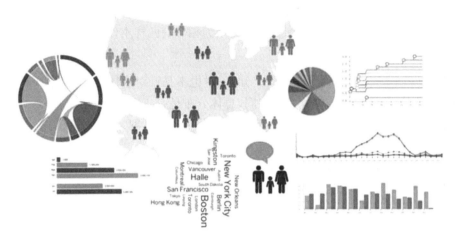

图 6-1　数据可视化

6.1.3　常用医药数据处理方法

6.1.3.1　统计分析方法

统计分析方法是指有关收集、整理、分析和解释统计数据，并对其所反映的问题做出一定结论的方法。统计方法是一种从微观结构上来研究物质的宏观性质及其规律的独特的方法。常用的统计分析方法包括：描述统计、假设检验、信度分析、效度分析、相关项分析、生存分析、判别分析等。本节仅就其中最基本的描述统计和统计推断做简要介绍。

1. 描述统计

描述性统计是指运用制表和分类，图形以及计算概括性数据来描述数据的集中趋势、离散趋势、偏度、峰度。

（1）缺失值填充：常用方法：剔除法、均值法、最小邻居法、比率回归法、决策树法。

（2）正态性检验：很多统计方法都要求数值服从或近似服从正态分布，所以之前需要进行正态性检验。常用方法：非参数检验的 K-量检验、P-P 图、Q-Q 图、W 检验、动差法。

2. 假设检验

（1）参数检验

参数检验是在已知总体分布的条件下（一般要求总体服从正态分布）对一些主要的参数（如均值、百分数、方差、相关系数等）进行的检验。

1）u 检验使用条件：当样本含量 n 较大时，样本值符合正态分布。

2）t 检验使用条件：当样本含量 n 较小时，样本值符合正态分布。其中 t 检验又可以分为：

a）单样本 t 检验：推断该样本来自的总体均数 μ 与已知的某一总体均数 μ_0（常为理论值或标准值）有无差别；

b）配对样本 t 检验：当总体均数未知时，且两个样本可以配对，同对中的两者在可能会影响处理效果的各种条件方面极为相似；

c）两独立样本 t 检验：无法找到在各方面极为相似的两样本作配对比较时使用。

（2）非参数检验

非参数检验则不考虑总体分布是否已知，常常也不是针对总体参数，而是针对总体的某些一般性假设（如总体分布的位置是否相同，总体分布是否正态）进行检验。

适用情况：顺序类型的数据资料，这类数据的分布形态一般未知。

1）连续数据，但总体分布形态未知或者非正态；

2）总体为正态分布，数据也是连续类型，但样本容量极小，如 10 以下；

主要方法包括：卡方检验、秩和检验、二项检验、游程检验、K-量检验等。

6.1.3.2　数据挖掘方法

数据挖掘中常用的一些技术：关联规则、聚类分析、决策树、朴素贝叶斯、神经网络、遗传算法、粗糙集、模糊集等数据挖掘的技术。近年来，深度学习在图像识别、语音识别等方面取得突破，代表性的算法有卷积神经网络（Convolutional Neural Networks，CNN）、长短时记忆神网络（Long Short-Term Memory，LSTM）、递归神经网络（Recurrent Neural Network，RNN）等。下面就常用的数据挖掘方法做简要介绍。

1. 关联规则（Association Rule）

数据关联是数据库中存在的一类重要的可被发现的知识。若两个或多个变量的取值之间存在某种规律性，就称为关联。关联可分为简单关联、时序关联、因果关联。关联分析的目的是找出数据库中隐藏的关联网。有时并不知道数据库中数据的关联函数，即使知道也是不确定的，因此关联分析生成的规则带有可信度。

2. 聚类分析（Cluster Analysis）

将物理或抽象对象的集合分组成为由类似的对象组成的多个类的过程称为聚类。由聚类所生成的簇是一组数据对象的集合，这些对象与同一个簇中的对象彼此相似，与其他簇中的对象相异。相异度是根据描述对象的属性值来计算的，距离是经常采用的度量方式。

3. 决策树（Decision Tree）

决策树是在已知各种情况发生概率的基础上，通过构成决策树来求取净现值的期望值大于等于零的概率，评价项目风险，判断其可行性的决策分析方法，是直观运用概率分析的一种图解法。由于这种决策分支画成图形很像一棵树的枝干，故称决策树。

4. 朴素贝叶斯（Naive Bayes）

朴素贝叶斯最核心的部分是贝叶斯法则，而贝叶斯法则的基石是条件概率。

$$p(c_i \mid x, y) = \frac{p(x, y \mid c_i) p(c_i)}{p(x, y)} \qquad \text{公式（6.1）}$$

朴素贝叶斯认为每个特征都是独立于另一个特征的。即使在计算结果的概率时，它也会考虑每一个单独的关系。它不仅易于使用，而且能有效地使用大量的数据集，甚至超过了高度复杂的分类系统。

5. 神经网络(Neural Network)

模拟人类神经结构设计的一种算法。在结构上,可以把一个神经网络划分为输入层、输出层和隐含层。输入层的每个节点对应一个个的预测变量。输出层的节点对应目标变量,可有多个。在输入层和输出层之间是隐含层(对神经网络使用者来说不可见),隐含层的层数和每层节点的个数决定了神经网络的复杂度。

除了输入层的节点,神经网络的每个节点都与很多它前面的节点(称为此节点的输入节点)连接在一起,每个连接对应一个权重 W_{xy},此节点的值就是通过它所有输入节点的值与对应连接权重乘积的和作为一个函数的输入而得到,我们把这个函数称为活动函数或挤压函数。

6. 遗传算法(Genetic Algorithms)

基于进化理论,并采用遗传结合、遗传变异、以及自然选择等设计方法的优化技术。主要思想是:根据适者生存的原则,形成由当前群体中最适合的规则组成新的群体,以及这些规则的后代。典型情况下,规则的适合度(Fitness)用它对训练样本集的分类准确率评估。

6.1.4　医药数据处理研究进展

1. 脑科学研究

脑科学是一门实践性很强的交叉学科,包含了神经科学、医学、数学、计算科学等多门学科。随着近几年深度学习的迅速发展,人工智能成了无论学术界还是互联网领域的一个重要的研究热点。然而,人类在认识世界和改造世界的过程中从自然界和生物特征汲取了大量的灵感和经验。追根溯源,人工智能的发展离不开脑科学的研究。历史上,神经科学和人工智能两个领域一直存在交叉,对生物脑更好的理解,将对智能机器的建造上起到极其重要的作用。

人工智能是模拟脑的一项主要应用,现在深度学习这种生物学简化的模型有它的优点,具有很好的数学解释性,可以在现有的计算机架构(冯诺依曼)上实现,但是同样有瓶颈,例如:计算代价高,不利于硬件实现等。尽管近年来深度学习和大数据的出现使得这种模型在一些任务上超越人类,但是对于人脑可以处理的复杂问题却无能为力,同时需要大量的计算资源和数据资源作为支撑。

相反人类大脑是一个极度优化的系统,它的工作耗能仅为 25 瓦特,神经元的数量却在 10 的 11 次方的数量级上,并且这其中的突触也达到了每个神经元有 10 000 个。这样庞大的网络却有如此低的能耗,这使得人类大脑在复杂问题的处理有绝对优势。

目前类脑计算的主要研究趋势分为三个方面:首先是基础的生物脑中的神经元,突触及记忆,注意等机制的建模;其次,基于生物机制建模的神经网络学习算法以及在模式识别等机器学习任务中的应用;最后,基于生物激励的算法和神经网络的硬件系统研究。

目前对于脑的认知机制的研究还存在很多空白,生物脑的运转机制的神秘面纱没有被彻底解开,只有少部分现象被发现。脑建模是在认知脑的基础上进行的,目前的类脑计算算法还有很大的研究价值,目前发现的生物学机制只有少部分使用了计算神经学的方式进行模拟,被用在类脑计算中的机制则更加有限。另外,计算机仿真工具和数学的理论分析仍然不够完善,类脑计算没有形成统一的理论框架,面对大数据时代还没办法取代深度学习等成

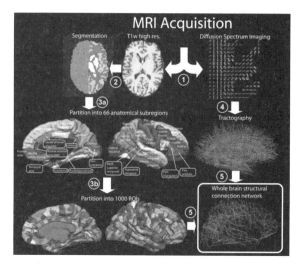

图 6-2   脑科学研究过程

熟算法和工具的地位。在软件仿真方面,一些小规模的仿真工具相继出现,在研究类脑计算机理方面做出了一定贡献。由于近年来深度学习发展,同样有很多工作结合了深度学习相关概念进行了研究和探索。

能耗高一直是传统神经网络领域的一个难以解决的问题,目前只能通过云技术对小型便携设备和需要单独处理任务的设备提供快速响应的人工智能服务。而类脑计算具有更好的硬件亲和力,不需要复杂的硬件进行矩阵运算,只需在接收到脉冲时处理脉冲信号,计算效率得到很大的提高,目前已经有一些片上系统的原型出现,初步提供了 SNN 构建的人工智能框架。

总之,类脑计算还有很多工作需要完成,大量有趣的、未知的和有挑战的问题需要解决,但这也是类脑研究的魅力所在。

2. 计算机辅助药物设计研究

计算机辅助药物设计的方法始于 1980 年代早期。当今,随着人类基因组计划的完成、蛋白组学的迅猛发展,以及大量与人类疾病相关基因的发现,药物作用的靶标分子急剧增加;同时,在计算机技术推动下,计算机药物辅助设计在近几年取得了巨大的进展。

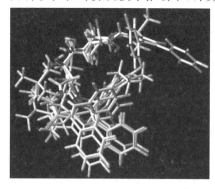

图 6-3   计算机辅助药物设计

计算机辅助药物设计(computer aided drug design)是以计算机化学为基础,通过计算机的模拟、计算和预算药物与受体生物大分子之间的关系,设计和优化先导化合物的方法。计算机辅助药物设计实际上就是通过模拟和计算受体与配体的这种相互作用,进行先导化合物的优化与设计。计算机辅助药物设计大致包括活性位点分析法、数据库搜寻、全新药物设计。

计算机辅助药物设计的一般原理是,首先通过 X-单晶衍射技等技术获得受体大分子结合部位的结构,并且采用分子模拟软件分析结合部位的结构性质,如静电场、疏水场、氢键作用位点分布等信息。然后再运用数据库搜寻或者全新药物分子设计技术，识别得到分子形状和理化性质与受体作用位点相匹配的分子，合成并测试这些分子的生物活性，经过几轮循环，即可以发现新的先导化合物。因此，计算机辅助药物设计大致包括活性位点分析法、数据库搜寻、全新药物设计。

6.2　统计分析

6.2.1　医药统计简介

（1）数据分析的类型

描述性数据分析：是对一组数据的各种特征的分析，以便描述测量样本的各种特征及其所代表的总体的特征。

推断性数据分析：也叫探索性数据分析，是为了形成值得假设的检验而对数据进行分析的一种方法。

验证性数据分析：是对社会调查数据进行的一种统计分析，通过因子间的关系是否符合研究者所设计的理论。

（2）定量数据的分类

计数值数据：不能连续取值的数据。

计量值数据：可以连续取值的数据。

差别：当数值是百分率时，取决于给出数值的数学式分子，分子为计量值，则求得的百分率是计量值；如分子为计数值，求得的百分率虽不是整数但也属于计数值。

（3）值得注意的概念

总体：指所要研究的对象的全体。

个体：指组成总体的每一个基本单位。

样本：从总体中随机抽出的一部分样品，样本中所包含样品数目称为样本大小，又叫样本量，常用 n 表示。

（4）数据的特征值

位置特征值：样本平均值 $\overline{X} = \dfrac{1}{n}\sum\limits_{i=1}^{n} X_i$

差异特征量：极差 $R = X_{\max} - X_{\min}$

标准差：$s = \sqrt{\dfrac{\sum\limits_{i=1}^{n}(X_i - \overline{x})^2}{n-1}}$

相对标准差：
$$RSD = \frac{s}{|\overline{x}|} \times 100\%$$
公式(6.2)

医药研究中所用的数据类型通常分为两类：定性数据和定量数据。

定性数据是将观察单位按某种属性归类得到的数据,其结果通常表现为类别;根据其类别是否有顺序又分为顺序数据和分类数据。

定量数据是指对每个观察单位某个变量用测量或者其他定量方法获得的结果,其结果表现为具体的数值,一般有计量单位。

6.2.2 统计推断和假设检验

$$
统计推断\begin{cases} 参数估计\begin{cases} 点值估计 \\ 区间估计 \end{cases} \\ 假设检验:均数间的比较,如比例、率的比较等 \end{cases}
$$

图6-4 统计推断

6.2.2.1 参数估计

(1) 基本概念

参数估计可以分为点估计和区间估计。点估计就是估计某个参数为某个数值(如样本均数、样本率等)。由于随机抽样存在抽样误差,点估计无法评价抽样误差的大小,而区间估计可以在95%可信度的尺度上估计参数的范围,范围越小,说明参数估计的抽样误差就越小。

假定资料 $X_1, X_2, \cdots, X_n$ 近似服从正态分布 $N(\mu, \sigma^2)$。

对于随机抽样而言,计算统计量 $t = \dfrac{\bar{x} - \mu}{s/\sqrt{n}} : t(n-1)$ 分布,因此 $\Pr(|t| < t_{0.05/2})$

$= 0.95$ 基于随机抽样而言和 $|t| < t_{0.05/2}$ 成立的概率为 0.95 前提下 $-t_{0.05/2} < \dfrac{\mu - \bar{x}}{s/\sqrt{n}} < t_{0.05/2}$

$\Leftrightarrow -\dfrac{t_{0.05/2}s}{\sqrt{n}} < \mu - \bar{x} < \dfrac{t_{0.05/2}s}{\sqrt{n}}$,总体均数的区间估计 $\bar{x} - \dfrac{t_{0.05/2}s}{\sqrt{n}} < \mu < \bar{x} + \dfrac{t_{0.05/2}s}{\sqrt{n}}$,这个区间称为总体均数的95%可信区间。

举例:在某地区7岁男孩的人群中随机抽样,抽取200人,测量其身高,得到样本均数为121 cm,样本标准差为5.4 cm,估计该地区7岁男孩人群的平均身高在什么范围内。

$$
\bar{x} \pm \frac{t_{0.05/2}s}{\sqrt{n}} = 121 \pm \frac{1.972 \times 5.4}{\sqrt{200}} = 121 \pm 0.753 = (120.247, 121.753) \text{cm}
$$

(2) 可信区间及其意义

计算 $(1-\alpha) \times 100\%$ 可信区间,称 $(1-\alpha)$ 为可信度

$$
\bar{x} \pm \frac{t_{\alpha/2(n-1)}s}{\sqrt{n}} \qquad\qquad 公式(6.3)
$$

可信度的意义:在同一正态总体中随机抽100个样本,每个样本可以计算一个95%可信区间,平均有95个可信区间包含该总体的总体均数。

可信度 $1-\alpha$ 越大,计算可信区间包含总体均数的正确率就越高,但可信区间的宽度就越大,也就是估计总体均数的精度就越差。

一般而言,95％可信区间是兼顾了正确性和估计精度,对于特殊情况,可以计算 90％可信区间或 99％可信区间。

对于随机抽样而言,随机抽取一个样本量为 n 的样本,计算 95％可信区间,则该区间将包含总体均数的概率为 95％,不包含其总体均数的概率为 0.05,这是一个小概率事件,对于一次随机抽样而言,一般是不会发生的,所以 95％可信区间一般被认为就是总体均数的范围。

6.2.2.2　假设检验

假设检验是用来判断样本与样本、样本与总体的差异是由抽样误差引起还是本质差别造成的统计推断方法。样本均数与总体均数不等或两样本均数不等,有两种可能:1) 由抽样误差所致;2) 两者来自不同的总体。

假设检验的一般思想包括小概率思想和反证法思想。所谓小概率思想是指小概率事件($P<0.01$ 或 $P<0.05$)在一次试验中基本上不会发生。

假设检验的反证法思想:先根据检验假设 H_0,建立适当的统计量,确定假设 H_0 成立情况下服从某个概率分布,设定一个范围。H_0 成立时,统计量进入这个范围,是一个小概率事件($P\leqslant 0.05$ 或更小),H_0 不成立时,统计量进入这个范围的概率较大。如果实际的抽样样本统计量进入这个范围,对 H_0 成立情况下是一个小概率事件,一般不会发生,由此推断假设 H_0 不成立。这就是小概率反证法思想。

举例:抛硬币。做如下假设:

原假设 H_0:正反面出现的机会均等;

备择假设 H_1:正反面出现机会不均等。

如果抛 20 次只有 1 次是正面的,你就有理由怀疑原来假设"正反面出现的机会均等"是错的(因为 H_0 为真时出现这种情况的概率太小了,而 H_1 为真时,出现这种情况的概率较大)。

第一步:提出检验假设(又称无效假设(原假设)null hypothesis,H_0)和备择假设(alternative hypothesis,H_1),其中:

H_0:假设两总体均数相等,即样本与总体或样本与样本间的差异是由抽样误差引起的。

H_1:假设两总体均数不相等,即两样本与总体或样本与样本间存在本质差异。

预先设定的检验水准(size of test)α 为 0.05,选择单双侧检验。

第二步:选定统计方法,计算出统计量的大小。

根据资料的类型和特点,可选用 t 检验,则计算 t 值;或其他检验方法:秩和检验和卡方检验等。

第三步:根据 α 和统计量在原假设成立的分布情况把统计量可能的取值范围分为拒绝范围和不拒绝范围。根据统计量计算值位于拒绝范围内还是非拒绝范围内进行统计推断,也可以根据统计量取值的大小及其分布确定检验假设成立的可能性 P 的大小并判断结果。

6.2.3　常用统计方法

常用的统计方法包括 t 检验、方差分析、卡方检验、秩和检验等,每一种统计方法都有其特点和适用范围。由于统计学课程会详细介绍相关知识,下面仅以 t 检验为例进行简要说明。

（1）t 检验基本概念

t 检验是假设检验的一种，又叫 Student's t 检验（Student's t test），主要用于样本含量较小（例如 $n<30$），总体标准差 σ 未知的正态分布资料。

t 检验分为单总体检验和双总体检验。

单总体 t 检验是检验一个样本平均数与一个已知的总体平均数的差异是否显著。当总体分布是正态分布，如总体标准差未知且样本容量小于 30，那么样本平均数与总体平均数的离差统计量呈 t 分布。

单总体 t 检验统计量为：$t=\dfrac{\bar{x}-\mu}{\dfrac{\sigma_x}{\sqrt{n-1}}}$，$\bar{x}=\dfrac{\sum\limits_{i=1}^{n}x_i}{n}$ 为样本平均数，其中 $i=1\cdots n,s=$

$\sqrt{\dfrac{\sum\limits_{i=1}^{n}(x_i-\bar{x})^2}{n-1}}$ 为样本标准偏差，n 为样本数。该统计量 t 在零假说：$\mu=\mu_0$ 为真的条件下服从自由度为 $n-1$ 的 t 分布。

双总体 t 检验是检验两个样本平均数与其各自所代表的总体的差异是否显著。双总体 t 检验又分为两种情况，一是独立样本 t 检验，一是配对样本 t 检验。

独立样本 t 检验统计量为：$t=\dfrac{\bar{x_1}-\bar{x_2}}{\sqrt{\dfrac{(n_1-1)s_1^2+(n_2-1)s_2^2}{n_1+n_2-2}\left(\dfrac{1}{n_1}+\dfrac{1}{n_2}\right)}}$　　公式（6.4）

s_1^2 和 s_2^2 为两样本方差；n_1 和 n_2 为两样本容量。

配对样本 t 检验可视为单样本 t 检验的扩展，不过检验的对象由一群来自常态分配独立样本更改为二群配对样本之观测值之差。

若二群配对样本 x_{1i} 与 x_{2i} 之差为 $d_i=x_{1i}-x_{2i}$ 独立且来自常态分配，则 d_i 之母体期望值 μ 是否为 μ_0 可利用以下统计量 $t=\dfrac{\bar{d}-\mu_0}{s_d/\sqrt{n}}$，$\bar{d}=\dfrac{\sum\limits_{i=1}^{n}d_i}{n}$ 为配对样本差值之平均数，其中

$i=1\cdots n,s_d=\sqrt{\dfrac{\sum\limits_{i=1}^{n}(d_i-\bar{d})^2}{n-1}}$ 为配对样本差值之标准偏差，n 为配对样本数。该统计量 t 在零假说：$\mu=\mu_0$ 为真的条件下服从自由度为 $n-1$ 的 t 分布。

（2）t 检验适用条件

1）已知一个总体均数；

2）可得到一个样本均数及该样本标准差；

3）样本来自正态或近似正态总体。

（3）t 检验步骤

以单总体 t 检验为例说明。

问题：难产儿出生数 $n=35$，体重均值为 3.42，$s=0.40$，一般婴儿出生体重 $\mu_0=3.30$（大

规模调查获得),问是否相同?

解:1. 建立假设、确定检验水准 α

$H_0 : \mu = \mu_0$ (零假设 null hypothesis)

$H_1 : \mu \neq \mu_0$ (备择假设 alternative hypothesis)

双侧检验,检验水准: $\alpha = 0.05$。

2. 计算检验统计量 $t = \dfrac{\overline{x} - \mu_0}{\dfrac{s}{\sqrt{n}}} = 1.77, v = n - 1$。

3. 查相应界值表,确定 p 值,查表, $t_{0.025/34} = 2.032, t < t_{0.025/34}, p > 0.05$,按 $\alpha = 0.05$ 水准,不拒绝 H_0,两者的差别无统计学意义。

6.2.4　常用统计软件

(1) SAS

SAS 是美国使用最为广泛的三大著名统计分析软件(SAS,SPSS 和 SYSTAT)之一,是目前国际上最为流行的一种大型统计分析系统,被誉为统计分析的标准软件。

SAS 为"Statistical Analysis System"的缩写,意为统计分析系统。它于 1966 年开始研制,1976 年由美国 SAS 软件研究所实现商品化。1985 年推出 SAS PC 微机版本,1987 年推出 DOS 下的 SAS6.03 版,之后又推出 6.04 版。以后的版本均可在 WINDOWS 下运行,目前最高版本为 SAS6.12 版。SAS 集数据存取、管理、分析和展现于一体,为不同的应用领域提供了卓越的数据处理功能。它独特的"多硬件厂商结构"(MVA)支持多种硬件平台,在大、中、小与微型计算机和多种操作系统(如 UNIX,MVS WINDOWS 和 DOS 等)下都可运行。SAS 采用模块式设计,用户可根据需要选择不同的模块组合。它适用于具有不同水平与经验的用户,初学者可以较快掌握其基本操作,熟练者可用于完成各种复杂的数据处理。

目前 SAS 已在全球 100 多个国家和地区拥有 29 000 多个客户群,直接用户超过 300 万人。在我国,国家信息中心、国家统计局、卫健委、中国科学院等都是 SAS 系统的大用户。SAS 已被广泛应用于政府行政管理、科研、教育、生产和金融等不同领域,并且发挥着愈来愈重要的作用。

(2) SPSS

SPSS(Statistical Package for the Social Science)是"社会科学统计软件包"的简称,是一种集成化的计算机数据处理应用软件,是世界上公认的三大数据分析软件之一(SAS、SPSS 和 SYSTAT)。1968 年,美国斯坦福大学 H. Nie 等三位大学生开发了最早的 SPSS 统计软件,并于 1975 年在芝加哥成立了 SPSS 公司,已有 30 余年的成长历史,全球约有 25 万家产品用户,广泛分布于通讯、医疗、银行、证券、保险、制造、商业、市场研究、科研、教育等多个领域和行业。伴随 SPSS 服务领域的扩大和深度的增加,SPSS 公司已决定将其全称更改为 Statistical Product and Service solutions(统计产品与服务解决方案)。目前,世界上最著名的数据分析软件是 SAS 和 SPSS。SAS 由于是为专业统计分析人员设计的,具有功能强大,灵活多样的特点,为专业人士所喜爱。而 SPSS 是为广大的非专业人士设计,它操作简便,好学易懂,简单实用,因而很受非专业人士的青睐。此外,比起 SAS 软件来,SPSS 主要针对着社会科学研究领域开发,因而更适合应用于教育科学研究,是国外教育科研人员必备的科研工具。1988 年,中国高教学会首次推广了这种软件,从此成为国内教育科研人员最常用的工具。

（3）S-PLUS

S-Plus 是由美国 MathSoft 公司（2001 年 MathSoft 总部迁到西雅图,并改名为Insightful 公司。2008 年 Insightful 公司被 TIBCO 收购）开发的一种基于 S 语言的统计学软件,是世界上公认的三大统计软件之一,主要用于数据挖掘、统计分析和统计作图等。S-Plus 的最大特点在于它可以交互地从各方面发现数据中的信息,并可以很容易地实现一个新的统计方法。另外,S-Plus 的数据可以直接来源于 Excel、Lotus、Access、SAS、SPSS 等软件,其兼容性极好。

（4）Statistica

Statistica 是一个整合数据分析、图表绘制、数据库管理与自订应用发展系统环境的专业软件。Statistica 不仅提供使用者统计、绘图与数据管理程序等一般目的的需求,更提供特定需求所需的数据分析方法（例如,数据挖掘、商业、社会科学、生物研究或工业工程等）。

（5）Eviews

Eviews 是 Econometrics Views 的缩写,直译为计量经济学观察,通常称为计量经济学软件包。它的本意是对社会经济关系与经济活动的数量规律,采用计量经济学方法与技术进行"观察"。另外 Eviews 也是美国 QMS 公司研制的在 Windows 下专门从事数据分析、回归分析和预测的工具。使用 Eviews 可以迅速地从数据中寻找出统计关系,并用得到的关系去预测数据的未来值。Eviews 的应用范围包括:科学实验数据分析与评估、金融分析、宏观经济预测、仿真、销售预测和成本分析等。

6.3 数据挖掘

6.3.1 医药数据挖掘简介

（1）基本概念

数据挖掘最新的描述性定义是由 Usama M. Fayy yad 等给出的:数据挖掘即数据库中的知识发现、描述、统计、分析与利用,就是从大量的数据库中提取人们感兴趣的相关知识,这些知识是人们一开始未知的、隐藏的、密集的、模糊的、看起来似乎随机的信息,其表现为规则、概念、模式、规律等形式。也是从数据集中识别出有效的、新颖的、有潜在价值的,以及最终可被理解的模式的非平凡过程。数据挖掘是一个多种应用学科有机交叉形成的广泛的领域,其包括知识库系统、人工智能、数据库技术、机器学习、信息检索、统计学、神经网络、模式识别、高性能计算、知识获取、和可视化等相关内容。

（2）挖掘过程

其任务大体上可分为确定业务对象、数据清洗、数据集成、数据选取、数据挖掘、模式评估等,如图 6-5 所示。

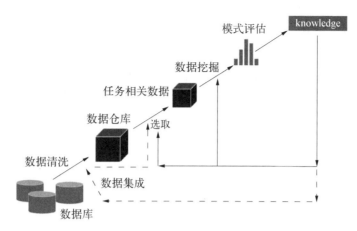

图 6‑5　数据挖掘步骤

1）确定业务对象

清晰地定义出业务问题,认清数据挖掘的目的是数据挖掘的重要一步。挖掘的最后结构是不可预测的,但要探索的问题应是有预见的,为了数据挖掘而数据挖掘则带有盲目性,是不会成功的。

2）数据准备

a）数据的选择

搜索所有与业务对象有关的内部和外部数据信息,并从中选择出适用于数据挖掘应用的数据。

b）数据的预处理

第一步,对数据进行清洗,提高数据的质量,为进一步的分析作准备;

第二步,并确定将要进行的挖掘操作的类型;

第三步,根据挖掘算法将数据转换成相应的分析模型。

3）数据挖掘

对所得到的经过转换的数据进行挖掘。除了完善选择合适的挖掘算法外,其余一切工作都能自动地完成。

4）结果分析

解释并评估结果。其使用的分析方法一般应作数据挖掘操作而定,通常会用到可视化技术。

5）知识的同化

将分析所得到的知识集成到业务信息系统的组织结构中去。

上述各个步骤是按一定顺序完成的,当然整个过程中还会存在步骤间的反馈。数据挖掘的过程并不是自动的,绝大多数的工作需要人工完成。通常情况下,70%左右的时间用在数据准备上,这说明了数据挖掘对数据的严格要求,而后挖掘工作仅占总工作量的 30%左右。

（3）人员需求

数据挖掘过程的分步实现,不同的步骤需要不同专长的人员,他们大体可以分为三类。

业务分析人员:要求精通业务,能够解释业务对象,并根据各业务对象确定出用于数据定义和挖掘算法的业务需求。

数据分析人员:精通数据分析技术,并对统计学有较熟练的掌握,有能力把业务需求转化为数据挖掘的各步操作,并为每步操作选择合适的技术。

数据管理人员:精通数据管理技术,并从数据库或数据仓库中收集数据。

从上可见,数据挖掘是一个多种专家合作的过程,也是一个在资金上和技术上高投入的过程。这一过程要反复进行并在反复过程中,不断地趋近事物的本质,不断地优化问题的解决方案。

按照数据挖掘算法的特点,可以将其归为"相关性分析算法"和"预测分析算法"两大类。其中相关性分析算法包括关联规则、因子分析、复杂网络、回归分析等;预测分析算法包括决策树、贝叶斯、神经网络、支持向量机、随机森林等。下面就常用的基础算法做简要介绍。

6.3.2　相关性分析算法

6.3.2.1　关联规则算法

关联规则是形如 $X{\rightarrow}Y$ 的蕴涵表达式,其中 X 和 Y 是不相交的项集,即 $X\cap Y=\varnothing$。关联规则的强度可以用它的支持度(support)和置信度(confidence)来度量。支持度确定规则可以用于给定数据集的频繁程度,而置信度($X{\rightarrow}Y$)确定 Y 在 X 的条件下出现的频繁程度。

1. 基本概念

(1)事务和项集

关联规则的分析对象是事务。项是事务中出现的每个元素,项的集合称为项集,包含 k 个项的集合称为 k 项集,比如{牛奶,麦片,糖}是一个 3 项集。

事务(T)通常由事务标识(TID)和项元素集合(简称项集 X)组成。事务标识唯一确定一个事务。

(2)支持度和置信度

支持度:项集的支持度,指的是项集在事务集中出现的频率。若 X 是一个项集,D 是一个事务集,则称 D 中包含 X 的事务个数与 D 中总事务个数的比为项集 X 在 D 中的支持度。规则的支持度,规则 $X{\Rightarrow}Y$ 的支持度则是包含 X 和 Y 的事务个数占总事务个数的百分比,规则的支持度则表示 X 和 Y 同时出现的概率。其公式表达为 $Support(X{\rightarrow}Y)=P(X\cup Y)$。

置信度:规则 $X{\Rightarrow}Y$ 的置信度是事务集中包含 X 和 Y 的事务个数与事务集中包含 X 的事务个数的比,或者用项集 $X\cup Y$ 的支持度与 X 的支持度二者的比来表示规则 $X{\Rightarrow}Y$ 的置信度。其公式表达为

$$Confidence(X \rightarrow Y) = P(Y \mid X) = P(XY)/P(X),或者$$

$$Confidence(X \rightarrow Y) = Support(X \bigcup Y)/Support(X) \qquad 公式(6.5)$$

(3)提升度

提升度(Lift):表示在事务中含有 X 的条件下同时含有 Y 的概率,与 Y 在总事务集中出现的概率之比。反映了 X 和 Y 的相关性,其公式为:

$$Lift(X \rightarrow Y) = Confidence(X \rightarrow Y)/Support(Y) 也就是$$

$$Lift(X \to Y) = Support(X \bigcup Y)/Support(X)/Support(Y) \qquad 公式(6.6)$$

同时满足最小支持度和最小置信度的规则称之为强关联规则,而在强关联规则中,也分为两种,一种是有效的强关联规则,另一种是无效的强关联规则。

$Lift(X \to Y) > 1$,则规则 $X \to Y$ 是有关联的强关联规则,即 X 和 Y 相互关联,但在实际的数据挖掘中,提升度需大于 3,此时的关联规则才被认为有效;

$Lift(X \to Y) < 1$,则规则 $X \to Y$ 是无效的强关联规则,X 的出现会使得 Y 的出现频数下降,即 X 和 Y 相互排斥;

$Lift(X \to Y) = 1$,则表示前项 X 和后项 Y 相互独立,不会相互影响,即 X 和 Y 没有关联。

(4) 频繁项集

若项集 X 的支持度不小于预先设定的最小支持度的阈值,则称 X 为频繁项集。

寻找频繁项集可以说是一种计数活动,我们搜索的是较大的组中共同出现的项集。可以将这个较大的组视为超市中的交易或者购物篮,若已知一组超市交易或者篮子,我们可能对篮子中{青椒,肉丝}的组合是否比{青椒,西红柿}的组合更频繁出现感兴趣。

频繁项集挖掘的目的是发现一组交易中共同出现的有趣项目组合,换种方式说,如果我们发现某些组合在多个篮子中频繁出现,则这种挖掘可能很有实用价值。若我们发现的频繁项集有些不同寻常或者有些意外,那就更有有趣了。在过往的频繁项集挖掘实际应用中令人满意的有趣规则的典范是一再被传颂的都市传奇——"啤酒与尿布"。

2. 常用的关联规则算法

常用的关联规则算法及其算法描述如表 6-1 所示。

表 6-1　常用关联规则算法

算法名称	算法描述
Apriori	最为经典的关联规则算法,其核心思想是通过自连接产生候选项集,并统计其支持度,然后通过剪枝生成频繁项集,再从频繁项集中获得关联规则。
FP-Growth	针对 Apriori 算法缺陷,减少事务集的扫描次数。通过构建 FP-tree 直接从 FP-tree 中获取频繁项集,但其本质还是寻找事务数据集中的频繁项集,通过频繁项集来提取规则。
Eclat	Eclat 算法其实是换了种思路,将事务划分到每个项的路径下。对比于 Apriori 和 FP-Growth 算法,Eclat 可以通过集合运算更便捷地获取频繁项集。只需要一次数据库的遍历,生成以项为 key,以出现该事务的交易事务 id 所组成的集合为 value 的 map。然后就可以基于该 map 获取到频繁项集。

3. Apriori 算法原理

数据库里有 4 条交易,{A、C、D},{B、C、E},{A、B、C、E},{B、E},使用最小支持度 $SUP_{min} = 2$ 作为支持度阈值,计算过程如图 6-6 所示。

第一步,扫描事物数据库 TDB,计算各个元素的数量,得到 1 项候选集 C_1;

第二步,根据最小支持度 $SUP_{min} = 2$,从 C_1 中筛选 sup > SUP_{min} 的元素,得到 1 项频繁集 L_1;

第三步,由 L_1 的元素两两组合,构成 2 项候选集 C_2;

第四步,再次扫描数据库,得到两项集合对应的支持度;

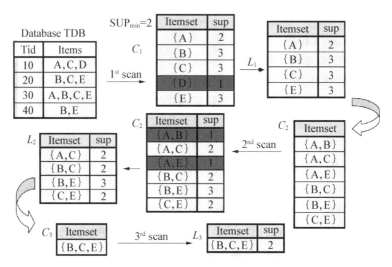

图 6 - 6　Apriori 算法原理

第五步,根据最小支持度 $SUP_{min}=2$,从 C_2 中筛选 $sup>SUP_{min}$ 的元素,得到 2 项频繁集 L_2。

以此类推,得到最终 3 项频繁集 C_3。

通过频繁项集可以得到关联规则,以 $L_3=\{itemset:\{B,C,E\},sup:2\}$ 为例,可以得到关联规则:

规则	支持度	置信度
B→C,E	suppprt＝2	confidence＝suppprt(B,C,E)/suppprt(B)＝2/3
C→B,E	suppprt＝2	confidence＝suppprt(B,C,E)/suppprt(C)＝2/3
E→B,C	suppprt＝2	confidence＝suppprt(B,C,E)/suppprt(E)＝2/3
B,C→E	suppprt＝2	confidence＝suppprt(B,C,E)/suppprt(B,C)＝2/2
B,E→C	suppprt＝2	confidence＝suppprt(B,C,E)/suppprt(B,E)＝2/3
C,E→B	suppprt＝2	confidence＝suppprt(B,C,E)/suppprt(C,E)＝2/2

从 Apriori 的计算过程可以看出,该算法多次扫描数据库,当数据量较大时,效率较低。因此,有专家提出了 FP - Growth、Eclat 等改进算法。有兴趣的同学可以查找相关资料进行学习。

6.3.2.2　因子分析算法

因子分析法是指从研究指标相关矩阵内部的依赖关系出发,把一些信息重叠、具有错综复杂关系的变量归结为少数几个不相关的综合因子的一种多元统计分析方法。其基本思想是:根据相关性大小把变量分组,使得同组内的变量之间相关性较高,但不同组的变量不相关或相关性较低,每组变量代表一个基本结构,即公共因子。利用因子分析可以简化变量维数,即以最少的公共因子对总变异量作最大的解释,因而抽取的因子数目越少越好,但抽取因子的累积解释的变异量越大越好。因子分析的数学模型如下面公式所示：

$$\begin{cases} X_1 = a_{11}F_1 + a_{12}F_2 + \cdots + a_{1m}F + \varepsilon_1 \\ X_2 = a_{21}F_1 + a_{12}F_2 + \cdots + a_{2m}F + \varepsilon_2 \\ \vdots \qquad \vdots \qquad \vdots \qquad \vdots \qquad \vdots \\ X_p = a_{p1}F_1 + a_{p2}F_2 + \cdots + a_{pm}F + \varepsilon_p \end{cases}$$
公式(6.7)

$X = (X_1 \cdots X_p)'$ 可实测的 P 个指标所构成的 P 维随机向量；

$F = (F_1 \cdots F_p)'$ 不可观测变量向量，称为公因子；

a_{ij} 表示第 i 个变量在第 j 个公因子上的负荷（因子载荷）；

ε 称为 X 的特殊因子。

在因子分析过程中涉及以下三个核心概念：

（1）因子载荷

在因子不相关的前提下，因子载荷是第 i 个变量与第 j 个因子的相关系数。因子载荷越大说明因子与变量的相关性越强，所以因子载荷说明了因子对变量的重要作用和程度。

（2）变量共同度

变量共同度也成为公共方差。第 i 个变量的共同度定义为因子载荷矩阵中第 i 行元素的平方和，即：

$$h_i^2 = \sum_{j=1}^k a_{ij}^2$$
公式(6.8)

（3）因子的方差贡献

因子方差贡献是因子载荷矩阵中第 j 列元素的平方和，反映了第 j 个因子对原有变量总方差的解释能力。该数值越高，说明相应因子的重要性越高。

$$S_j^2 = \sum_{i=1}^p a_{ij}^2$$
公式(6.9)

6.3.2.3 互信息算法

在概率论和信息论中，两个随机变量的互信息（Mutual Information，MI）或转移信息（transinformation）是变量间相互依赖性的量度。不同于相关系数，互信息并不局限于实值随机变量，它更加一般且决定着联合分布 $p(X,Y)$ 和分解的边缘分布的乘积 $p(X)p(Y)$ 的相似程度。互信息（Mutual Information）是度量两个事件集合之间的相关性（mutual dependence）。互信息是点间互信息（PMI）的期望值。互信息最常用的单位是 bit。

正式地，两个离散随机变量 X 和 Y 的互信息可以定义为：

$$I(X;Y) = \sum_{y \in Y} \sum_{x \in X} p(x,y) \log\left(\frac{p(x,y)}{p(x)p(y)}\right)$$
公式(6.10)

其中 $p(x,y)$ 是 X 和 Y 的联合概率分布函数，而 $p(x)$ 和 $p(y)$ 分别是 X 和 Y 的边缘概率分布函数。

在连续随机变量的情形下,求和被替换成了二重定积分:

$$I(X;Y) = \int_Y \int_X p(x,y) \log\left(\frac{p(x,y)}{p(x)p(y)}\right) dx dy \qquad 公式(6.11)$$

其中 $p(x,y)$ 当前是 X 和 Y 的联合概率密度函数,而 $p(x)$ 和 $p(y)$ 分别是 X 和 Y 的边缘概率密度函数。

互信息量 $I(x_i;y_j)$ 在联合概率空间 $P(XY)$ 中的统计平均值。平均互信息 $I(X;Y)$ 克服了互信息量 $I(x_i;y_j)$ 的随机性,成为一个确定的量。如果对数以 2 为基底,互信息的单位是 bit。

直观上,互信息度量 X 和 Y 共享的信息:它度量知道这两个变量其中一个,对另一个不确定度减少的程度。例如,如果 X 和 Y 相互独立,则知道 X 不对 Y 提供任何信息,反之亦然,所以它们的互信息为零。在另一个极端,如果 X 是 Y 的一个确定性函数,且 Y 也是 X 的一个确定性函数,那么传递的所有信息被 X 和 Y 共享:知道 X 决定 Y 的值,反之亦然。因此,在此情形互信息与 Y(或 X)单独包含的不确定度相同,称作 Y(或 X)的熵。而且,这个互信息与 X 的熵和 Y 的熵相同(这种情形的一个非常特殊的情况是当 X 和 Y 为相同随机变量时)。

互信息是 X 和 Y 联合分布相对于假定 X 和 Y 独立情况下的联合分布之间的内在依赖性。于是互信息以下面方式度量依赖性:$I(X;Y)=0$ 当且仅当 X 和 Y 为独立随机变量。从一个方向很容易看出:当 X 和 Y 独立时,$p(x,y)=p(x)p(y)$,因此:

$$\log\left(\frac{p(x,y)}{p(x)p(y)}\right) = \log 1 = 0 \qquad 公式(6.12)$$

此外,互信息是非负的(即 $I(X;Y) \geqslant 0$),而且是对称的(即 $I(X;Y)=I(Y;X)$)。

6.3.3 预测分析算法

6.3.3.1 决策树算法

根据一些特征进行分类,每个节点提一个问题,通过判断,将数据分为两类,再继续提问。这些问题是根据已有数据学习出来的,再投入新数据的时候,就可以根据这棵树上的问题,将数据划分到合适的叶子上。

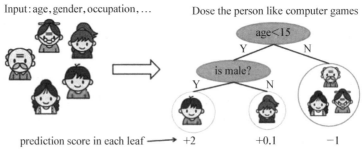

图 6-7 决策树

举例:某类患者的平均生存期为 10 年,如不进行手术,患者会行动不便;如果实施髋关节置换手术,5% 的患者有手术死亡风险,手术成功的患者中有 5% 因为感染的情况需要进行再次手术,第二次手术有 5% 的患者死亡,其余的只能通过轮椅行动;在第一次手术没有感染的情况下,60％的患者几乎恢复完全的行动能力,其余的 40％与不接受手术治疗的结果基本一致。通过决策树可以表示如下图所示,其中 SI 为生存指数(Survive Index),生存指数越高,生活质量越好。如果以 SI 作为决策依据,那么患者应该如何决策?

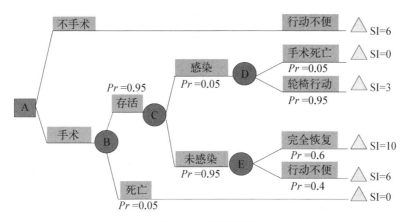

图 6-8　决策过程

由决策树可以分别计算 B、C、D、E 对应的期望货币价值(Expected Monetary Value,EMV)。计算各状态节点的 EMV:

EMV(D)＝0 * 0.05＋3 * 0.95＝2.85

EMV(E)＝10 * 0.6＋6 * 0.4＝8.4

EMV(C)＝EMV(D) * 0.05＋EMV(E) * 0.95＝8.12

EMV(B)＝0.95 * EMV(C)＋0 * 0.05＝7.71

由于 EMV(B)＝7.71＞6,因此,选择手术。

决策分析通常分为以下四个步骤:

(1) 创建决策树。此步骤最为复杂,它需要对所决策的问题公式化,分配相应的概率数据,并计算结果。

(2) 对每一个决策选项进行评分。

(3) 选取 EMV 最高的决策选项。

(4) 使用敏感度分析①检查分析得出的结论。

6.3.3.2　贝叶斯算法

1. 贝叶斯定理

贝叶斯定理由英国数学家贝叶斯(Thomas Bayes 1702－1761)发展,用来描述两个条件概率之间的关系,比如 $P(A|B)$ 和 $P(B|A)$。按照乘法法则,可以立刻导出:$P(A \cap B)＝P(A) * P(B|A)＝P(B) * P(A|B)$。如上公式也可变形为:$P(B|A)＝P(A|B)P(B)/P(A)$。

---

① 敏感度分析是在一个较大范围的概率和取值条件下检验分析结论的有效性。

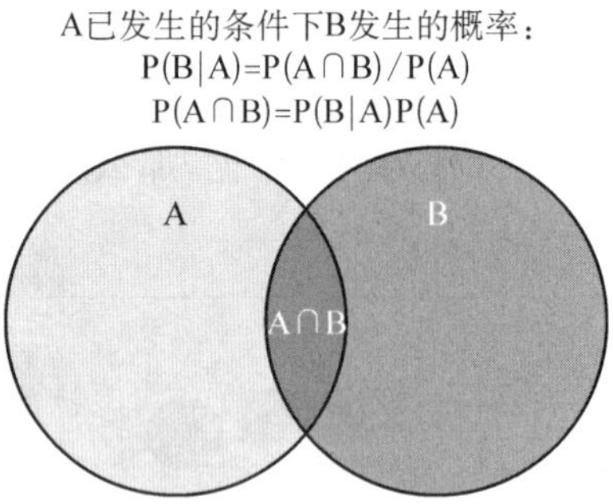

A已发生的条件下B发生的概率：

$$P(B|A)=P(A\cap B)/P(A)$$
$$P(A\cap B)=P(B|A)P(A)$$

图 6-9　条件概率

2. 贝叶斯分类

（1）设 $x=\{a_1,a_2,\cdots,a_m\}$ 为一个待分类项，而每个 a 为 x 的一个特征属性。

（2）有类别集合 $C=\{y_1,y_2,\cdots,y_n\}$。

（3）计算 $P(y_1|x)$，$P(y_2|x)$，$\cdots$，$P(y_n|x)$。

（4）求出在 X 个属性条件下，所有类别的概率，选取概率最大的。则 X 属于概率最大的类别 $P(y_k\mid x)=\max(P(y_1\mid x),P(y_2\mid x),\cdots,P(y_n\mid x)\}$，则 $x\in y_k$。

根据贝叶斯定理，要求 $P(A|B)$，只要求出 $P(B|A)$ 即可。这里 Y 指 A，X 指 B。把 B 分解为各个特征属性，求出每个类别的每个特征属性即可，如下：

（1）找到一个已知分类的待分类项集合，这个集合叫作训练样本集。

（2）统计得到在各类别下各个特征属性的条件概率估计。即 $P(a_1|y_1)$，$P(a_2|y_1)$，$\cdots$，$P(a_m|y_1)$；$P(a_1|y_2)$，$P(a_2|y_2)$，$\cdots$，$P(a_m|y_2)$；$\cdots$；$P(a_1|y_n)$，$P(a_2|y_n)$，$\cdots$，$P(a_m|y_n)$。

（3）如果各个特征属性是条件独立的，则根据贝叶斯定理有如下推导：

$$P(y_i\mid x)=\frac{P(x\mid y_i)P(y_i)}{P(x)} \qquad 公式(6.13)$$

因为分母对于所有类别为常数，因为我们只要将分子最大化即可。又因为各特征属性是条件独立的，所以有：

$$P(x\mid y_i)P(y_i)=P(a_1\mid y_i)P(a_2\mid y_i)\cdots P(a_m\mid y_i)P(y_i)=P(y_i)\prod_{j=1}^{m}P(a_j\mid y_i)$$

$$公式(6.14)$$

上式等号右边的每一项，都可以从统计资料中得到，由此就可以计算出每个类别对应的概率，从而找出最大概率的那个类。

3. 案例

某个医院早上收了六个门诊病人，如下表：

表 6-2　病人信息表

症状	职业	疾病
打喷嚏	护士	感冒
打喷嚏	农夫	过敏

（续表）

症状	职业	疾病
头痛	建筑工人	脑震荡
头痛	建筑工人	感冒
打喷嚏	教师	感冒
头痛	教师	脑震荡

现在又来了第七个病人，是一个打喷嚏的建筑工人。请问他患上感冒的概率有多大？

求解：根据贝叶斯定理 $P(A|B)=P(B|A)P(A)/P(B)$，可得到：

P（感冒|打喷嚏×建筑工人）＝P（打喷嚏×建筑工人|感冒）×P（感冒）/P（打喷嚏×建筑工人）。

假定"打喷嚏"和"建筑工人"这两个特征是独立的，因此，上面的等式就变成了 P（感冒|打喷嚏×建筑工人）＝P（打喷嚏|感冒）×P（建筑工人|感冒）×$[P$（感冒）/P（打喷嚏）×P（建筑工人）]＝＝0.66×0.33×0.5/(0.5×0.33)＝0.66。

因此，这个打喷嚏的建筑工人，有 66% 的概率是得了感冒。同理，可以计算这个病人患上过敏或脑震荡的概率。比较这几个概率，就可以知道他最可能得什么病。

6.3.3.3　人工神经网络算法

T. Koholen 的定义："人工神经网络（Artificial Neural Network，ANN），是由具有适应性的简单单元组成的广泛并行互连的网络，它的组织能够模拟生物神经系统对真实世界物体所作出的交互反应。"ANN 是一种应用类似于大脑神经突触连接的结构进行信息处理的数学模型。其工作原理如图 6-10 所示：

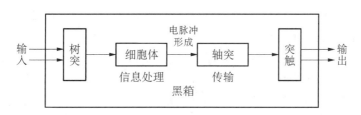

图 6-10　神经网络工作原理

ANN 是一种运算模式，它由大量的神经元节点相互连接构成。每个节点代表一种特定的激励函数，每两个节点间的连接都代表一个对于通过该连接信号的加权值，这相当于人工神经网络的记忆。网络的输出根据网络的连接方式、权重和激励函数的差异而呈现出不同特性。图 6-11 为神经元节点的结构。

其中 X_0，X_1，……，X_m 为前一层 m 个神经元的输出信号，此处作为神经元 N_i 的输入信号，$W(0,j)$，$W(1,j)$，……，$W(m,j)$ 为权值变量。利用某种运算把输入信号的作用结合

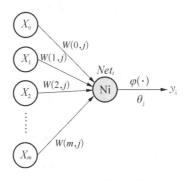

图 6-11　神经元结构

起来,给出它们的总效果,称为"净输入",用 Net_i 表示。根据不同的运算方式,净输入的表达方式有多种类型,其中最简单的为加权求和。神经元的输出 Y_i 由阈值 θ_j 和激活函数 $\varphi(\cdot)$ 共同决定。因此,神经元的数学表达式为:

$$Net_i = \sum_{j=1}^{n} w(i,j) \, x_j - \theta_j \, ,$$
$$Y_i = \varphi(Net_i) \tag{公式 6.15}$$

一般而言,ANN 与经典计算方法相比并非优越,只有当常规方法解决不了或效果不佳时,ANN 方法才能显示出优越性。尤其对问题的机理不甚了解或不能用数学模型表示的系统,如故障诊断、特征提取和预测等问题,ANN 往往是最有力的工具;另一方面,ANN 对处理大量原始数据而不能用规则或公式描述的问题,表现出极大的灵活性和自适应性。

神经网络最重要的用途是分类,为了让大家对分类有个直观的认识,咱们先看几个例子:

(1)垃圾邮件识别:现在有一封电子邮件,把出现在里面的所有词汇提取出来,送进一个机器里,机器需要判断这封邮件是否是垃圾邮件。

(2)疾病判断:病人到医院去做了一大堆肝功、尿检测验,把测验结果送进一个机器里,机器需要判断这个病人是否得病,得的什么病。

(3)猫狗分类:有一大堆猫、狗照片,把每一张照片送进一个机器里,机器需要判断这幅照片里的东西是猫还是狗。

这种能自动对输入的东西进行分类的机器,就叫作分类器。分类器的输入是一个数值向量,叫作特征(向量)。

在第一个例子里,分类器的输入是一堆 0、1 值,表示字典里的每一个词是否在邮件中出现,比如向量(1,1,0,0,0······)就表示这封邮件里只出现了两个词 abandon 和 abnormal;第二个例子里,分类器的输入是一堆化验指标;第三个例子里,分类器的输入是照片,假如每一张照片都是 320 * 240 像素的红绿蓝三通道彩色照片,那么分类器的输入就是一个长度为 320 * 240 * 3 = 230 400 的向量。

分类器的输出也是数值。第一个例子中,输出 1 表示邮件是垃圾邮件,输出 0 则说明邮件是正常邮件;第二个例子中,输出 0 表示健康,输出 1 表示有甲肝,输出 2 表示有乙肝,输出 3 表示有丙干等等;第三个例子中,输出 0 表示图片中是狗,输出 1 表示是猫。

分类器的目标就是让正确分类的比例尽可能高。一般我们需要首先收集一些样本,人为标记上正确分类结果,然后用这些标记好的数据训练分类器,训练好的分类器就可以在新来的特征向量上工作了。

1. 神经元

咱们假设分类器的输入是通过某种途径获得的两个值,输出是 0 和 1,比如分别代表猫和狗。现在有一些样本,其中蓝色代表猫、红色代表狗,如图 6-12 所示:

如何最简单地把这两组特征向量分开?当然是在两组数据中间画一条竖直线,直线左边是狗,右边是猫,分类器就完成了。以后来了新的向量,凡是落在直线左边的都是狗,落在右边的都是猫。一条直线把平面一分为二,一个平面把三维空间一分为二,一个 $n-1$ 维超平面把 n 维空间一分为二,两边分属不同的两类,这种分类器就叫作神经元。

平面上的直线方程是 $ax+bx+c=0$,等式左边大于零和小于零分别表示点在直线的一侧还是另一侧,把这个式子推广到 n 维空间里,直线的高维形式称为超平面,它的方程是:$h=a_1x_1+a_2x_2+\cdots+a_nx_n+a_0=0$。

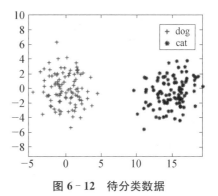

图 6 - 12　待分类数据

神经元就是当 h 大于 0 时输出 1,h 小于 0 时输出 0 这么一个模型,它的实质就是把特征空间一切两半,认为两半分别属两个类。

恐怕再也没有比这更简单的分类器了,它是 McCulloch 和 Pitts 在 1943 年想出来了。这个模型有点像人脑中的神经元:从多个感受器接受电信号,进行处理(加权相加再偏移一点,即判断输入是否在某条直线的一侧),发出电信号(在正确的那侧发出 1,否则不发信号,可以认为是发出 0)。

神经元模型的一种学习方法称为 Hebb 算法:先随机选一条直线/平面/超平面,然后把样本一个个拿过来,如果这条直线分错了,说明这个点分错了,就稍微把直线移动一点,让它靠近这个样本,争取跨过这个样本,让它跑到直线正确的一侧;如果直线分对了,它就暂时停下不动。因此训练神经元的过程就是这条直线不断在跳舞,最终跳到两个类之间的竖直线位置。

2. 神经网络

神经元有几个显著缺点。首先它把直线一侧变为 0,另一侧变为 1,这东西不可微,不利于数学分析。人们用一个和 0 - 1 阶跃函数类似但是更平滑的函数 Sigmoid 函数来代替它(Sigmoid 函数自带一个尺度参数,可以控制神经元对离超平面距离不同的点的响应,这里忽略它),从此神经网络的训练就可以用梯度下降法来构造了,这就是有名的反向传播算法。

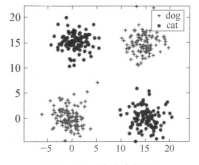

图 6 - 13　待分类数据

神经元的另一个缺点是:它只能切一刀! 你给我说说一刀怎么能把右面这两类分开吧。

解决办法是多层神经网络,底层神经元的输出是高层神经元的输入。我们可以在中间横着砍一刀,竖着砍一刀,然后把左上和右下的部分合在一起,与右上和左下部分分开;也可以围着左上角的边沿砍 10 刀把这一部分先挖出来,然后和右下角合并。每砍一刀,其实就是使用了一个神经元,把不同砍下的半平面做交、并等运算,就是把这些神经元的输出当作输入,后面再连接一个神经元。这个例子中特征的形状称为异或,这种情况一个神经元搞不定,但是两层神经元就能正确对其进行分类。只要你能砍足够多刀,把结果拼在一起,什么奇怪形状的边界神经网络都能够表示,所以说神经网络在理论上可以表示很复杂的函数/空间分布。但真实的神经网络能否摆动到正确的位置要看网络的初始值、样本容量和分布等。

神经网络工作过程模拟:http://playground.tensorflow.org/

6.3.4　模型评估和选择

我们建立模型之后,接下来就要去评估模型,确定这个模型是否"有用"。当你费尽全力去建立完模型后,你会发现仅仅就是一些单个的数值或单个的曲线去告诉你,你的模型到底是否能够派上用场。在实际情况中,我们会用不同的度量去评估我们的模型,而度量的选择,完全取决于模型的类型和模型以后要做的事。下面我们就会学习到一些用于评价模型的常用度量和图表以及它们各自的使用场景。

6.3.4.1 模型评价指标

评估指标是把"尺子",用来评判模型优劣水平的算法,不同的模型有着不同的"尺子",同时,同一种模型也可以用不同的尺子来评估,只是每个尺子的的着重点不同而已。对于分类(classification)、回归(regression)、排序(ranking)、聚类(clustering)、推荐(recommendation),很多指标可以对其进行评价,如精确率(precision)、召回率(recall),可以用在分类、推荐、排序等中。

(1) 准确率和召回率

精确率是针对我们预测结果而言的,它表示的是预测为正的样本中有多少是对的。那么预测为正就有两种可能了,一种就是把正类预测为正类(TP),另一种就是把负类预测为正类(FP)。

$$准确率(precision) = TP/(TP+FP) \qquad 公式(6.16)$$

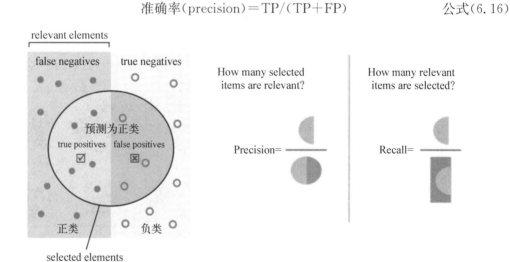

图 6-14 准确率和召回率

召回率是针对我们原来的样本而言的,它表示的是样本中的正例有多少被预测正确了。那也有两种可能,一种是把原来的正类预测成正类(TP),另一种就是把原来的正类预测为负类(FN)。

$$召回率(recall) = TP/(TP+FN) \qquad 公式(6.17)$$

(2) F1 值

当这准确率和召回率发生冲突时,我们很难在模型之间进行比较。比如,我们有如下两个模型 A、B,A 模型的召回率高于 B 模型,但是 B 模型的准确率高于 A 模型,A 和 B 这两个模型的综合性能,哪一个更优呢?

表 6-3　模型示例

	准确率	召回率
A	80%	90%
B	90%	80%

由上表可知：为了解决这个问题，统计学家引入了 $F1$ 值。

$F1$ 值（$F1$ Score），是统计学中用来衡量二分类模型精确度的一种指标。它同时兼顾了分类模型的准确率和召回率。$F1$ 分数可以看作是模型准确率和召回率的一种加权平均，它的最大值是 1，最小值是 0。

$$F_1 = 2 \cdot \frac{precision \cdot recall}{precision + recall} \qquad 公式（6.18）$$

（3）混淆矩阵（Confusion Matrix）

混淆矩阵是一个 $N * N$ 矩阵，N 为分类的个数。假如我们面对的是一个二分类问题，也就是 $N=2$，我们就得到一个 $2 * 2$ 矩阵。其中涉及几个概念：

Positive Predictive Value（阳性预测值）or Precision（精度）：阳性预测值被预测正确的比例。

Negative Predictive Value（阴性预测值）：阴性预测值被预测正确的比例。

Specificity（特异度）：在阴性值中实现被预测正确所占的比例。

表 6-4　混淆矩阵

Confusion Matrix		Target			
		Positive	Negative		
Model	Positive	a	b	Positive Predictive Value	a/(a+b)
	Negative	c	d	Negative Predictive value	d/(c+d)
		Sensitivity	Specificity	Accuracy=(a+d)/(a+b+c+d)	
		a/(a+c)	d/(b+d)		

若我们得到一个模型的混淆矩阵如下：

表 6-5　混淆矩阵示例

Count of ID	Target			
Model	1	0	Grand Total	
1	3,834	639	4,473	85.7%
0	16	951	967	98.3%
Grand Total	3,850	1,590	5,440	
	99.6%	40.19%		88.0%

我们可以看出，这个模型的准确度为 88%，阴性预测值比较高而阳性预测值较低。对于灵敏度和特异度也是相同。这是因为我们选的阈值而导致的，若我们降低阈值，这两对数值就会变的相近。一般的情况下，我们只关心其中的一个定义度量。例如，在医药公司，一般会更加关心最小化误诊率，也就是他们需要的是高特异度。而在磨损模型中我们更关心

的是灵敏度。可以看出混淆模型一般只能用于分类输出型模型中。

（4）ROC 和 AUC

ROC 全称为 Receiver Operation Characteristic Curve，中文名叫作"接受者操作特征曲线"。ROC 曲线其实就是从混淆矩阵衍生出来的图形，其横坐标为假阳性率 False Positive Rate，也可记为 1 - Specificity，纵坐标为其阳性率 True Positive Rate，也可记为 Sensitivity。

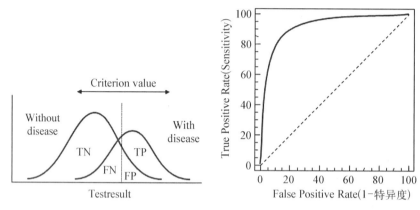

图 6 - 15　ROC 曲线示例

上右图中的曲线就是 ROC 曲线，随着阈值的减小，更多的值归于正类，敏感度和 1 - 特异度也相应增加，所以 ROC 曲线呈递增趋势。而那条 45 度线是一条参照线，也就是说 ROC 曲线要与这条曲线比较。

简单地说，如果我们不用模型，直接随机把客户分类，我们得到的曲线就是那条参照线，然而我们使用了模型进行预测，就应该比随机的要好，所以 ROC 曲线要尽量远离参照线，越远证明我们的模型预测效果越好。

ROC 曲线是根据与那条参照线进行比较来判断模型的好坏，但这只是一种直觉上的定性分析，如果我们需要精确一些，就要用到 AUC，也就是 ROC 曲线下面积。

AUC 值越大的分类器，正确率越高，下图给出了三种情况：

1）AUC＝1，完美分类器，采用这个预测模型时，不管设定什么阈值都能得出完美预测。绝大多数预测的场合，不存在完美分类器。

2）AUC＝0.8，优于随机猜测。这个分类器（模型）妥善设定阈值的话，能有较好的预测价值。

3）AUC＝0.5，跟随机猜测一样（例：丢铜板），模型没有预测价值。

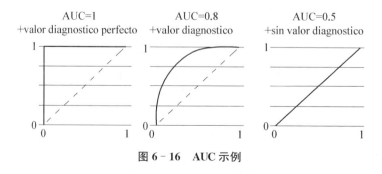

图 6 - 16　AUC 示例

（5）Lift（提升）和 Gain（增益）

Lift＝(d/b＋d)/(c＋d/a＋b＋c＋d)，它衡量的是，与不用模型相比，模型的预测能力提升了多少。不利用模型，我们只能利用正例的比例 c＋d/a＋b＋c＋d 这个样本信息来估计正例的比例（baseline model），而利用模型之后，只需要从我们预测为正例的那个样本的子集（b＋d）中挑选正例，这时预测的准确率为 d/b＋d.

由此可见，Lift（提升指数）越大，模型的预测效果越好。如果这个模型的预测能力跟 baseline model 一样，那么这个模型就没有任何意义。

一个好的分类模型，就是要偏离 baseline model 足够远。在 Lift 图中，表现就是，在 depth 为 1 之前，Lift 一直保持较高的（大于 1 的）数值，也即曲线足够陡峭。

Gain 与 Lift 相当类似，Gain chart 是不同阈值下 d/b＋d 的轨迹，与 Lift 的区别就在于纵轴刻度的不同。

（6）K‐S 图

判定方法：其值在 0 到 100 之间，值越大，模型表现越好。

原理：K‐S 图，英文为 Kolmogorov-Smirnov chart，是用来评估分类模型表现的图。更准确地来说，K‐S 是用来度量阳性与阴性分类区分程度的。若我们把总体严格按照阳性和阴性分成两组，则 K‐S 值为 100，如果我们是随机区分阳性与阴性，则 K‐S 值为 0，所以分类模型的 K‐S 值都在 0 到 100 之间，值越大，模型从阴性数据中区分阳性数据的能力越强。

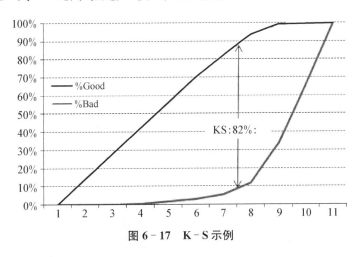

图 6‐17　K‐S 示例

6.3.4.2　模型评价方法

在构建数据挖掘模型，特别是分类（预测）模型时，通常会从样本中选择训练样本和测试样本。训练样本用于构建分类模型，而测试样本用于测试模型的优劣。

在使用训练集对模型进行训练的时候，特别是分类（预测）模型时，通常会将一整个训练集分为三个部分（比如 mnist 手写训练集）。一般分为：训练集（train_set），评估集（valid_set），测试集（test_set）这三个部分。这其实是为了保证训练效果而特意设置的。其中训练样本用于构建分类模型，而测试样本用于测试模型的优劣。

在实际的训练中，训练的结果对于训练集的拟合程度通常还是挺好的（初试条件敏感），但是对于训练集之外的数据的拟合程度通常就不那么令人满意了。因此我们通常并不会把所有的数据集都拿来训练,而是分出一部分来(这一部分不参加训练)对训练集生成的参数进行测试,相对客观的判断这些参数对训练集之外的数据的符合程度。这种思想就称为交叉验证(Cross Validation)。

(1) Holdout 验证

常识来说,Holdout 验证并非一种交叉验证,因为数据并没有交叉使用。随机从最初的样本中选出部分,形成交叉验证数据,而剩余的就当作训练数据。一般来说,少于样本三分之一的数据被选作验证数据。

(2) K 折交叉验证

K 折交叉验证,初始采样分割成 K 个子样本,一个单独的子样本被保留作为验证模型的数据,其他 K-1 个样本用来训练。交叉验证重复 K 次,每个子样本验证一次,平均 K 次的结果或者使用其他结合方式,最终得到一个单一估测。这个方法的优势在于,同时重复运用随机产生的子样本进行训练和验证,每次的结果验证一次,其中 10 折交叉验证是最常用方法。

(3) 留一验证

留一验证是指只使用样本中的一项来当作验证资料,而剩余的则留下来当作训练资料。这个步骤一直持续到每个样本都被当作一次验证资料。事实上,这等同于和 K-fold 交叉验证是一样的,其中 K 为样本个数。

6.3.5 常用数据挖掘工具

数据挖掘工具根据其适用的范围分为两类:专用挖掘工具和通用挖掘工具。

专用数据挖掘工具是针对某个特定领域的问题提供解决方案,在涉及算法的时候充分考虑了数据、需求的特殊性,并做了优化。对任何领域,都可以开发特定的数据挖掘工具。例如,IBM 公司的 AdvancedScout 系统针对 NBA 的数据,帮助教练优化战术组合。特定领域的数据挖掘工具针对性比较强,只能用于一种应用;也正因为针对性强,往往采用特殊的算法,可以处理特殊的数据,实现特殊的目的,发现的知识可靠度也比较高。

例如,IBM 公司 Almaden 研究中心开发的 QUEST 系统,SGI 公司开发的 MineSet 系统,加拿大 SimonFraser 大学开发的 DBMiner 系统。通用的数据挖掘工具可以做多种模式的挖掘,挖掘什么、用什么来挖掘都由用户根据自己的应用来选择。

数据挖掘的工具很多,计算机相关专业通常采用开源编程环境实现数据挖掘,例如利用 Python 的科学计算包 Scikit-learn,R 语言等;非计算专业更多利用成熟的数据挖掘软件,如 Spss Clementine、WEKA 等。

下面介绍几款通用的开源数据挖掘工具。

(1) Scikit-learn

Scikit-learn 项目最早由数据科学家 David Cournapeau 在 2007 年发起,需要 NumPy 和 SciPy 等其他包的支持,是 Python 语言中专门针对机器学习应用而发展起来的一款开源框架。

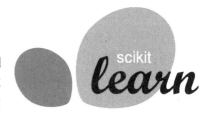

图 6 - 18　Scikit-learn 框架

和其他众多的开源项目一样,Scikit-learn 目前主要由社区成员自发进行维护。可能是由于维护成本的限制,Scikit-learn 相比其他项目要显得更为保守。这主要体现在两个方面:一是 Scikit-learn 从来不做除机器学习领域之外的其他扩展,二是 Scikit-learn 从来不采用未经广泛验证的算法。

Scikit-learn 的基本功能主要被分为六大部分:分类,回归,聚类,数据降维,模型选择和数据预处理。Scikit-learn 实现了一整套用于数据降维,模型选择,特征提取和归一化的完整算法/模块,虽然缺少按步骤操作的参考教程,但 Scikit-learn 针对每个算法和模块都提供了丰富的参考样例和详细的说明文档。

Scikit-learn 官网:http://scikit-learn.org/

(2) WEKA

Weka 的全名是怀卡托智能分析环境(Waikato Environment for Knowledge Analysis),是一款免费的,非商业化(与之对应的是 SPSS 公司商业数据挖掘产品——Clementine)的,基于 JAVA 环境下开源的机器学习(machine learning)以及数据挖掘(data mining)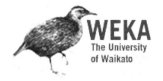软件。它和它的源代码可在其官方网站下载。有趣的是,该软件的缩写 WEKA 也是新西兰独有的一种鸟名,而 Weka 的主要开发者同时恰好来自新西兰的 the University of Waikato。WEKA 作为一个公开的数据挖掘工作平台,集合了大量能承担数据挖掘任务的机器学习算法,包括对数据进行预处理、分类、回归、聚类、关联规则以及在新的交互式界面上的可视化。

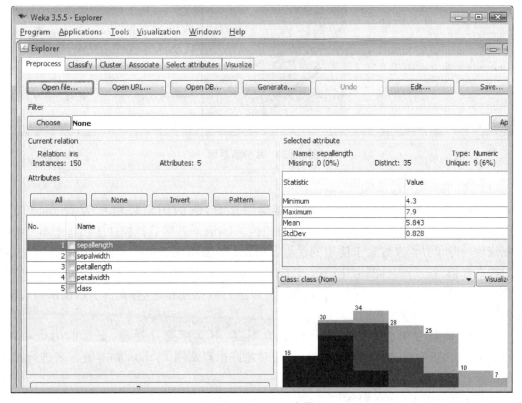

图 6 - 19　WEKA 主界面

下载地址:https://weka.wikispaces.com/

（3）R

R软件是另一种较为流行的 GNU 开源数据挖掘工具,它主要是由 C 语言和 FORTRAN 语言编写的,是一款针对编程语言和软件环境进行统计计算和制图的免费软件。

除了可以为科学家、研究人员以及学生提供数据挖掘和分析功能外,它还可以提供统计和制图技术,包括线性和非线性建模,经典的统计测试,时间序列分析、分类、收集等等。

下载地址:http://www.rdatamining.com/package

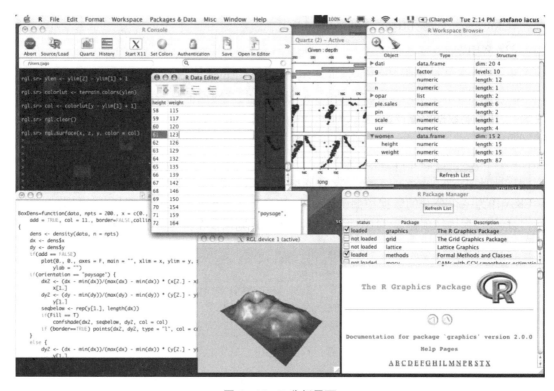

图 6‐20   R 分析界面

（4）Orange 数据挖掘软件

Orange 是一个开源数据挖掘和机器学习工具,它的图形环境称为 Orange 画布 (OrangeCanvas),用户可以在画布上放置分析控件(widget),然后把控件连接起来即可组成挖掘流程。除了界面友好易于使用的优点,Orange 的强项在于提供了大量可视化方法,可以对数据和模型进行多种图形化展示,并能智能搜索合适的可视化形式,支持对数据的交互式探索。此外,它包含了完整的一系列的组件以进行数据预处理,并提供了数据账目过渡、建模、模式评估和勘探的功能。

Orange 的弱项在于传统统计分析能力不强,不支持统计检验,报表能力也有限。Orange 的底层核心也是采用 C++编写,同时允许用户使用 Python 脚本语言来进行扩展开发。

下载地址:orange.biolab.si

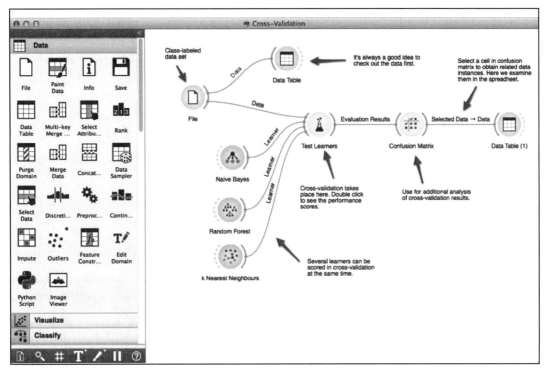

图 6 - 21　Orange 分析界面

6.4　医药数据处理应用

下面以中医药数据处理为例,说明医药数据处理的过程。

分析目的:分析中医心系证型诊断的依据。

数据来源:数据来源于医院电子病历,共有数据 621 条。

分析方法:因子分析。

分析过程:

(1) 数据预处理

1 741 份心系病案资料共涉及 125 个症状,将每个症状用 1 个二进制位标识,有该症状则对应的二进制位为 1,没有则为 0,将所有病案资料录入 Microsoft Excel,数据录入采取双人独立盲法,自动校验,审核校正不一致之处。

删除各证型中出现频率小于 5% 的症状,对高频症状进行聚类分析。下面以"心气虚证"为例进行说明:原始病案中含有心气虚证的病案资料 621 份,涉及症状 125 个,删除出现频率小于 5% 的症状,最终得到 39 个症状,如表 6 - 6 所示。

表 6-6 621 例"心气虚证"病案高频症状统计(频率≥5%)

症状(A组)	频数	频率	舌脉(B组)	频数	频率
心悸	340	54.57%	苔薄	378	60.67%
胸闷	340	54.57%	脉细	291	46.71%
乏力	265	42.54%	苔白	285	45.75%
胸部闷痛	239	38.36%	脉弦	256	41.09%
失眠	223	35.79%	舌质淡红	197	31.62%
神疲	215	34.51%	舌质红	188	30.18%
头晕	179	28.73%	苔腻	183	29.37%
纳呆	157	25.20%	舌质紫暗	153	24.56%
气短	112	17.98%	苔黄	119	19.10%
目眩	100	16.05%	脉滑	79	12.68%
气喘	91	14.61%	脉代	60	9.63%
动则尤甚	80	12.84%	脉结	59	9.47%
下肢浮肿	71	11.40%	脉数	58	9.31%
咳嗽	67	10.75%	脉沉	56	8.99%
口渴欲饮	49	7.87%	脉弱	45	7.22%
自汗	47	7.54%	脉缓	41	6.58%
便秘	47	7.54%	舌质淡白	40	6.42%
口唇指甲紫绀	34	5.46%	苔少	38	6.10%
不能平卧	32	5.14%	舌边齿痕	33	5.30%
咯痰	32	5.14%			

（2）因子分析过程

利用 SPSS 18.0 进行 Bartlett 球形检验并计算 KMO 统计量。Bartlett 球形检验从检验整个相关矩阵出发,判断矩阵是否为单位矩阵,若为单位矩阵则不宜做因子分析。KMO 用于反映各个观察指标之间的相关程度,其值在 0～1 之间波动,KMO 越接近 1,则变量间的相关程度越高,因子分析的效果越好。本研究的 KMO 统计量为 0.681,Bartlett 球形检验结果:$\chi^2 = 1729.311$,$P = 0.00 < 0.01$,说明各变量间具有较高的相关性,适宜使用因子分析。

（3）因子分析结果

利用 SPSS 18.0 对 A 组症状进行因子分析,对初始因子载荷矩阵进行方差最大正交旋转,经过 13 次迭代后数据收敛,最终得到 A 组症状的因子载荷矩阵,具体结果见下表。

表 6-7　旋转变换后的"心气虚证"资料 A 组症状的因子载荷矩阵

症状	因子 1	因子 2	因子 3	因子 4	因子 5	因子 6	因子 7
口唇指甲紫绀	0.047	0.043	0.111	0.322	−0.093	−0.044	0.574
便秘	0.056	0.022	−0.102	−0.027	0.129	0.077	0.571
自汗	−0.037	0.071	−0.158	−0.285	0.223	0.401	0.274
口渴欲饮	−0.129	−0.081	−0.053	−0.074	−0.054	0.69	0.26
胸闷	0.048	0.034	0.103	0.094	0.709	−0.041	0.187
咯痰	0.107	−0.031	−0.052	0.83	0.099	−0.026	0.142
下肢浮肿	0.558	0.154	−0.082	0.155	0.048	−0.014	0.125
气短	0.194	0.305	−0.126	−0.18	0.032	−0.133	0.107
动则尤甚	0.738	−0.085	0.01	−0.149	0.086	−0.132	0.089
目眩	−0.095	0.016	0.889	−0.019	0.058	0.01	0.034
乏力	−0.021	0.928	0.054	−0.028	0.028	0.081	0.031
气喘	0.747	−0.029	−0.06	0.182	0.018	0.023	0.026
咳嗽	0.205	−0.001	−0.109	0.769	0.072	0.03	0.02
神疲	−0.105	0.911	0.07	0.045	−0.028	0.049	0.006
胸部闷痛	−0.12	0.014	−0.05	−0.038	−0.779	−0.021	−0.018
不能平卧	0.582	−0.069	−0.08	0.121	−0.053	0.124	−0.042
头晕	−0.094	0.047	0.86	−0.103	0.021	0.007	−0.062
纳呆	0.359	0.302	0.051	0.136	−0.036	0.327	−0.167
失眠	0.165	0.106	0.118	0.113	−0.025	0.692	−0.199
心悸	−0.199	−0.02	−0.142	0	0.516	−0.008	−0.368

　　以因子载荷值的大小对各因子中的条目进行分类,设定载荷系数 $\lambda=0.4$ 作为阈值,每个因子中载荷系数大于 λ 的症状保留,而小于 λ 的症状删除,筛选出的症状按照载荷系数由大到小排列,最终得到每个因子对应的症状信息(见下表)。从因子空间结构图(见图6-22)中可以看出:气喘、动则在空间上距离较近,构成 F1 因子;乏力、神疲构成 F2 因子;目眩、头晕构成 F3 因子;咯痰、咳嗽构成 F4 因子;胸闷、心悸构成 F5 因子;自汗、口渴欲饮、失眠构成 F6 因子;口唇指甲紫绀、便秘构成 F7 因子。

表 6-8　因子-症状对应表

因子	对因子影响较大的症状			
F1	气喘	动则尤甚	不能平卧	下肢浮肿
F2	乏力	神疲		
F3	目眩	头晕		

（续表）

因子	对因子影响较大的症状		
F4	咯痰	咳嗽	
F5	胸闷	心悸	
F6	自汗	口渴欲饮	失眠
F7	口唇指甲紫绀	便秘	

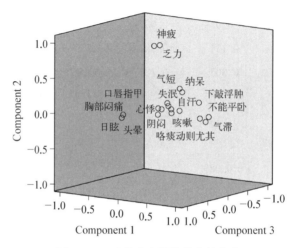

图 6-22　症状在空间结构上的分布

　　根据以上因子分析方法,对 B 组症状进行分析,最终得到舌苔脉象的因子载荷矩阵,同样设置载荷系数 $\lambda=0.4$ 作为阈值,删除小于阈值的舌脉表现,最终得到舌脉因子对应关系(见下表)。

表 6-9　因子-舌脉对应表

因子	对因子影响较大的症状	
A1	脉结	脉代
A2	脉细	脉弱
A3	脉缓	
A4	苔少	苔薄
A5	紫暗	
A6	齿痕	舌淡白
A7	舌淡白	

　　(4) 结果分析及讨论

　　因子分析是一种降维的数学方法,通过研究多个变量间相关系数矩阵的内部依赖关系,找出能综合所有变量的少数几个随机变量,即公因子。然后根据相关性的大小把变量分组,使得同组内的变量之间相关性(共性)较高,而不同的变量相关性较低。本研究中,通过对

621 例"心气虚证"病案资料的因子分析,可以提取"心气虚证"的各个因子(即常见症状组群)。

从表 6-8 可以看出,F2、F3、F5、F6、F7 因子是心气虚的典型表现,心气虚弱,机体活动衰减,故神疲、乏力(F2);清气不升,清窍失养,故头晕、目眩(F3);心气虚弱,鼓动无力,故见心悸、胸闷(F5);气虚则卫外不固,故见自汗,汗为心液,津液外泄,故见口渴欲饮,阴阳失调,心神不宁则失眠(F6);"气为血之帅",气虚运血无力,久则成瘀,故见口唇指甲紫绀,气虚大肠传导无力,故见便秘(F7)。

而 F1、F4 并不是心气虚的典型表现。F1 是肺、肾病位特征,提示心气虚者常兼夹肺肾气虚,肺失宣降,肾不纳气,则气喘、动则尤甚、不能平卧、下肢浮肿;F4 是肺病位特征,提示心气虚常兼夹肺气虚。临床上以久病咳嗽,耗伤肺气,累及于心,使心肺之气虚损(如"肺心病"患者)。

从表 6-9,即舌脉因子可见:气虚则运血不足,气血失于充荣,故舌淡白,苔薄少,脉细弱(A1、A4、A7);心气虚进一步发展可转为心阳虚,心阳虚衰则推运无力,阳失温煦而阴寒内生,寒凝则血运不畅,故见舌质紫暗(A5),脉结或脉代(A1);阳虚推动无力则脉缓(A3)、水湿内停则舌质淡胖,边有齿痕(A6)。

由此可以看出:心气虚常兼夹肺、肾气虚或阳虚;原始病案资料中有兼夹病位与病性的存在。

综上所示,利用因子分析法对心气虚证病案资料进行分析,结合频数统计及因子分析结果,可以归纳为:心气虚证是以神疲乏力、胸闷、心悸为主症,以头晕、目眩、自汗、失眠等为次证,舌脉表现多见舌淡白、苔薄白、脉细弱等,心气虚可以进一步发展为心阳虚,也可波及肺、肾等其他脏腑,从而出现病位相兼与病性相兼。

利用因子分析法对心气虚证病案资料进行分析可以初步探明心气虚证与心系病位、病性特征的相关性,但应用该方法分析其他基础证病案资料时,结论与中医理论存在偏颇,造成这一问题的原因:通过因子分析最终得到的是多元一次方程组,其载荷系数由病案决定,而临床采集的各基础证病案资料分布不均匀,且病案采集具有人为主观性,这些因素影响最终的分析结果。

【微信扫码】
拓展阅读

第7章

医院信息系统

7.1 医院信息化目标

医院信息系统(Hospital Information System, HIS)是指利用计算机软硬件技术、网络通信技术等现代化手段,对医院及其所属各部门的人流、物流、财流进行综合管理,对在医疗活动各阶段中产生的数据进行采集、存贮、处理、提取、传输、汇总、加工生成各种信息,从而为医院的整体运行提供全面的、自动化的管理及各种服务的信息系统。医院信息系统是现代化医院建设中不可缺少的基础设施与支撑环境。

医院信息系统不是简单地模拟现行手工管理方法,而是根据医院管理模式采用科学化、信息化、规范化、标准化理论设计建立的。在建设医院信息系统前,医院必须首先规范自身的管理制度及运行模式。医院信息系统建立的过程,应是医院自身规范管理模式和管理流程,提高工作效率,不断完善机制的过程。

实用性是评价医院信息系统的主要标准。它应该符合现行医院体系结构、管理模式和运作程序,能满足医院一定时期内对信息的需求。它是现代医院管理工作中不可缺少的重要组成部分,并能对提高医疗服务质量、工作效率、管理水平、为医院带来一定的经济效益和社会效益产生积极的作用。

医院信息化的目标包括以下几个方面:

1. 政府层面的目标

(1) 疾病预防控制报警

研究开发医院信息系统,可以使医院信息系统的基础信息直接与公共卫生事业相关联,客观地反映国家公共卫生事业发展状况,形成完整的国家卫生信息系统,为政府科学制定疾病预防、监测与控制提供决策依据。通过信息化的建设,使医院能够实时收集门诊患者的就诊信息并上报;上级卫生主管部门通过统计学的基本方法,能够分析出某种疾病的发生人群及流行趋势,并发出相应级别预警,从而为政府及时准确预测重大疾病并采取防范措施提供重要的参考数据。

（2）解决看病难、看病贵

医院信息系统以满足百姓对医疗服务的需要为终极目标，其他的是从属目标或次要目标。通过信息化建设，可有效地控制医疗费用的不合理支出，解决患者看病贵的问题；可有效地提高医院的看病效率，有效缓解看病难的问题。例如，在医院信息化建设实施后，可以通过数字化的预约系统、医生工作站、检验系统、医学影像系统来大大缩短患者排队等待的时间，许多影像检查结果立即就可以得到，不需要冲洗胶片，能加快诊断治疗时间，方便患者、提高效率，患者的诊疗费用自然也会降下来。再比如，远程医疗系统可将大城市的优质医疗资源通过网络为偏远地区的患者服务，从而解决看病难的问题。

（3）医疗统计

通过信息化建设，可以使政府管理部门获得从医院这一源头上生成的各种所需的信息并为其决策服务，信息系统可以及时处理各种流动信息，将大量、准确、分散的原始资料进行加工和综合，使之成为系统的、能够使用的资料（如各种统计报表）提供给领导和政府管理部门，从而更准确、及时地掌握卫生资源的全局和局部状况，为社会管理和公众服务提供支撑。

（4）信息共享

患者在不同的医院转诊，需要做大量的重复检查，实现信息的交换则可节约患者的大量就诊时间和费用，同时医疗资源可得到更合理的利用。医疗机构区域卫生信息化的目标是建立统一的健康信息平台，实现对区域内居民所有信息的规范和整合。区域内所有医疗服务单位，可以共享使用其服务对象在不同机构和地点的相关信息。公共卫生机构也可以通过对各种医疗活动记录和患者健康状态变化信息的监测，掌握疾病变化规律，及时采取应对措施和干预措施。

2. 医院层面的目标

（1）提高效率，优化就医流程

信息化的建设可改变传统的手工流程，优化患者的就诊流程，提高患者的就诊效率，提高医院的床位利用率，同时也可提高医院的经济效益。通过医院信息系统，医院原有的手工作业方式得到很大的简化甚至废弃，既可加快医院内部的信息流动、提高信息资源的利用率，又可减轻医护人员的劳动强度。各部门的联系和反馈更加方便、快捷，各环节的工作效率普遍提高，有利于缩短患者的平均住院日，加快病床周转。

（2）减少医疗差错

在医院信息系统中，通过各种知识库的应用，可时刻提醒医生的医疗活动，如合理用药等，减少各种错误的发生。在自动化作业方式下，可以方便地随时掌握全院的医疗动态情况，使医院管理从医疗系统管理深入到医疗过程环节的控制管理，及时发现医疗护理过程中各环节的问题，及时采取相应的管理措施，将事后管理变成事前管理。

（3）提高服务质量

信息化的应用可有效提高医院的服务质量，能够对医疗经费和卫生物资进行有效的管理，大大减少药品、物资的积压和浪费，减少库存及流动资金的占用，降低医疗成本，节约和充分利用卫生资源。患者诊断信息的及时获得，更可使医生对疾病进行快速准确的判断，并及时治疗；通过医嘱计费，患者的费用得到了准确计算，减少多收、漏收等现象，提高了患者满意度。

（4）为临床医疗业务人员提供业务支撑

临床医疗业务人员是医院信息化建设的直接参与者和受益者，他们在改进后的诊疗过程中产生的诊疗信息按照一定规则被共享；同时，他们在诊疗中也可以即时参考更广泛的信息资源，如其他医院的相关诊疗记录、医疗影像存储与传输系统（Picture Archiving and Communication System，PACS）、放射信息系统（Radiology Information System，RIS）、检验信息系统（Laboratory Information System，LIS）等的相关数据，从而为患者提供更准确的专业服务。建立一个成熟的信息资源共享机制后，临床科研和教学人员可以在不影响在线临床医疗活动和不侵犯患者隐私的前提下，利用更为鲜活的临床信息资源，进行更为深入的研究和创新活动。不仅如此，进一步社会化的医疗信息资源共享还可以用于除临床医疗以外的相关研究领域，如药学研究、疾病控制等。

（5）提高医院的核心竞争力

医院信息系统使医院管理模式发生重大的变革。首先由模式管理变为环节控制，克服了管理中的盲目性和滞后性，加大了工作过程的管理，提供实时信息使超前管理成为可能。其次是促进了医疗、护理、卫生经费、药品物资等工作的标准化管理，也加强了各部门之间的密切协作。此外，信息化管理方式规范了医疗行为，一方面可以保证按标准收费，避免漏收、错收，维护了患者的权益，增加了医院的收费透明度，提高了患者和保险公司对医院的信任感。另一方面通过优化就医流程，提高了医院的就诊效率；通过信息的及时传递，缩短了患者的就诊时间和治疗时间；通过临床路径，有效提高患者治病的效率和降低患者的费用，降低医疗差错概率，达到环节控制的目标。以上有关管理和诊疗水平的提高，促进了医院核心竞争力的提高。

3. 患者层面的目标

（1）方便就医

患者应该是医院信息化建设的最终受益者，实现信息化建设后，患者将可以享受到更透明、便利、高效、便宜的医疗信息服务。例如，可以通过网络了解各医院的医疗资源分布情况（如医生、床位、单病种治疗价格等）；享受预约、咨询等互动式服务；更全面地掌握自己的诊疗记录，甚至建立自己的健康档案。通过信息化，如网上挂号、检查结果的网上查询或手机查询及电子预约等手段，将极大地方便患者就医。

（2）降低费用

通过信息系统的规范，可对患者进行合理的检查和治疗，减少不必要的检查和重复检查，可有效降低患者费用，使患者满意。

7.2 医院信息系统的功能

医院信息系统是一个综合性的信息系统，功能涉及国家有关部委制定的法律、法规，包括医疗、教育、科研、财务、会计、审计、统计、病案、人事、药品、保险、物资、设备等等。因此，医院信息系统首先必须保证与我国现行的有关法律、法规、规章制度相一致，并能满足各级医疗机构和各级卫生行政部门对信息的要求。

医院信息分类：医院信息应该以病人医疗信息为核心，采集、整理、传输、汇总、分析与之相关的财务、管理、统计、决策等信息。医院信息总体可分为临床信息与管理信息两大类。

医院自身的目标、任务和性质决定了医院信息系统是各类信息系统中最复杂的系统之一。根据数据流量、流向及处理过程，将整个医院信息系统划分为五部分：临床诊疗部分、药品管理部分、经济管理部分、综合管理与统计分析部分和外部接口部分，如表 7-1 所示。

表 7-1　医院信息系统的功能

医院信息系统	临床诊疗	门诊医生工作站
		住院医生工作站
		护士工作站
		临床检验系统
		输血管理系统
		医学影像系统
		手术室麻醉系统
	药品管理	合理用药咨询
		药品库房管理
		门诊药房管理
		住院药房管理
		药品会计核算及药品价格管理
		制剂管理
	经济管理	门急诊挂号
		门急诊划价收费
		住院病人入、出、转
		住院收费
		物资管理
		设备管理
		经济核算管理
	综合管理与统计分析	病案管理
		医疗统计
		综合查询与分析
		病人咨询服务
	外部接口	远程医疗系统接口
		医疗保险接口
		社区卫生服务接口

7.2.1 临床诊疗

临床诊疗部分主要以病人信息为核心,将病人整个诊疗过程作为主线,医院中所有科室将沿此主线展开工作。随着病人在医院中每一步诊疗活动的进行,产生并处理与病人诊疗有关的各种诊疗数据与信息。整个诊疗活动主要由各种与诊疗有关的工作站来完成,并将这部分临床信息进行整理、处理、汇总、统计、分析等。此部分包括:门诊医生工作站、住院医生工作站、护士工作站、临床检验系统、输血管理系统、医学影像系统和手术室麻醉系统等。

1. 门诊医生工作站系统

门诊医生工作站系统是协助门诊医生完成日常医疗工作的计算机应用程序。其主要任务是处理门诊记录、诊断、处方、检查、检验、治疗处置、手术和卫生材料等信息。

基本功能包括:

(1)自动获取或提供如下信息:

1)病人基本信息:就诊卡号、病案号、姓名、性别、年龄、医保费用类别等。

2)诊疗相关信息:病史资料、主诉、现病史、既往史等。

3)医生信息:科室、姓名、职称、诊疗时间等。

4)费用信息:项目名称、规格、价格、医保费用类别、数量等。

5)合理用药信息:常规用法及剂量、费用、功能及适应证、不良反应及禁忌证等。

(2)支持医生处理门诊记录、检查、检验、诊断、处方、治疗处置、卫生材料、手术、收入院等诊疗活动。

(3)提供处方的自动监测和咨询功能:药品剂量、药品相互作用、配伍禁忌、适应证等。

(4)提供医院、科室、医生常用临床项目字典,医嘱模板及相应编辑功能。

(5)自动审核录入医嘱的完整性。

(6)支持医生查询相关资料:历次就诊信息、检验检查结果,并提供比较功能。

(7)自动核算就诊费用,支持医保费用管理。

(8)自动向有关部门传送检查、检验、诊断、处方、治疗处置、手术、收住院等诊疗信息,以及相关的费用信息,保证医嘱指令顺利执行。

2. 住院医生工作站系统

住院医生工作站系统是协助医生完成病房日常医疗工作的计算机应用程序。其主要任务是处理诊断、处方、检查、检验、治疗处置、手术、护理、卫生材料以及会诊、转科、出院等信息。

基本功能包括:

(1)自动获取或提供医生主管范围内的病人基本信息、诊疗相关信息、医生信息、费用信息和合理用药信息。其中病人基本信息包括:姓名、性别、年龄、住院病历号、病区、床号、入院诊断、病情状态、护理等级、费用情况等。

(2)支持医生处理医嘱:检查、检验、处方、治疗处置、卫生材料、手术、护理、会诊、转科、出院等。

(3)提供医院、科室、医生常用临床项目字典、医嘱组套、模板及相应编辑功能。

(4)提供处方的自动监测和咨询功能。

（5）提供长期和临时医嘱处理功能,包括医嘱的开立、停止和作废。

（6）支持医生查询相关资料:历次门诊、住院信息、检验检查结果,并提供比较功能,提供医嘱执行情况、病床使用情况、处方、患者费用明细等查询。

（7）支持医生按照国际疾病分类标准下达诊断。

（8）自动审核录入医嘱的完整性,提供对所下医嘱进行审核确认功能,根据确认后的医嘱自动定时产生用药信息和医嘱执行单等。

（9）自动核算各项费用,支持医保费用管理。

（10）自动向有关部门传送检查、检验、诊断、处方、治疗处置、手术、转科、出院等诊疗信息,以及相关的费用信息,保证医嘱指令顺利执行。

3. 护士工作站系统

护士工作站系统是协助病房护士对住院患者完成日常护理工作的计算机应用程序。其主要任务是协助护士核对并处理医生下达的长期和临时医嘱,对医嘱执行情况进行管理,同时协助护士完成护理及病区床位管理等日常工作。

基本功能包括:

（1）病区床位使用情况查询:显示床号、病历号、姓名、性别、年龄、诊断、病情、护理等级、陪护、饮食情况等。

（2）病区一次性卫生材料消耗量查询,卫生材料申请单打印。

（3）医嘱处理:包括医嘱的录入、审核、查询、打印,以及重整长期医嘱等。

（4）填写药品皮试结果,记录病人生命体征及相关项目。

（5）支持对药单(领药单)和治疗单的查询、打印和分类维护。查询输液记录卡及瓶签。查询、打印检查化验申请单和病案首页等。

（6）费用管理:收费,停止及作废医嘱退费申请,病区(病人)迟费情况查询,住院费用清单(含每日费用清单)查询,欠费病人查询及打印催缴通知单等。

（7）管理护理记录、护理计划、护理评价单、护士排班等。

4. 医学影像系统

医学影像系统是处理各种医学影像信息的采集、存储、报告、输出、管理、查询的计算机应用程序。

基本功能包括:

（1）影像处理部分

1）数据接收功能:接收、获取影像设备的 DICOM3.0 和非 DICOM3.0 格式的影像数据,支持非 DICOM 影像设备的影像转化为 DICOM3.0 标准的数据。

2）图像处理功能:自定义显示图像的相关信息,如姓名、年龄、设备型号等参数。提供缩放、移动、镜像、反相、旋转、滤波、锐化、伪彩、播放、窗宽窗位调节等功能。

3）测量功能:提供 ROI 值、长度、角度、面积等数据的测量,以及标注、注释功能。

4）保存功能:支持 JPG、BMP、TIFF 等多种格式存储,以及转化成 DICOM3.0 格式功能。

5）管理功能:支持设备间影像的传递,提供同时调阅病人不同时期、不同影像设备的影像及报告功能。支持 DICOM3.0 的打印输出,支持海量数据存储、迁移管理。

6）系统参数设置功能：支持用户自定义窗宽窗位值、显示文字的大小、放大镜的放大比例等参数。

（2）报告管理部分

1）分诊功能：病人基本信息、检查设备、检查部位、检查方法、划价收费。

2）诊断报告功能：生成检查报告，支持二级医生审核。支持典型病例管理。

3）模板功能：用户可以方便灵活的定义模板，提高报告生成速度。

4）查询功能：支持姓名、影像号等多种形式的组合查询。

5）统计功能：可以统计用户工作量、门诊量、胶片量以及费用信息等。

5. 临床检验系统

临床检验系统是协助检验科完成日常检验工作的计算机应用程序。其主要任务是协助检验师对检验申请单及标本进行预处理，检验数据的自动采集或直接录入，检验数据处理、检验报告的审核，检验报告的查询、打印等。系统应包括检验仪器、检验项目维护等功能。实验室信息系统可减轻检验人员的工作强度，提高工作效率，并使检验信息存储和管理更加简捷、完善。

6. 输血管理系统

输血管理系统是对医院的特殊资源——血液进行管理的计算机程序。包括血液的入库、储存、供应以及输血科(血库)等方面的管理。其主要目的是为医院有关工作人员提供准确、方便的工作手段和环境，以便保质、保量的满足医院各部门对血液的需求，保证病人用血安全。

7. 手术、麻醉管理系统

手术、麻醉管理系统是指专用于住院病人手术与麻醉的申请、审批、安排以及术后有关信息的记录和跟踪等功能的计算机应用程序。医院手术、麻醉的安排是一个复杂的过程，合理、有效、安全的手术、麻醉管理能有效保证医院手术的正常进行。

7.2.2　药品管理

药品管理主要包括药品的管理与临床使用。在医院中药品从入库到出库直到病人的使用，是一个比较复杂的流程，它贯穿于病人的整个诊疗活动中。这部分主要处理的是与药品有关的所有数据与信息。共分为两部分，一部分是基本部分，包括：药库、药房及发药管理；另一部分是临床部分，包括：合理用药的各种审核及用药咨询与服务。

药品管理系统是用于协助整个医院完成对药品管理的计算机应用程序，其主要任务是对药库、制剂、门诊药房、住院药房、药品价格、药品会计核算等信息的管理以及辅助临床合理用药，包括处方或医嘱的合理用药审查、药物信息咨询、用药咨询等。

基本功能包括：

1. 合理用药咨询功能

（1）提供处方或医嘱潜在的不合理用药审查和警告功能。

1）药物过敏史审查：审查处方或医嘱中是否有病人曾经过敏的药物或同类药物。

2）药物相互作用审查：审查处方或医嘱中两种或两种以上药物的配伍禁忌。

3）药物剂量提示：对处方或医嘱中的药物进行剂量分析，给出标准剂量范围，提示低于或超过有效剂量的情况。

4）禁忌证提示：提示处方或医嘱中的药物对各种病症的禁忌。

5）适应证提示：提示处方或医嘱中的药物是否符合适应证。

6）重复用药提示：对处方或医嘱中可能存在的同物异名药物或不同药物中可能含有的相同成分进行审查。

（2）药物信息查询功能：用药指南，最新不良反应信息，单一药品对其他药品的相互作用信息，正确用药信息等。

（3）简要用药提示功能：提供药品最主要的用法、用量和其他注意事项。

2. 药品库房管理功能

（1）录入或自动获取药品名称、规格、批号、价格、生产厂家、供货商、包装单位、发药单位等药品信息以及医疗保险信息中的医疗保险类别和处方药标志等。

（2）具有自动生成采购计划及采购单功能。

（3）提供药品入库、出库、调价、调拨、盘点、报损丢失、退药等功能。

（4）提供特殊药品入库、出库管理功能（如：赠送、实验药品等）。

（5）提供药品库存的日结、月结、年结功能，并能校对账目及库存的平衡关系。

（6）可随时生成各种药品的入库明细、出库明细、盘点明细、调价明细、调拨明细、报损明细、退药明细以及上面各项的汇总数据。

（7）可追踪各个药品的明细流水账，可随时查验任一品种的库存变化（入、出、存）明细信息。

（8）提供药品的核算功能，可统计分析各药房的消耗、库存。

（9）提供药品字典库维护功能（如品种、价格、单位、计量、特殊标志等），支持一药多名操作。

（10）提供药品的有效期管理、可自动报警和统计过期药品的品种数和金额，并有库存量提示功能。

（11）对毒麻药品、精神药品的种类、贵重药品、院内制剂、进口药品、自费药等均有特定的判断识别处理。

3. 门诊药房管理功能

（1）提供对门诊患者的处方执行划价功能。

（2）提供对门诊收费的药品明细执行发药核对确认，消减库存的功能，并统计日处方量和各类别的处方量。

（3）可实现为住院患者划价、记账和按医嘱执行发药。

（4）为门诊收费设置包装数、低限报警值、控制药品以及药品别名等功能。

（5）门诊收费的药品金额和药房的发药金额执行对账。

（6）可自动生成药品进药计划申请单，并发往药库。

（7）提供对药库发到本药房的药品的出库单进行入库确认。

（8）提供本药房药品的调拨、盘点、报损、调换和退药功能。

（9）具有药房药品的日结、月结和年结算功能，并自动比较会计账及实物账的平衡关系。

（10）可随时查询某日和任意时间段的入库药品消耗，以及任意某一药品的入、出、存明细账。

4. 住院药房管理功能

具有分别按患者的临时医嘱和长期医嘱执行确认上账功能，并自动生成针剂、片剂、输液、毒麻和其他类型的摆药单和统领单，同时追踪各药品的库存及患者的押金等，打印中草药处方单，并实现对特殊医嘱、隔日医嘱等的处理。提供科室、病房基数药管理与核算统计分析功能等。

5. 药品会计核算及药品价格管理功能

药品会计统计分析报表应实现对月、季、年进行准确可靠的统计，为"定额管理、加速周转、保证供应"提供依据，并提供医院各科室药品消耗统计核算功能等。

6. 制剂管理功能

制剂管理功能包括制剂库房管理、各种质控信息管理、各种标准定额的管理、制剂成本核算等。

7.2.3　经济管理

经济管理属于医院信息系统中的最基本部分，它与医院中所有发生费用的部门有关，处理的是整个医院中各有关部门产生的费用数据，并将这些数据整理、汇总、传输到各自的相关部门，供各级部门分析、使用并为医院的财务与经济收支情况服务。包括：门急诊挂号，门急诊划价收费，住院病人入、出、转，住院收费、物资、设备和经济核算等。

1. 门急诊挂号系统

门急诊挂号分系统是用于医院门急诊挂号处工作的计算机应用程序，包括预约挂号、窗口挂号、处理号表、统计和门诊病历处理等基本功能。门急诊挂号系统是直接为门急诊病人服务的，建立病人标识码，减少病人排队时间，提高挂号工作效率和服务质量是其主要目标。基本功能包括：

（1）初始化功能：包括建立医院工作环境参数、诊别、时间、科室名称及代号、号别、号类字典、专家名单、合同单位和医疗保障机构等名称。

（2）号表处理功能：号表建立、录入、修改和查询等功能。

（3）挂号处理功能

1）支持医保、公费、自费等多种身份的病人挂号。

2）支持现金、刷卡等多种收费方式。

3）支持窗口挂号、预约挂号、电话挂号、自动挂号功能。挂号员根据病人请求快速选择诊别、科室、号别、医生，生成挂号信息，打印挂号单，并产生就诊病人基本信息等功能。

（4）退号处理功能：能完成病人退号，并正确处理病人看病日期、诊别、类别、号别以及应退费用和相关统计等。

（5）查询功能：能完成预约号、退号、病人、科室、医师的挂号状况、医师出诊时间、科室挂号现状等查询。

（6）门诊病案管理功能：门诊病案申请功能，提供病案信息功能，回收、注销病案功能。

（7）门急诊挂号收费核算功能：能即时完成会计科目、收费项目和科室核算等。

（8）门急诊病人统计功能：能实现提供按科室、门诊工作量统计的功能。

（9）系统维护功能：能实现病人基本信息、挂号费用等维护。

2. 门急诊划价收费系统

门急诊划价收费系统是用于处理医院门急诊划价和收费的计算机应用程序，包括门急诊划价、收费、退费、打印报销凭证、结账、统计等功能。医院门诊划价、收费系统是直接为门急诊病人服务的，减少病人排队时间，提高划价、收费工作的效率和服务质量，减轻工作强度，优化执行财务监督制度的流程是该系统的主要目标。

3. 住院病人入、出、转管理系统

住院病人入、出、转管理系统是用于医院住院患者登记管理的计算机应用程序，包括入院登记、床位管理、住院预交金管理、住院病历管理等功能。方便患者办理住院手续，严格住院预交金管理制度，支持医保患者就医，促进医院合理使用床位，提高床位周转率是该系统的主要任务。

4. 住院收费系统

住院收费系统是用于住院病人费用管理的计算机应用程序，包括住院病人结算、费用录入、打印收费细目和发票、住院预交金管理、欠款管理等功能。住院收费管理系统的设计应能够及时准确地为患者和临床医护人员提供费用信息，及时准确地为患者办理出院手续，支持医院经济核算、提供信息共享和减轻工作人员的劳动强度。

5. 物资管理系统

物资管理系统是指用于医院后勤物资管理的计算机应用程序，包括各种低值易耗品、办公用品、被服衣物等非固定资产物品的管理，主要以库存管理的形式进行管理，也包括为医院进行科室成本核算和管理决策提供基础数据的功能。

6. 设备管理系统

设备管理系统是指用于医院设备管理的计算机应用程序，包括医院大型设备库存管理、设备折旧管理、设备使用和维护管理等功能。

7. 经济核算管理系统

经济核算管理系统是用于医院经济核算和科室核算的计算机应用程序，包括医院收支情况汇总、科室收支情况汇总、医院和科室成本核算等功能。经济核算是强化医院经济管理的重要手段，可促进医院增收节支，达到"优质、高效、低耗"的管理目标。

7.2.4　综合管理与统计分析

综合管理与统计分析部分主要包括病案的统计分析、管理，并将医院中的所有数据汇总、分析、综合处理供领导决策使用，包括：病案管理、医疗统计、综合查询与分析、病人咨询服务。

1. 病案管理系统

病案管理系统是医院用于病案管理的计算机应用程序。该系统主要指对病案首页和相关内容及病案室（科）工作进行管理的系统。病案是医院医、教、研的重要数据源，向医务工作者提供方便灵活的检索方式和准确可靠的统计结果、减少病案管理人员的工作量是系统的主要任务。它的管理范畴包括：病案首页管理；姓名索引管理；病案的借阅；病案的追踪；病案质量控制和病人随诊管理。

2. 医疗统计系统

医疗统计系统是用于医院医疗统计分析工作的计算机应用程序。该系统的主要功能是对医院发展情况、资源利用、医疗护理质量、医技科室工作效率、全院社会效益和经济效益等方面的数据进行收集、储存、统计分析并提供准确、可靠的统计数据，为医院和各级卫生管理部门提供所需要的各种报表。

3. 综合查询与分析系统

综合查询与分析系统是指为医院领导掌握医院运行状况而提供数据查询、分析的计算机应用程序。该子系统从医院信息系统中加工处理出有关医院管理的医、教、研和人、财、物的分析决策信息，以便为院长及各级管理者决策提供依据。

4. 病人咨询服务系统

病人咨询服务系统是为病人提供咨询服务的计算机应用程序。以电话、互联网、触摸屏等方式为患者提供就医指导和多方面咨询服务，展示医院医疗水平和医德医风，充分体现"以病人为中心"的服务宗旨是该系统的主要任务。查询内容包括：医院简介、名医介绍、就诊指南、收费情况、药理信息、检查项目、保险费用咨询、保健知识和地理位置图等。

7.2.5 外部接口

随着社会的发展及各项改革的进行，医院信息系统已不是一个独立存在的系统，它必须考虑与社会上相关系统的互联问题。因此，这部分提供了医院信息系统与医疗保险系统、社区医疗系统、远程医疗系统等的接口。

1. 远程医疗系统接口

远程医疗系统接口是指医院信息系统与远程医疗系统本地端的接口程序。其主要任务是保证远程医疗系统所需的信息能及时、迅速地从医院信息系统中直接产生并读取，最大限度地避免信息的二次录入，使对方医院能够调阅到原始的没有因各种处理带来误差的真实数据与信息。

2. 医疗保险接口

医疗保险接口功能是用于协助整个医院，按照国家医疗保险政策对医疗保险病人进行各种费用结算处理的计算机应用程序，其主要任务是完成医院信息系统与上级医保部门进行信息交换的功能，包括下载、上传、处理医保病人在医院中发生的各种与医疗保险有关的费用，并做到及时结算。

3. 社区卫生服务接口

社区卫生服务接口是协助医院与下级社区卫生服务单位进行信息交换的计算机应用程序。其主要任务是跟踪病人，提高出院后服务质量，为社区病人转上级医院提供快速、方便的服务，以及为各种医疗统计分析提供基础数据。

7.3 电子病历

7.3.1 电子病历基本知识

1. EMR、EHR 和 PHR 的比较

电子病历(Electronic Medical Record,EMR)是由医疗机构以电子化方式创建、保存和使用的,重点针对门诊、住院患者(或保健对象)临床诊疗和指导干预信息的数据集成系统,是居民个人在医疗机构历次就诊过程中产生和被记录的完整、详细的临床信息资源。EMR 是"以医疗为中心"的数字化健康档案,根据医院治疗业务流程和需要设计,满足了医院业务和管理的要求。

电子健康档案(Electronic Health Record,EHR)是以医院的电子病历为主体,以信息共享为核心的数字化健康档案。EHR 将跨越不同的机构和系统,在不同的信息提供者和使用者之间实现医疗信息互换和共享。

个人健康档案(Personal Health Record,PHR)是个人健康、保健和诊断治疗的数字记录,是"以人为本"的数字化健康档案。PHR 归属于个人,是真正意义上的个人终身健康档案,实际上是个人的健康史和人生的健康档案。最近出现的云技术支持的医疗记录或患者门户可实现对单个患者的电子健康信息的系统收集,可以在患者、医疗专业人员和家庭等之间共享数字记录。

EMR、EHR 和 PHR 的关系和差异见表 7 - 2。

表 7 - 2　EMR、EHR 和 PHR 比较

	EMR	EHR	PHR
目的	医疗质量控制	信息共享、公共卫生	健康管理
信息归属	医院	政府管理机构	个人信息拥有者
信息内容	与医疗有关的信息	医疗信息、公共卫生信息	医疗信息、个人健康信息
信息控制	医疗服务提供者或管理机构决定存放	医疗管理机构和政府部门决定存放	个人决定存放,并决定谁可访问
信息访问	医生或医务人员	医生或医务人员和政府有关管理部门(疾控中心等)	只有得到信息拥有者同意才可访问(紧急状态例外)
信息来源	医疗机构	多医疗机构	多医疗机构和个人
信息使用者	医院内医生或医务人员	医生或公共卫生医务人员	个人、授权医生或医务人员
信息维护者	医院	政府有关部门	个人

2. 电子病历与 HIS 的关系

电子病历依附于 HIS。电子病历系统不是一个独立于 HIS 的新系统,因为病人信息来源于 HIS 中的各个业务子系统中。比如:病案首页来源于住院登记、入出转、病案编目等系统中。各个业务系统在完成自身的功能、管理自身业务数据的同时,也在收集着病人信息。

因此,脱离了 HIS,也就不存在电子病历系统。可以说,电子病历渗透于 HIS 中。

电子病历系统与传统的 HIS 不同。从电子病历的角度看病人信息,是完整的、集成的;而从传统的 HIS 的每个子系统来看病人信息,是局部的、离散的,相互之间信息有冗余、有遗漏,它们往往没有按照一个统一的原则进行设计和管理。在内容上,有不同的侧重和要求。比如:以统计和检索为目的的病案首页管理对病人的诊断只要录入保存 ICD 码即可,而从电子病历的角度则必须要完整地保留医生的诊断描述,诊断描述与 ICD 分类码不能相互取代。电子病历强调病人信息的原始性和完整性。

7.3.2　电子病历系统的应用水平分级

国家卫生健康委办公厅于 2018 年 12 月 3 日颁布通知,要求到 2020 年,所有三级医院要达到分级评价 4 级以上,二级医院要达到分级评价 3 级以上。

电子病历系统应用水平划分为 9 个等级,见表 7 - 3,每一等级的标准包括电子病历各个局部系统的要求和对医疗机构整体电子病历系统的要求。

表 7 - 3　电子病历应用水平分级

级别	条件
0 级	未形成电子病历系统
1 级	独立医疗信息系统建立
2 级	医疗信息部门内部交换
3 级	部门间数据交换
4 级	全院信息共享,初级医疗决策支持
5 级	统一数据管理,中级医疗决策支持
6 级	全流程医疗数据闭环管理,高级医疗决策支持
7 级	医疗安全质量管控,区域医疗信息共享
8 级	健康信息整合,医疗安全质量持续提升

0 级:未形成电子病历系统。

局部要求:无。医疗过程中的信息由手工处理,未使用计算机系统。

整体要求:全院范围内使用计算机系统进行信息处理的业务少于 3 个。

1 级:独立医疗信息系统建立。

局部要求:使用计算机系统处理医疗业务数据,所使用的软件系统可以是通用或专用软件,可以是单机版独立运行的系统。

整体要求:住院医嘱、检查、住院药品的信息处理使用计算机系统,并能够通过移动存储设备、复制文件等方式将数据导出供后续应用处理。

2 级:医疗信息部门内部交换。

局部要求:在医疗业务部门建立了内部共享的信息处理系统,业务信息可以通过网络在部门内部共享并进行处理。

整体要求:

（1）住院、检查、检验、住院药品等至少 3 个以上部门的医疗信息能够通过联网的计算机完成本级局部要求的信息处理功能，但各部门之间未形成数据交换系统，或者部门间数据交换需要手工操作。

（2）部门内有统一的医疗数据字典。

3 级：部门间数据交换。

局部要求：医疗业务部门间可通过网络传送数据，并采用任何方式（如界面集成、调用信息系统数据等）获得部门外数字化数据信息。本部门系统的数据可供其他部门共享。信息系统具有依据基础字典内容进行核对检查功能。

整体要求：

（1）实现医嘱、检查、检验、住院药品、门诊药品、护理至少两类医疗信息跨部门的数据共享。

（2）有跨部门统一的医疗数据字典。

4 级：全院信息共享，初级医疗决策支持。

局部要求：通过数据接口方式实现所有系统（如 HIS、LIS 等系统）的数据交换。住院系统具备提供至少 1 项基于基础字典与系统数据关联的检查功能。

整体要求：

（1）实现病人就医流程信息（包括用药、检查、检验、护理、治疗、手术等处理的信息）在全院范围内安全共享。

（2）实现药品配伍、相互作用自动审核，合理用药监测等功能。

5 级：统一数据管理，中级医疗决策支持。

局部要求：各部门能够利用全院统一的集成信息和知识库，提供临床诊疗规范、合理用药、临床路径等统一的知识库，为本部门提供集成展示、决策支持的功能。

整体要求：

（1）全院各系统数据能够按统一的医疗数据管理机制进行信息集成，并提供跨部门集成展示工具。

（2）具有完备的数据采集智能化工具，支持病历、报告等的结构化、智能化书写。

（3）基于集成的病人信息，利用知识库实现决策支持服务，并能够为医疗管理和临床科研工作提供数据挖掘功能。

6 级：全流程医疗数据闭环管理，高级医疗决策支持。

局部要求：各个医疗业务项目均具备过程数据采集、记录与共享功能。能够展现全流程状态。能够依据知识库对本环节提供实时数据核查、提示与管控功能。

整体要求：

（1）检查、检验、治疗、手术、输血、护理等实现全流程数据跟踪与闭环管理，并依据知识库实现全流程实时数据核查与管控。

（2）形成全院级多维度医疗知识库体系（包括症状、体征、检查、检验、诊断、治疗、药物合理使用等相关联的医疗各阶段知识内容），能够提供高级别医疗决策支持。

7 级：医疗安全质量管控，区域医疗信息共享。

局部要求：全面利用医疗信息进行本部门医疗安全与质量管控。能够共享本医疗机构外的病人医疗信息，进行诊疗联动。

整体要求：

（1）医疗质量与效率监控数据来自日常医疗信息系统，重点包括：院感、不良事件、手术等方面安全质量指标，医疗日常运行效率指标，并具有及时的报警、通知、通报体系，能够提供智能化感知与分析工具。

（2）能够将病人病情、检查检验、治疗等信息与外部医疗机构进行双向交换。病人识别、信息安全等问题在信息交换中已解决。能够利用院内外医疗信息进行联动诊疗活动。

（3）病人可通过互联网查询自己的检查、检验结果，获得用药说明等信息。

8 级：健康信息整合，医疗安全质量持续提升。

局部要求：整合跨机构的医疗、健康记录、体征检测、随访信息用于本部门医疗活动。掌握区域内与本部门相关的医疗质量信息，并用于本部门医疗安全与质量的持续改进。

整体要求：

（1）全面整合医疗、公共卫生、健康监测等信息，完成整合型医疗服务。

（2）对比应用区域医疗质量指标，持续监测与管理本医疗机构的医疗安全与质量水平，不断进行改进。

局部应用情况评价方法分别对电子病历系统功能、有效应用、数据质量三个方面进行评分。数据质量评分主要考察数据质量的四个方面：

（1）数据标准化与一致性：考察对应评价项目中关键数据项内容与字典数据内容的一致性。

（2）数据完整性：考察对应项目中必填项数据的完整情况、常用项数据的完整情况。必填项是记录电子病历数据时必须有的内容。常用项是电子病历记录用于临床决策支持、质量管理应用时所需要的内容。

（3）数据整合性能：考察对应项目中的关键项数据与相关项目（或系统）对应项目可否对照或关联。

（4）数据及时性：考察对应项目中时间相关项完整性、逻辑合理性。

整体应用水平评价是针对医疗机构电子病历整体应用情况的评估。整体应用水平主要根据局部功能评价的项目评价结果汇总产生医院的整体电子病历应用水平评价。

7.4 远程医疗

远程医疗（telemedicine）是指采用现代通讯、电子和多媒体计算机技术，依托区域性信息平台或多个医疗机构之间的信息网络，实现医疗信息的远程采集、传输、处理、存储和查询，对异地患者实施咨询、会诊、监护、查房、协助诊断、指导检查、治疗、手术、教学、信息服务及其他特殊医疗活动的信息系统，实现各个医疗机构之间一对一、一对多、多对一的远程医疗服务。

远程医疗促进优质医疗资源下沉基层，提升区域医疗水平的均等化水平，解决医疗资源总量不足、分布不均衡的难题。

远程医疗有利于推进分级诊疗。"云端部署、基层检查、上级诊断、合作共赢"，让"大病不出县"的分级诊疗落到实处。结合患者病情，上级专家给出适合当地医疗条件的诊疗方案，由基层医生落实诊疗方案，在基层医院实现治疗。

远程专家门诊能够实现医疗资源的二次分配。目前基层医院医疗设备使用率不足四成，而全国重点医院的医疗设备普遍超负荷运转，远程会诊让更多患者选择在当地就医检查，分散了拥堵在全国几家重点医院的就诊人群，提高了基层医院的就医率和设备使用率。

远程医疗是一个多方共赢的解决方案。患者在本地拿到大医院专家的诊断和治疗方案，免于奔波，便可享受更高的医保报销比例，省时省力省钱少痛苦。而本地医生则通过参与远程医疗学习大医院的诊断思路和临床经验，专业能力得到快速提升。本地医院也留住了患者，增加了业务量。对于大医院的医生来说，通过这种线上"下基层"的方式，高效输出了专业能力，真正做到"授之以渔"。

1. 远程会诊

远程会诊是指医疗机构之间利用通信技术、计算机及网络技术，采用离线或在线交互方式，开展异地指导检查、协助诊断、指导治疗等医疗活动。

远程会诊功能模块支持离线和在线两种工作模式。离线远程会诊也称异步远程会诊，不需要参与各方同时在线。在线远程会诊也称同步远程会诊或视频会诊，要求参与各方同时在线，支持通过音视频实现本地医患与远程专家的实时交流互动。在线远程会诊又可分为预约型视频会诊和非预约型视频会诊。非预约型视频会诊只可选择当时在线的远程专家，选定后可立即发起视频会诊。

2. 远程预约检查

远程预约检查也称跨院医技检查，支持医疗服务机构帮助患者在线预约本机构没有的医技检查项目，并支持检查报告和医学影像在不同医疗服务机构之间的共享。

3. 远程影像

远程影像也称远程放射学，是指通过计算机网络对患者的影像资料进行远程传递，使不同地点的影像专家或医师可共享影像资料并进行解读或会诊。

远程影像包括放射（含普放、核磁、CT）、超声、心电和病理等影像文件，也包括与中医四诊相关的舌像图和面色图等。功能包括为患者及时推送影像检查报告，代管患者的医学影像，支持患者根据需要随时随地使用医学影像；支持远程专家或本院医生进行远程影像诊断或复诊；支持医学影像云备份服务等。

4. 远程心电

远程心电采用网络电子多媒体通信技术实现远程诊断和治疗心脏病。这包括慢性和急性冠心病、心律失常、充血性心力衰竭和心脏骤停等。医生和其他医疗服务提供者可使用实时远程传输的经专家解释的心电图数据。

远程心电功能包括：从远程数字心电图机采集心电图信息时，需满足成人心电图采样率不应低于 500 Hz，每份心电图记录的时间长度不应少于 10 s，心电图记录至少应包括常规 12 导联，应保证正确的导联电极位置，确保能获得低噪声和无基线漂移的质量合格的心电图。支持远程会诊专家对心电图的判读和打印，以及对远程心电诊断报告的编辑、发布、查询和下载。支持远程实时动态心电监护、异常心电预警、家庭心电监护（或称：移动心电监护）。支持远程心电复诊，以及院前 120 急救中心的远程心电诊断等需求。

5. 远程监护

远程监护是通过双向音视频通信网络和计算机系统，为危重患者提供不同医疗机构之间的协同和跨专业的治疗。

远程监护可补充现场医护人员或其他重症监护资源的不足。重症监护资源和专家可以在各种非传统的 ICU 环境中,也可为身处传统 ICU 环境之外的患者提供远程监护服务。

远程监护可分为集中式监护和分散式监护,另可分为连续监护、预定监护和应急响应式监护等。

集中式监护:医生、护士和其他支持人员属于特定的远程监护机构,一个远程监护机构通常配备有经验的急救医生、急救护士、药剂师和伤口护理专家等。集中式监护可为基层医疗机构的重症患者提供 24/7 连续远程监护服务。

分散式监护:医生和护士不属于特定远程监护机构,可在任何有网络连接的地点,使用计算机或移动设备提供的视频功能监护患者。分散式监护可为预定监护或响应式监护提供服务。

基本功能包括:

(1)支持患者床边视频会议功能,便于远程专家、本地医生和患者之间的互动交流。

(2)支持医生、护士等医务人员在任何有网络连接的地点,使用计算机或移动设备监护患者。

(3)支持实时采集床边呼吸机和监护仪等生命体征数据并与远程监护提供者共享监护数据。支持将监护数据累积在服务器,供本地或远程监护人员随时随地访问和评估患者状况。

(4)支持连续监护:远程监护团队可根据患者的紧急程度协助本地 ICU 团队对重症患者实施 24/7 连续远程监护服务。

(5)支持预定监护:提供在预定时间的远程监护或周期性远程监护,例如,查房过程中的远程监护。

(6)支持应急响应监护:响应远程发来的监控警报或紧急呼叫而开启远程监护。

6. 远程手术

远程手术是指医生根据远端传来的现场影像来进行手术操作,其一举一动可转化为数字信息传递至远程患者处,控制当地的医疗器械的动作。

如图 7-1 所示,手术机器人将手术医生的手部动作转换为更小、更精准的微小器械对患者进行手术。手术机器人由三部分组成:外科医生控制台、床旁机械臂系统和成像系统。

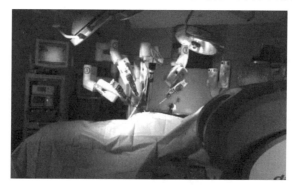

图 7-1 手术机器人

由于外科手术的复杂性,医生在手术台上有可能要与病魔搏斗近十个小时,对医生的能力与体力都是挑战。机器发挥擅长与人类并肩作战是顺应历史发展的必然,但目前医疗机器人费用昂贵,每台"达芬奇"的售价在 60 万至 250 万美元,随着竞争的加剧,成本会逐渐降低,并推动技术向前进步。

2019 年 1 月 21 日,北京 301 医院的外科医生在福州长乐区的中国联通东南研究院里,利用 5G 网络远程操控机械臂,为远在 50 公里以外的一只小猪进行了切除肝小叶手术,如图 7 - 2 所示,手术持续了将近一个小时,并取得了成功。此次的动物实验,是华为联合中国联通福建分公司,以及福建医科大学孟超肝胆医院,北京 301 医院,苏州康多机器人有限公司等共同开展。此次手术,是全球第一例 5G 远程手术。

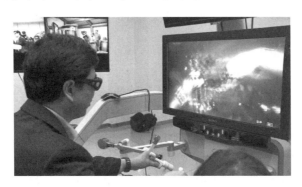

图 7 - 2　全球首例 5G 远程手术

2019 年 3 月 16 日,中国移动携手华为公司和中国人民解放军总医院,成功完成了全国首例基于 5G 的远程人体手术——帕金森病"脑起搏器"植入手术,如图 7 - 3 所示,病人在北京,而医生在海南通过 5G 网络通信,跨越近 3000 公里,操作电子机械臂,非常精准地把"脑起搏器"以 0.5mm 间隔,逐步向脑内推进,植入到了患者的脑部特定的位置,患者的四肢震颤,以及肌肉僵硬等患病症状在受到了"脑起搏器"的电刺激下,得到了很大的改善与缓解,在手术结束之后,患者的状态比较良好,手术可以说是非常的成功。

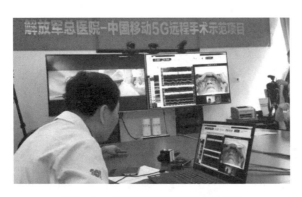

图 7 - 3　全球首例 5G 远程人体手术

5G 网络解决了 4G 网络条件下手术视频卡顿、远程控制延迟明显的问题,手术近乎实时操作,甚至感觉不到病人远在 3 000 公里之外。5G 网络高速率、大带宽、低时延的特性,可有效保障远程手术的稳定性、可靠性和安全性,使专家可随时随地掌控手术进程和病人情况。将来通过远程手术，上级医院高质量、高水平的专家可以远程、直接对偏远地区的患者进行手术，完成过去在基层难以完成的手术。

7.5 医院信息系统的发展趋势

从 1998 年起，我国医疗信息化建设开始推进，随后经历了计算机化、数字化阶段，逐步实现了全面普及应用。时至今日，大数据、云计算、物联网等新兴技术迅速发展，医疗信息化呈现出新的发展方向。

在新技术广泛应用下，基于移动的数据消费、基于物联网的数据收集、基于大数据的数据分析、基于云计算的数据分享逐步成为现实，我国医疗信息化建设随之朝向标准化、集成化、智能化、移动化、区域化方向发展。

标准化是医疗信息集成的基础，而作为医疗信息集成的利器，医疗信息平台也成为发展的热点和重要工程，并朝着私有云和采用第三方资源与服务的方向发展。

"互联网＋"浪潮下，智慧医疗成为医疗信息化的最终目标。医疗智能化建设涉及内容众多，包括临床业务智能化、管理决策智能化、患者服务智能化、资源管理智能化、医院物流智能化、楼宇智能化等，无疑将是医疗信息化未来的长期热点。

在移动互联网时代，通过移动通信技术提供医疗信息和医疗服务，已成为医疗信息化建设的重点内容，医疗移动化趋势基本成型。移动医疗促进了以患者为中心理念的实现，并将朝着个性化、家庭健康监测、慢性病管理方向发展，同时其与电子病历的结合将更加紧密。

区域化是医疗信息化的高级阶段，需要区域人口健康信息化建设、医疗联合体、远程医疗等多方面配套配合。毫无疑问的是，区域医疗信息化建设是医院信息化继管理信息化、临床信息化之后的又一个热点。

综上所述，我国医疗信息化建设发展至今，正朝向标准化、集成化、智能化、移动化和区域化方向发展。其中，医疗信息化平台、医院运营管理系统、大数据和商业智能技术、移动医疗以及区域医疗等将会是热点领域。

【微信扫码】
拓展阅读

第8章

常用医疗仪器

8.1 医疗仪器概述

8.1.1 医疗仪器

医疗器械是指直接或者间接用于人体的仪器、设备、器具、体外诊断试剂及校准物、材料以及其他类似或者相关的物品，包括所需要的计算机软硬件。医疗器械的效用主要通过物理等方式获得，通过药理学、免疫学或者代谢的方式获得的只起辅助作用。

使用医疗器械的目的是疾病的诊断、预防、监护、治疗或者缓解；损伤的诊断、监护、治疗、缓解或者功能补偿；生理结构或者生理过程的检验、替代、调节或者支持；生命的支持或者维持；妊娠控制；通过对来自人体的样本进行检查，为医疗或者诊断目的提供信息。

医疗器械行业涉及医药、机械、电子、塑料等多个行业，是一个多学科交叉、知识密集、资金密集的高技术产业。

医疗器械涉及包括手术器械和医用材料在内的诸多方面，医疗仪器和设备只是其中的一部分。现代医疗仪器通常都是集电子、机械于一体的复杂装置，是精密的、高可靠性和高安全性的自动或者半自动系统。

医疗仪器通常是复杂的精密设备。由于人体的复杂性，对人体各种生理、生化指标的测量、监护，以及用各种能量作用于人体疾病部位进行治疗都非常复杂。现代医疗仪器不仅种类繁多，而且往往一台仪器就综合了数学、物理、计算机科学、材料科学、自动控制、微电子学和信息技术等众多学科的成果。

医疗仪器大多是直接用于患者的，因此首先要求医疗仪器对被测体必须是无害的，损伤应尽可能小，最理想的是无损伤；其次，由于直接的活动测量，任何电极或传感器的进入就会造成局部环境的改变而产生误差。另外，生物信号测量条件苛刻，被测信号强度往往远小于电磁场干扰和人体内其他干扰信号，信噪比低；医疗仪器有能量的限制，提高外加能量，会造成机体的损伤。此外，医疗仪器还必须考虑患者本身比较虚弱而带来的安全问题。

从实际使用的角度看,医疗仪器的性能包括仪器本身的功能、可操作性、可靠性或安全性等。

(1) 功能:每件医疗仪器都有其特定的功能,有些设备有很多模块,选择不同的模块就可以实现不同的功能。

(2) 可操作性:是指实际操作是否方便,是否需要助手帮助等。通常,操作简单明了,操纵手柄小巧灵活的医疗仪器比较受欢迎。

(3) 正确性:对于测量仪器,测量结果是否正确是非常关键的,具体用下列指标来衡量:量程、灵敏度、线性、频率响应信噪比、精确度与准确度、绝对误差与相对误差、精度、重复性等。

(4) 可靠性:对于医疗仪器来说,可靠性必须非常高,不仅故障率要小,还应该有比较完备的故障监测和报警等功能,而且在部分故障的状态下仍能保留最基本的功能以保证患者的安全。

(5) 安全性:医疗仪器要考虑电气安全、辐射安全、热安全和机械安全等。

8.1.2 医疗仪器的构成

医疗仪器的类别很多,不同医疗仪器的工作原理,功能也不一样,但是它们还是有一些共同的地方。

诊断仪器主要解决如何从体内得到有用的信息,这些信息可以是生物电信号、压力信息或者是对某种能量的吸收程度等,这些信息需要用传感器或电极来获得并转换成电信号。有时也需要外加能量来获取信号,如电流驱动传感器,使用光、X射线或超声能量,通过考察这些能量经过被测体后的衰减等进行诊断。

完成治疗功能的医疗仪器要解决用何种能量以何种途径干预治疗对象的问题,或者用某种方法来暂时或永久地替代人体的某部分功能,对于加入人体的任何能量都不但要进行精确地控制,而且还要进行反馈监测以确保安全,有时甚至还需要在治疗过程中对人体的生理状态进行监护。

基于以上分析,大部分医疗仪器可以分为以下几个主要部分:

(1) 传感器换能器,是一种将一种能量的信号转换成另一种能量信号的器件,通常转换成电信号,方便处理和输入计算机。常见的传感器有测量血压的压力传感器、测量离子浓度的离子传感器、X线传感器、超声传感器等。电极是可以看作为传感器,它将体内的离子电流转换成金属导体中流动的电子电流。传感器是测量仪器或仪器测量的关键部件,直接影响测量的成败。

(2) 信号预处理和采集系统信号预处理也称为信号调理,主要完成信号的放大、滤波、线性化以及信号的电气隔离等,使得信号符合信号采集系统的要求,信号采集就是将模拟信号转换成计算机处理的数字信号。这部分电路还包括传感器的激励电路。

(3) 计算机系统主要完成数字信号处理、数据管理和程序控制等工作。计算机系统作为控制中心,可以协调和监控仪器设备各子系统的动作,甚至管理患者状态监测和报警系统。

(4) 人-机交互系统通常由键盘、鼠标、显示装置等组成,有的还有网络接口。

(5) 能量发射系统有很多医疗仪器需要向人体发射能量,如X射线,医疗仪器主要解决的是如何有控制地通过一定途径将能量传递到人体的特定部位，并且剂量的控制一定要准确。

（6）其他系统如机械传动系统、定位系统、管路系统等，很多医疗仪器还有某些特定的功能模块或系统，这些系统通常也按照控制系统的指令进行协调工作。

许多普通仪器也可有上述的结构或组成部分，但医疗仪器与之最大的区别是应用的对象不同，医疗仪器所测量的对象或者信号源，是人体或人体的一个系统，能量发射的对象也同样是人体，甚至还要用仪器替代人体的某一部分，所以医疗仪器的特殊之处都和这个有关。

8.1.3　医疗仪器的类型

医疗仪器不是单一的机电产品或光电产品，而是综合了机械、电子、光学甚至核物理等多学科的一体化产品。

医疗仪器是一种非常特殊的仪器，关系到患者的切身利益，需要进行严格的管理。我们国家对医疗器械实行分类管理。从安全管理的角度，根据使用风险的大小，医疗器械分三类管理。第一类是指通过常规管理足以保证其安全性、有效性的医疗器械。第二类是指对其安全性、有效性应当加以控制的医疗器械。第三类是指植入人体，用于支持、维持生命，对人体具有潜在危险，对其安全性、有效性必须严格的医疗器械。第一类大部分是手术器械，医疗仪器及其附件绝大部分划归为第二类或第三类管理。国家有专门机构对医疗器械的研发、生产、销售和使用进行管理和监督。

另外，从资产管理的角度可以将医疗仪器分为大型仪器（如 CT、核磁共振设备）和一般的中小型仪器（如心电图机、床边监护仪等）。也可以将医疗仪器分为植入的和非植入的，国家对于医用植入物有特殊的管理条例，但大部分医疗仪器是非植入的。也有将医疗仪器分为在体测量的和离体测量的，而在体非侵入性测量是医疗诊断仪器的发展方向。

比较常用的医疗仪器分类方法是按照物理原理和临床应用进行分类。按照物理原理可将医疗仪器分为：医用电子仪器、医用光学仪器、医用放射仪器和医用核物理仪器。临床应用可以将医疗仪器分为：诊断仪器、治疗仪器、辅助仪器。

（1）诊断仪器：是指用于临床诊断的仪器设备，如医用电子诊断设备、医用成像设备、医用检验仪器、医用光学仪器等。常见的医用电子诊断设备有：心电图机、脑电图机、床边监护系统、动态心电监护仪、胎儿监护仪等；医用成像设备有：X 射线诊断设备、X 线计算机断层扫描仪、核医学成像设备、超声诊断仪、磁共振成像设备、热像仪等；医用检验仪器包括：生物传感器、生化分析仪、血气分析仪、血细胞分类仪等；医用光学仪器是指：内镜、光学显微镜、眼科光学仪器（自动眼压计、自动验光机、视野测定仪、角膜地形图仪、眼底照相及眼底图像分析设备等）。

（2）治疗仪器：是指具有临床治疗作用的仪器设备，可分为实现功能辅助和替代的人工器官和各种利用物理因子达到治疗目的的仪器设备两大类。作为医疗设备的人工器官有：人工心脏和心脏辅助装置、心脏起搏器、血液透析和排毒设备（人工肝、人工肾）、人工肺（氧合器）和体外循环装置等。现代物理治疗仪器也是一个很大的家族：有各种放射治疗装置，如 60 Co 治疗仪、直线加速器、X 刀、γ 刀等；有电刀、射频消融等高频治疗设备；利用超声能量的超声乳化白内障手术仪、超声手术刀和超声雾化器等设备；其他设备，如各种激光治疗设备、体外冲击波碎石机、输液泵、体外反搏和主动脉内气囊反搏设备、呼吸机、麻醉机、高压氧舱等。

（3）医疗辅助设备：大部分的医疗仪器是诊断仪器和治疗仪器，但也有一部分与医疗有关的仪器不直接用作疾病诊断和疾病治疗，被称为医学辅助设备，包括医学信息系统及与此相应的计算机网络系统、计算机医院自动化管理系统（包括行政和病史管理等）、图像存储与传输系统（PACS）、远程医疗设备、面向家庭的医疗技术（工程）、医学教学工程（如多媒体辅助教学、电视等）设备等。其他辅助设备还包括消毒灭菌设备、照明设备（如无影灯、图片灯）、中心供氧和制氧设备、吸引设备、废物处理设备、手术台、电源系统和电安全监护器、制冷设备和空调设备、血库设备、制药机械设备等。

8.1.4　医疗仪器技术管理

医疗仪器是特殊的精密仪器，要保证医疗仪器在医院使用过程中始终处于良好的状态，因此使用医疗仪器的医院担负着仪器使用过程中的监管责任，正确的管理有助于安全有效使用医疗仪器，实现其医疗功用，也能保证贵重的医疗资源得到充分利用。医疗仪器种类繁多，功能复杂，而且还涉及不同的学科领域，因此对医疗设备的管理需要专门的技术人员完成，这样的专业人员被称为临床工程师。

医院对医疗仪器的管理要贯穿医疗仪器的整个生命周期，包括从医疗仪器的诞生一直到报废的全过程，不仅包括临床应用，也包括仪器设备的选购等过程，具体包括：选择、验收培训和安全使用、危害（风险）管理、维修保养、计量管理及最后的报废与更换。临床工程是一门在医院中应用工程技术直接为患者诊断和治疗的学科，它为患者诊断和治疗提供了可靠而有效的管理（技术管理），它已经成为现代医院中不可或缺的学科，临床工程师（技师）和医生、护士一样，是医院运行中不可缺少的专业技术人员。

8.2　检测与监护仪器

8.2.1　常用检测手段与分析方法

人体上能够测量到的生物电信号有很多，临床上常用的生物电信号有：心电、脑电、肌电、胃电和视网膜电等，这些体表生物电信号通过电极拾取，经适当的生物电放大器放大和记录而成为心电图、脑电图、肌电图、胃电图、视网膜电图等。生物电放大器是医疗仪器中普及程度最高的电子器件之一。

1. 生物电放大器

生物电放大器是将生物电信号放大的电子器件，将电极拾取的信号进行放大，使放大器输出的信号满足信号采样的需求。

生物电信号具有以下特点：

（1）信号非常微弱，最大的波幅在 $1\sim5\mathrm{mV}$，最小的电位在 $0.1\mu\mathrm{V}$。

（2）信号的频率低，大部分都在几百赫兹以下的超低频段，很多有用的信号成分接近直流。

（3）强噪声背景（信噪比小），生物电在测量时会受到很强的噪声干扰，如 $50\mathrm{Hz}$ 干扰、其他生物电信号干扰和测量设备本身的电子元器件干扰等,这些噪声的强度往往比信号大很多。

(4) 电极电位影响,生物电测量都是使用电极来测量的,当电极进行生物体组织或与生物的组织表面相接触时,会在电极和组织之间出现半电池电动势,也称为电极电位,电极电位与电极材料相关,也与电极安放、电极的移动、电极面积、电流密度等有关,电极电位不稳定,形成基线漂移,对测量接近直流的信号会有较大的影响。

(5) 包含深层次的信息,从体表收集到的各种信号中可以提取生物体内各器官的信息、内部各组织的信息、细胞层次和分子层次的信息以及各系统、各层次内的信息和相互之间的联系。

基于以上特点,生物电放大器除了要将有用信号放大以外,还要完成消除干扰、选择合适的频响范围和进行电气隔离等信号调整的功能。

临床上使用的生物电放大器应该满足下列要求:不影响所检测部分的生理功能,测得的信号无畸变,能将信号和干扰分离,必须对可能的电击伤害提供有效的防护,放大器本身应能经受除颤器、电刀等产生的大电流的冲击。

生物电放大器一般包括前置放大器、高通滤波器、隔离放大器(包括后级放大器)和低通滤波器等,如图 8-1 所示。

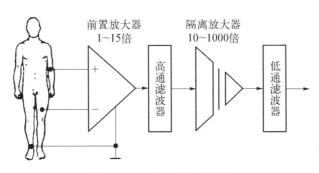

图 8-1 生物电放大器框图

生物电放大的主要技术指标有:共模抑制比、频率响应、时间常数、灵敏度(增益)、噪声等。除了这些主要的技术指标外,还有线性、温度漂移以及记录仪的走纸速度、阻尼等次要的技术指标。

2. 心电的测量与分析

目前我们常用肢体导联记录心电图,即体表心电图,它是心脏的电活动(主要是心房肌、心室肌的激动)经过躯体(组织)在体表形成的电位差(即心肌细胞除极、复极过程中向各方面传导而到达肢体电极时的电位差)。心电波如图 8-2 所示。

常规心电图有 12 导联,即 I、II、III、avL、avR、avF 及 V1、V2、V3、V4、V5、V6。一般心电图机上有按钮设置,顺序记录,心电图机可以先将测得的各导联心电图存储起来,重新排列成分页式,方便保存和查看,在需要时再

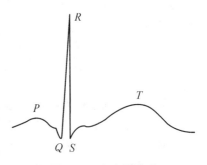

图 8-2 心电图波形

打印出来。

心电图机是记录心电图的专用仪器,有单道心电图机和多道心电图机,多道心电图可以同时记录多导联的心电,最多可以记录 12 导联的,而单道心电图只能顺序记录 12 个导联。根据控制方式和导联切换方式的不同,有手控心电图机,也有程控的、微电脑控制或数字式的心电图机。在很多其他仪器中也常有心电记录电路模块。另外除了记录常规心电的单道和多道心电图机以及心电监护仪外,还有运动心电图记录系统、心电动态监护和分析系统、心电向量图等。

3. 脑电的测量与分析

人的大脑皮质有自发电活动,其电位可随时间发生变化,我们用电极将这种电位随时间变化的波形提取出来,并加以记录,就可以得到脑电图。

脑电波可根据频率的不同分为 α 波、β 波、θ 波和 δ 波,如图 8-3 所示。

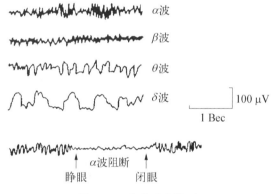

图 8-3　自发脑电波形

除此之外,对机体外加刺激也会导致脑电信号的改变,这种电位称为脑诱发电位。通常临床上所说的诱发电位是指特异性诱发电位,是指在给予刺激后经过一定的潜伏期,在脑的特定区域出现的电位反应,其诱发电位与刺激信号之间有严格的时间关系。通过测量其求潜伏期、持续时间和响应幅度以反映出神经系统的功能与病变。特异性诱发电位较小,完全淹没在自发脑电信号中,需要采用同步叠加平均的方法获得。目前临床上常用的诱发电位有模式翻转诱发电位、脑干听觉诱发电位和体感诱发电位等。

绝大多数的脑电图实验室采用国际脑电图学会标准电极安装法—国际 10/20 系统电极放置法,如图 8-4 所示。一般采用单极导联法、双极导联法等连接方法把标准电极连接到脑电图机上。

脑电极信号被电极拾取后送至输入盒,然后经过导联选择器和放大器送到记录器进行描记,现代脑电图机常用 CPU 控制各项操作,操作过程由存储在 ROM 中的监控程序来完成。

脑电图机除了检测自发脑电信号外,还可记录诱发电位,目前的脑电图机大多配有声、光、电子刺激器,此外一般还有脑电频率分析器等。

脑电没有类似心电信号的特征波形,因此确定提取哪些脑电信号的特征并如何定量地进行分析这些特征是十分重要的,由于脑电的波形是以信号的频率来分类的,因此频域分析是比较常用的方法。

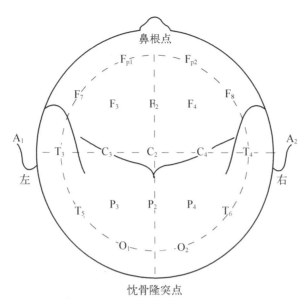

图 8－4　脑电图电极的安放位置（10/20 系统）

脑电图分析需要同时记录和比较 8～16 道波形,难度较大,因此在对脑电做定量分析的基础上,将脑电的变化与具体位置即形态定位结合起来,可以比脑电分析更准确和更直观。脑电地形图,就是在脑图技术基础上,用计算机技术将曲线波形转变成能够定位和定量的彩色脑波图像。

脑电地形图目前在临床主要用于:各种脑血管诊断,各种脑肿瘤的定位,癫痫、痴呆、心理学及精神分裂症等,有较高的诊断价值。

4. 电气安全

电气安全性能是医用电子仪器的一项非常重要的性能,它与医疗仪器的防止患者或者操作人员遭受到电击的措施有关。由于在医疗环境中,电子仪器与患者有直接的电气连接,患者的皮肤阻抗可能很低或不存在,再加上患者本身是很虚弱的,因此医用电子仪器的安全性能尤其重要。

医疗仪器的电气安全措施包括:医疗仪器本身的防护措施;采用正确的接地系统,即具有独立于电源系统的单独接地系统,患者周围的仪器设备具有共同接地点;采用隔离电源;定期电安全检查等。

8.2.2　生理信息的测量与监护

1. 心电监护

心电是最常用的监护项目,几乎所有的监护仪都配有心电监护项目,心电监护主要是心率监护和心律监护,此外还有心肌缺血监护和心率变异监护等。对于普通的心电监护而言,主要是监护心率,即每分钟的心跳次数。从技术上来说,通过检测心电的 R 波,测出 R - R 间期,就可以计算得到心率。在监护仪上可以设置心率的正常值范围,当心率超过上下限时发出警报,起到心率监护作用,通常选择 R 波较高的导联(如 II 导联)作为监护导联,电极放置在胸部。心率的监护和心肌缺血监护对于冠心病患者尤为重要,心率的监护需要自动测量 QRS 波形特征,同时也要考虑心率。

心电分析的依据通常是 QRS 波的宽度、幅度、波峰方向和 R - R 间期等参数,以及与 QRS 波模板的匹配程度等。QRS 波的宽度是判别心律失常的基本参数,模板匹配是选择一个 QRS 波形作为模板,将后续采集到的 QRS 波形与模板匹配,逐点作相关运算,得到心率的判别数据。通过对 S - T 段的分析可判断心肌是否缺血。最后在剔除非正常心电波形后的正常窦性 RR 间的变异情况,进行心率变异分析。

2. 血压的测量和监护

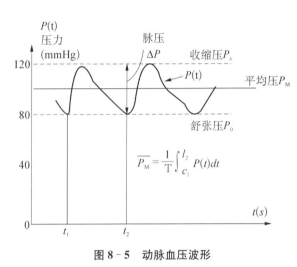

图 8 - 5 动脉血压波形

血压是一个重要的生命参数,是指血液对血管壁的压强,通常用相对压强表示。当我们说血压 100 mmHg 时,是指血压比大气压高 100 mmHg。动脉血压测量的单位常用 mmHg 表示,而静脉血压常用 cmHg 表示。动脉血压波形如图 8 - 5 所示。

因心脏射血而形成周期性的脉动波形,脉动血压最高值称为收缩压,最低值称为舒张压。平均压是一个周期 T 内的连续血压的均值。在安静状态下,正常成人收缩压为 $90\sim139$ mmHg,舒张压为 $60\sim89$ mmHg。

血压测量方法有直接测量法和间接测量法,间接测量法仅能测得收缩压和舒张压,而直接测量法可以测得血压波形曲线。

3. 血氧饱和度的监护

目前在监护仪中提供的血氧饱和度检测多采用脉搏血氧饱和度技术,所测量的血氧饱和度 SpO_2 是指动脉血液中与氧结合的氧合血红蛋白(HbO_2)的容量占全部可结合的血红蛋白(HbO_2+Hb)容量的百分比,即血液中血氧的浓度。

血氧饱和度的测量主要根据郎伯-比尔定律,通过测量两个波长消光度的脉动成分来反映动脉血氧饱和度的。脉搏血氧饱和度仪利用戴在手指上的光电探头可以进行无创的连续监测,但是它与抽血后由氧饱和度仪测得的血氧饱和度 SaO_2 是不同的,因为血红蛋白的形式除了上述的 HbO_2 和 Hb 以外,还有碳氧血红蛋白(COHb)、正铁血红蛋白(MetHb)、硫血红蛋白(SfHb)和碳氧血红蛋白(COSfHb)。

4. 呼吸监护

呼吸监护包括监测呼气容量、气道压力、呼吸频率以及呼气末二氧化碳分压。呼吸监护仪多以风叶作为监控呼吸容量的传感器,呼吸气流推动风叶转动,用红外线发射和接收元件探测风叶转速,经电子系统处理后显示潮气量和每分钟通气量。气道压力检测利用放置在气道中的压力传感器检测,这些检测需要在患者通过呼吸管道进行呼吸时才能测得。呼气末二氧化碳分压的监护也需要在呼吸管道中进行,而呼吸频率的监护不必受此限制。

5. 体温

体温反映了机体新陈代谢的结果,是机体进行正常功能活动的条件之一。身体内部的温度称"体核温度",体核温度反映了头部或躯干状况,一般从口、腋、直肠测量。对健康中国人统计表明,口腔温为 36.7～37.4℃,腋下温为 36.9～37.4℃,直肠温为 36.9～37.9℃。

监护仪多用热敏电阻作为传感器测量体温,热敏电阻用珠状玻璃封装,玻璃外壳使用敏感元件免受对身体不利的环境影响。热敏电阻尺寸小,可以放在导管顶部或注射针管内测量器官温度,热响应时间短,具有良好的动态特性。

体温测量的主要电路是惠斯通电桥,将热敏电阻接在电桥的一个桥臂上,通过测量电桥的不平衡输出测定体温。

6. 心输出量

心输出量是衡量心功能的重要指标,在某些病理条件下,心输出量降低,使肌体营养供养不足。心输出量是心脏每分钟射出的血量,也称心排量,根据心输出量可以计算出很多有用的心功能指标。

心输出量的测量方法分为有创和无创两大类。前者主要有 Fick 法、电磁流量计法、染料稀释法、热稀释法等;后者主要包括超声心动图、胸部电阻抗图等方法。其中电磁流量计法需要把探头套放在主动脉根部,有较大的危险性。近年来出现了一些创伤较小或无创伤的可用于较长时间监测的新方法,有食管超声多普勒测量法、部分 CO_2 重吸入法和脉搏轮廓图法。

7. 胎儿监护仪

胎儿监护仪主要用于对围产期胎儿进行监护以便及时发现胎儿宫内缺氧、窘迫。胎儿监护仪主要监护以下两个参数:识别和记录心率以及探测及记录子宫收缩或胎动,一般都能记录胎儿心率变化曲线及子宫收缩变化曲线。

8. 尿动力的测量

尿动力学是根据流体力学原理,采用电生理学方法及传感器技术,检测尿路各部分压力、流率及电生理活动,从而了解尿路排送尿液的功能是否正常,以及排尿功能障碍性疾病的病理生理性变化。

尿动力仪的主要功能在于将尿路的功能状态转化成直观的可读信息,供临床医师参考。尿动力仪所测定的尿路功能主要指标是压力、流率和肌电图。随着计算机技术和影像学的发展,结合图像采集系统(包括 X 光机录像系统等)和图像整合系统(将图像信号转化成数字信号并与尿动力学有关信号同步显示),可以同步显示尿动力学参数与影像形态。

8.2.3　监护仪和监护病房

"监护"是指测量患者生理及病理状态的生物信号,提取其特征,并及时转变成可视信息,对潜在的危及生命的事件进行自动报警。其优点是用仪器实时地监护患者,便于医生及时掌握病情和进行治疗,评估治疗方案和药物。集中使用监护仪器组成监护病房,还可以在提高护理质量的同时,减少护士的工作量,降低护士与病员的比例。

监护仪分为中央监护仪和床边监护仪。床边监护仪直接与患者相连,通过电极、传感器获得各种临床相关的生理信息,并通过电缆或者无线网络将信号传输至中央监护仪。中央监护仪放在护士工作站内,通常可以连接和控制 6～12 台床边监护仪,以多道的方式同时显示各床边监护仪送来的信号,也能对各床边监护仪的监护项目进行设置。在发生报警时,中央监护仪自动储存该时刻前后一段时间内的相关信号,在需要的时候还可以通过打印机打印输出。

监护仪一般都带有显示器,除了显示文字信息外,医生还可以在显示器屏幕上观察生理信号的波形(幅度和时间),同时可以屏幕上比较几个生理信号的相互关系。信号可以"冻结"在屏幕上,允许医生仔细地观察与测量。

随着医学的发展,重症监护病房,也称为 ICU,在现代医院建设中占有重要地位,重症监护学已经在医学领域中逐步形成一门独立的医学学科。ICU 应用先进的诊断、监护和治疗设备与技术,对病情进行连续、动态的定性和定量的观察,并通过有效的干预措施,为重症患者提供规范的、高质量的生命支持,对改善生存质量起着重要作用。

由监护仪系统再加上其他必要的设备,就可组成监护病房。现代医院中还有很多专科ICU,专科 ICU 实际是专科治疗在高技术支持下的延续。常见的专科 ICU 有:血管内科的冠心病监护病房(CCU),呼吸内科的呼吸监护病房(RCU),儿科和新生儿监护病房(PICU/NICU),创伤监护病房(TICU),麻醉科的手术中监护和手术后护理病房(recovery room/SICU),肾病监护室等。

8.3 治疗设备

8.3.1 常规治疗设备

1. 除颤器

现代医学理念将心脏骤停的"生存链"归结为 4 个环节——早期判断心脏骤停与启动医疗急救服务(Emergency Medical Service,EMS)系统、早期心肺复苏、早期电除颤、早期高级生命支持,可见早期电除颤是影响心脏骤停转归的决定性因素之一。心室颤动(室颤)或无脉性室性心动过速(室速)是心脏骤停早期最常见的心律失常,电除颤是消除这种心律失常的最佳选择。

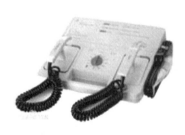

心脏电复律指在严重快速型心律失常时,用外加的高能量脉冲电流通过心脏,使全部或大部分心肌细胞在瞬间同时除极,造成心脏短暂的电活动停止,然后由最高自律性的起搏点(通常为窦房结)重新主导心脏节律的治疗过程。在心室颤动时的电复律治疗也常被称为电击除颤。

心脏除颤器又称电复律机(如图 8-6),主要由除颤充/放电电路、心电信号放大/显示电路、控制电路、心电图记录器、电源以及除颤电极板等组成,是目前临床上广泛使用的

图 8-6　心脏除颤器

抢救设备之一。它用脉冲电流作用于心脏,实施电击治疗,消除心律失常,使心脏恢复窦性心律,它具有疗效高、作用快、操作简便以及与药物相比较为安全等优点。

目前临床上常用的两种除颤器为人工除颤器和自动除颤器。根据使用部位又分为:体

外和体内除颤。其中人工体外除颤是目前在院内除颤中最常使用的方法。

2. 电外科器械

最早的有效止血方法:烙铁或烧红的石块、沸油等。19 世纪开始出现了电流应用于临床外科手术,各式电外科设备的也随之诞生,常见的有单极、双极两种技术(如图 8 - 7 所示),所有电外科器械均围绕着这两种技术设计而成。它具有切割、分离、止血等目的。主要设备有中性电极(负极板)、射频刀、氩气刀、超声刀、大血管闭合系统(百克钳)、水刀等。

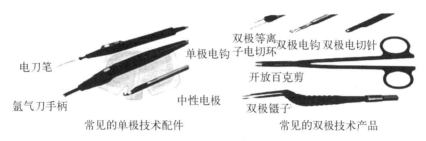

图 8 - 7　单极、双极技术

电外科的基本原理是:是将 220 V/50 Hz 的低压低频通过高频能量发生器变频变压,变频为 0.3~5 MHz,电压达千伏以上的高频交流电,高频交流电能量作用于组织后仅产生热效应,达到对组织的切割和凝血效果,而不会对人体产生电击风险。

电切原理:使细胞膨胀、破裂、汽化。

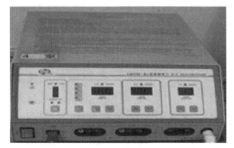
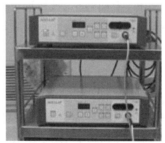
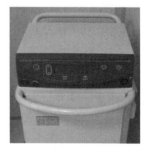

图 8 - 8　电外科器械设备

电凝原理:使细胞干燥、蛋白变性凝固、减少出血。

常见的电外科器械设备如图 8 - 8 所示。

3. 呼吸机

呼吸机的基本工作原理是利用机械动力建立肺泡和外环境之间的压力差,使肺泡充气和排气,因此呼吸机实际上是一种通气机。目前临床上常用的呼吸机采用的是正压呼吸。

正压呼吸的通气方式是在呼吸道开口处,如口腔、鼻腔或气管插管、套管,用机械方法直接施加压力,超过肺泡压,产生压力差,空气即自体外通过管道流向肺泡,产生通气;除去呼吸道开口的压力,转为大气压或低于大气压,并依靠胸廓及肺的弹性回缩力,肺泡压大于大气压,肺泡自肺泡排出,产生呼气;待肺泡压低到大气压时,呼气停止。按此原理设计的呼吸机构造简单,使用方便,是临床上最常用的一种。正压呼吸不同于生理状态的负呼吸,对机体有一定的不良影响。

呼吸机根据机械通气方式的不同,分为有创通气式和无创通气式。如图8-9所示。

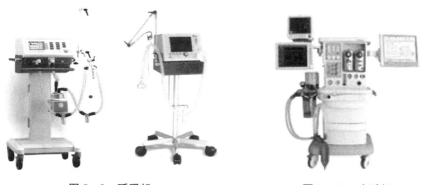

图8-9 呼吸机   图8-10 麻醉机

4. 麻醉机

是一种可以对多种气体和挥发性麻醉药进行输送、控制和辅助病人呼吸,同时在手术过程中对病人意识、痛觉水平进行调节的高级医疗设备。因此,麻醉机的主要作用就两个:一是麻醉,二是患者的呼吸管理。

麻醉机内具有必备的报警系统,配有功能完善的全能呼吸器,装有高精度的麻醉药蒸发罐,以及各种电子和机械监护仪。一般麻醉机的使用方式:半开放式、半紧闭式、全紧闭式三种,另外麻醉机一般增加了排污。

图8-10就是一台麻醉机,上面包括:蒸发罐、电子流量计、集成回路、彩色液晶触摸屏、监护仪、麻醉信息管理系统、监护插件模块等,有些模块是选配的。

5. 输液器

输液器也叫输液泵,是一种能够准确控制输液滴数或输液流速,保证药物能够速度均匀,药量准确并且安全地进入病人体内发挥作用的一种仪器。同时,输液泵还能提高临床给药操作的效率和灵活性,降低护理工作量。输液泵通常是机械或电子的控制装置,它通过作用于输液导管达到控制输液速度的目的。常用于需要严格控制输液量和药量的情况,如在应用升压药物,抗心律失常药物,婴幼儿静脉输液或静脉麻醉时以及需要在规定时间内滴注的药物(化疗药物、高浓度钾水、浓钠)等。

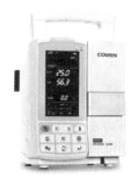

图8-11 输液泵

输液泵的类型:固定点泵和非固定点泵,体外泵和可植入泵,机械泵和电子泵(推注式注射器、输液泵和蠕动式输液泵)。

输液泵如图8-11所示。输液泵必须有液体失去装置,能够精确调节流量;有报警装置,发生异常情况,及时停止输液,并报警,使医护人员及时处理。微量泵(微量注射器)也是一种输液泵,其流量小,精度更高。

现在很多医院的输液泵越来越自动化和智能化,其把输液泵(或向量泵)、血压测量器和计算机系统连成一个反馈系统,自动控制注射量,并且可以将多个输液泵集中管理,方便操作。

8.3.2　用于人体功能替代的设备

1. 人工心脏起搏器

心脏起搏器是一种植入于体内的电子治疗仪器,通过脉冲发生器发放由电池提供能量的电脉冲,通过导线电极的传导,刺激电极所接触的心肌,使心脏激动和收缩,从而达到治疗由于某些心律失常所致的心脏功能障碍的目的。

人工心脏起搏系统(如图 8 - 12 所示),主要包括两部分:脉冲发生器和电极导线。常将脉冲发生器单独称为起搏器。起搏系统除了上述起搏功能外,尚具有将心脏自身心电活动回传至脉冲发生器的感知功能。起搏器主要由电源(亦即电池,现在主要使用锂-碘电池)和电子线路组成,能产生和输出电脉冲。电极导线是外有绝缘层包裹的导电金属线,其功能是将起搏器的电脉冲传递到心脏,并将心脏的腔内心电图传输到起搏器的感知线路。

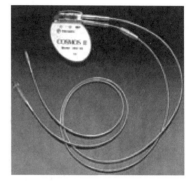

图 8 - 12　人工心脏起搏系统

人工心脏起搏系统分为临时和永久两种,它们分别有不同的适应证。临时心脏起搏系统是一种非永久性植入起搏电极导线的临时性或暂时性人工心脏起搏术。起搏电极导线放置时间一般不超过 2 周,起搏器均置于体外,待达到诊断、治疗和预防目的后随即撤出起搏电极导线。如仍需继续起搏治疗则应考虑置入永久性心脏起搏器。任何症状性或引起血流动力学变化的心动过缓患者都是临时心脏起搏对象。随着起搏工程学的完善,起搏治疗的适应证逐渐扩大。早年植入心脏起搏器的主要目的是为挽救患者的生命,目前尚包括恢复患者工作能力和生活质量。目前主要的适应证可以简单地概括为严重的心跳慢、心脏收缩无力、心跳骤停等心脏疾病。

起搏器包括单腔起搏器、双腔起搏器、频率适应起搏器和特殊类型起搏器等。

2. 人工心肺机

人工心肺机的外形如图 8 - 13 所示,由氧合器和血泵及辅助设备组成的,能进行体外循环的机械装置。人工心肺机用于心脏手术的体外循环,肺移植的辅助呼吸,急性呼吸衰竭的辅助治疗等。从静脉系统引出静脉血,并在体外氧合,再经血泵将氧合血输回动脉系统的全过程,又称心肺转流,主要应用于心脏、大血管手术。

人工心肺机进行体外循环的基本装置包括:血泵、氧合器、变温器、储血室和滤过器五部分,如图 8 - 14 所示。

血泵即人工心,驱使体外氧合血单向流动,回输体内动脉,代替心脏排血功能,供应全身血液循环的装置。根据排血

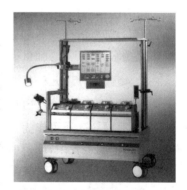

图 8 - 13　人工心肺机

方式分为无搏动泵和搏动泵两种。患者身体的血液被带入一根消毒处理的塑料插管,滚柱臂上的滚柱滚压带血的管子,迫使血液向前流动。这相当于心脏瓣膜的功能,蠕动泵的作用是在管内产生一个波浪式脉动的血流。

氧合器即人工肺,代替肺脏使静脉血氧合并排出二氧化碳。

变温器是调节体外循环中血液温度的装置,可作单独部件存在,但多与氧合器组成一体,变温器的水温与血温差应小于 10～15℃,水温最高不得超过 42℃。

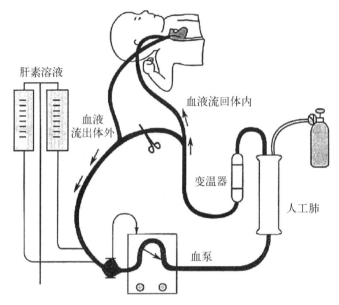

图 8‑14 人工心肺机体外循环基本装置

储血室是一容器,内含过滤网和去泡装置,用作储存预充液,心内回血等。

滤过器用于滤过体外循环过程中可能产生的气泡、血小板凝块、纤维素、脂肪粒、硅油栓以及患者体内脱落的微小组织块等,不同部位应用滤过器的网眼各异。

临床将上下腔静脉或右心房的静脉血通过管道引出,流入氧合器(即人工肺)进行氧合,再经过血泵(人工心)将氧合后的血液输入动脉系统,以维持机体在循环阻断时的生理功能。

如此血液不经过自体的心肺进行氧合和组织灌注的过程,称为心肺转流,亦称为体外循环。

作为医疗器械,人工心肺机需进行 CCC 强制认证,认证项目包括人工心肺机滚压式血泵、人工心肺机滚压式搏动血泵、人工心肺机鼓泡式氧合器、人工心肺机热交换器、人工心肺机热交换水箱、人工心肺机硅橡胶泵管。

3. 心脏辅助装置和人工心脏

心脏辅助装置的设计目标是缓解急性和慢性心力衰竭。这种装置不仅可作为一种暂时性左室支持系统,还可作为一种永久性装置植入慢性心力衰竭的患者体内。

心脏辅助装置中,反搏或左心室辅助装置是最为常用的。反搏是利用安置在主动脉内球囊(气囊)的充气放气(收缩扩张),增加冠状动脉血流量及降低后负荷,从而减轻心脏的负担。这种措施在某些紧急情况下是行之有效的。

凡经过内科治疗包括主动脉球囊反搏(IABP)疗法等无效者,就要考虑用心室辅助装置。心室辅助装置是用一个(或两个)血泵替代或部分替代单(双)侧的心室功能,如左心室、右心室和双心室辅助装置,目的在于减轻心室前负荷,以期待患者心脏功能的恢复。由于使用了血泵维持血液循环,心室辅助装置也常称为人工心脏,图 8‑15 是一种左心室辅助装置,实际上这是一种部分人工心脏,真正意义上的人工心脏是全人工心脏。

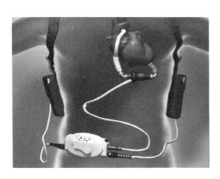

图 8－15　左心室辅助装置

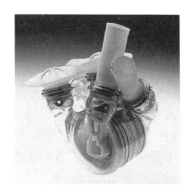

图 8－16　人造心脏

全人工心脏是一种用于代替心脏下部两个腔室的设备。这两个被替代的腔室被称为"心室"。如果一个病患由于心力衰竭到了晚期而导致两个心室都无法再发挥功能,就可能会利用到这种设备。

全人工心脏通常能够在心力衰竭晚期延长患者几个月的寿命。如果患者在等候心脏移植,那么这种全人工心脏可以帮助患者等候捐赠的心脏,而且,它也能够提高患者的生存质量。但是,全人工心脏是一种非常复杂的设备,它不仅难以植入,而且还会引起并发症。

至今,全人工心脏仅仅用于极少数的人群。研究人员也在努力对其进行改进使其帮助人们延长生命同时降低并发症的风险。图 8－16 所示的 AbioCor 的人造心脏,有柚子那么大,由钛金属和塑胶制成,现在只能延续患者几个月的生命,标价高达约 250 000 美元。

4. 人工肾

人工肾治疗方法所使用的最重要的设备是"人工肾",人工肾模拟了人体肾脏的功能,是一种替代肾脏功能的装置,主要用于治疗肾功能衰竭和尿毒症。它将血液引出体外利用透析、过滤、吸附、膜分离等原理排除体内过剩的含氮化合物,新陈代谢产物或逾量药物等,调节电解质平衡然后再将净化的血液引回体内。亦有利用人体的生物膜(如腹膜)进行血液净化。

现在临床上使用的人工肾是一种透析治疗设备。透析疗法包括血液透析、血液过滤、血液灌流和腹膜透析,是分别应用血液透析机、血滤机、血液灌流器和腹膜透析管对病人进行治疗的技术。

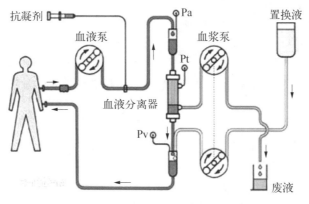

图 8－17　血液透析

血液透析俗称"人工肾",其原理如图 8－17 所示,即将血液与透析液分置于一个人工合成的半透膜两侧,利用各自不同的浓度和渗透压互相进行扩散和渗透的治疗方法。血液透析可将患者体内多余水及代谢废物排出体外,并从透析液中吸收机体缺乏的电解质及碱基,以达到纠正水电解质及酸碱平衡的目的。

人工肾是目前临床广泛使用、疗效显著的一种人工器官。就慢性肾炎晚期尿毒症的治疗效果而言,其五年生存率早已达 70％至 80％,而其中约有一半患者还能部分恢复劳动力。由于上述成就,人工肾的治疗范围逐步扩大并进入免疫性疾病的治疗领域受到各方面的重视,成为人工器官研究最活跃的领域之一。

8.3.3 专用治疗设备

现代医院中有一些比较大型的治疗设备,这些设备均是基于有控制地使用不同的物理能量来实现治疗目的,在仪器设备的工作原理和治疗作用机制上完全不同,治疗的适应证也是多种多样。这些设备称为专用治疗设备。

1. 放射治疗设备

放射治疗是利用高能射线来破坏癌细胞的 DNA,使其失去分裂与复制能力,达到缩小、消除肿瘤组织的目的。这些射线可以是放射性核素产生的 α、β、γ 射线,也可以是各类加速器产生的电子束、质子束、负 π 介子束以及其他重粒子束等。

据文献统计,70％的恶性肿瘤病人,治疗某一阶段需做放射治疗。据 WHO 报告,45％的恶性肿瘤可治愈,其中手术治愈 22％,放射治疗治愈 18％,化疗治愈 5％。

（1）医用加速器

医用加速器是生物医学上的一种用来对肿瘤进行放射治疗的粒子加速器装置。带电粒子加速器是用人工方法借助不同形态的电场,将各种不同种类的带电粒子加速到更高能量的电磁装置,常称"粒子加速器",简称为"加速器"。要使带电粒子获得能量,就必须有加速电场。依据加速粒子种类的不同,加速电场形态的不同,粒子加速过程所遵循的轨道不同被分为各种类型加速器。在各种医用加速器中,医用电子直线加速器因其体积小、重量轻、维护简便,成为现代放射治疗最主要的使用最多的装置。已成为每一个从事放射治疗的肿瘤防治中心的主要设备。如图 8－18 所示。

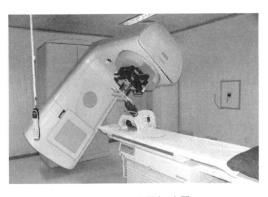

图 8－18 医用加速器

医用加速器是治疗肿瘤的重要武器,其优点如下:

1）无放射源;

2）半影小;

3）剂量均匀性和对称性好;

4）能量高,且有多种射线和能量可选;

5）剂量率高,束流稳定,剂量计算准确,治疗时间短。

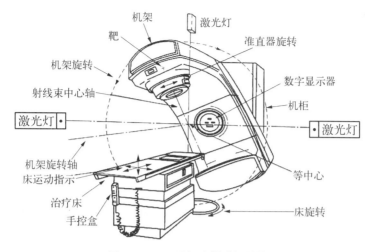

图 8 - 19　医用加速器详细结构

　　医用电子直线加速器由加速管、微波系统、电子枪、稳频温控及充气系统、真空系统、射线束引出系统、机械系统等组成。详细结构如图 8 - 19 所示。

　　医用加速器按照电子线的能量分为可以分为低能机、中能机和高能机。

　　（2）立体定向放射治疗技术

　　1951 年，瑞典著名的神经外科专家莱克塞尔教授首先提出了立体定向放射治疗方法，把放射线从不同方向定向准直照射良性病灶，在病灶中心形成大剂量聚集效果的同时，也减少对健康组织的损伤，从而使病变组织坏死，达到手术切除肿瘤的效果。该方法具有两个鲜明的特点：（1）具有精确的立体定位手段。（2）多路径照射形成远远超过常规放疗的极大焦皮比（单位体积内病变组织与表面健康组织所受剂量比）。

　　从放射剂量学的角度来看，立体定向放射治疗的剂量分布在射野边缘，形成了非常陡峭的剂量分布，从而实现了对肿瘤组织较高的剂量照射，同时又可极大地降低对健康组织的损伤。通过计算机治疗计划系统，可以对肿瘤组织实施一次性大剂量致死照射，像外科手术刀一样切除肿瘤，人们称之为"射线手术刀"，"射线手术刀"主要有伽马刀、X 刀和中子立体定向放疗系统。

　　1）伽马刀

　　伽马刀如图 8 - 20 所示，是立体定向放射外科的主要治疗手段，是根据立体几何定向原理，将颅内的正常组织或病变组织选择性地确定为靶点，使用钴- 60 产生的伽马射线进行一次性大剂量地聚焦照射，使之产生局灶性的坏死或功能改变而达到治疗疾病的目的。

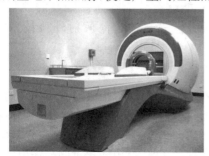
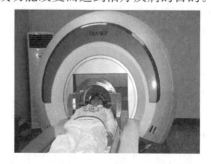

（a）　　　　　　　　　　**图 8 - 20　伽马刀**　　　　　　　　　　（b）

伽马刀名为"刀",但实际上并不是真正的手术刀,它是一个布满直准器的半球形头盔,头盔内能射出201条钴60高剂量的离子射线——伽马射线。它经过CT和磁共振等现代影像技术精确地定位于某一部位,我们称之为"靶点"。它的定位极准确,误差常小于0.5毫米;每条伽马射线剂量梯度极大,对组织几乎没有损伤。但201条射线从不同位置聚集在一起可致死性地摧毁靶点组织。它因功能犹如一把手术刀而得名,有无创伤、不需要全麻、不开刀、不出血和无感染等优点。

2)X刀

X刀(如图8-21所示),也叫光子刀,是继伽马刀之后迅速发展起来的立体定向放射治疗技术。这种放疗系统由高精度立体定向系统、直线加速器、准直器、CT,并在电子计算机的帮助下,利用电子直线加速器产生了高能X线,通过采用高精度立体定位,三维治疗计划和在直线加速器上进行非共面多轨迹等中心旋转照射等技术相结合,实现多野、多集束照射病变,集中照射靶点(肿瘤),使肿瘤病灶受到致死性高剂量照射,而周围正常组织受量很小,从而获得彻底损毁肿瘤病灶又不伤及相邻正常组织的效果。

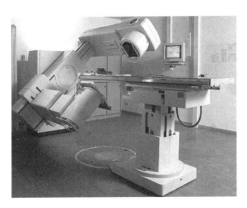

图8-21 X刀

这种高精度的立体定向放射治疗技术和伽马刀一样,在剂量分布上可形成一个围绕病灶的高剂量区域,在临床上可使早期肿瘤不用开刀而获得手术同样的效果而得名。

X刀虽然称之为刀,但实际上并不是人们日常所见到的刀。X刀治疗与手术治疗不是一个概念。X刀是使肿瘤组织直接在体内死亡而非取出体外。因而,X刀具有更大的优越性,不开刀、不流血、无痛苦、无风险。

3)中子立体定向放疗系统

快中子能够有效地杀伤缺氧癌细胞和处于相对静止期的癌细胞,是迄今人们所发现的对治疗恶性肿瘤最为有效的粒子射线。但是快中子射线存在着物理效应差的缺陷,它在人体内的剂量分布曲线类似γ射线,因此若采用常规照射方法,就会形成数倍于普通射线对正常组织的损伤,这是早期快中子治疗之所以失败的主要原因。

中子立体定向放疗系统是国内开发的一种新型中子治癌装置。它采用立体定向技术,并将中子射束形成三维扫描,弥补其物理效应差的缺陷,全面改善快中子在体内的剂量分布曲线,从而形成一种对健康组织损伤较小、能够有效治疗恶性肿瘤的放射治疗手段。应该说,中子立体定向放疗系统的成功开发,标志立体定向放射外科技术"质"的突破。

(3)后装治疗机

后装治疗机(如图8-22所示),是一种近距离放射治疗技术(指放射源与病灶的距离在5 mm～5 cm之间),先在患者的治疗部位放置不带放射源的容器,然后在安全防护条件下或用遥控装置,将放射源通过导管送到已放在患者体腔内的放射容器内,进行放射治疗,由于放射源是后来装上去的,故称之为"后装式",简称"后装"。可以选择不同的放射性元素进行"后装",常用的有镭-226、钴-60、铯-137、铱-192等。

现常用的后装机具有多达 8～18 个治疗通道,电脑全自动控制,被广泛应用于宫颈癌、前列腺癌、乳腺癌和皮肤癌的治疗,也同样适用于许多其他部位的肿瘤治疗。近距离放疗可单独进行或与其他疗法,如外科手术、外照射放疗(EBRT)和化疗结合。

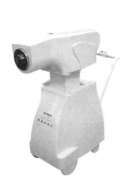
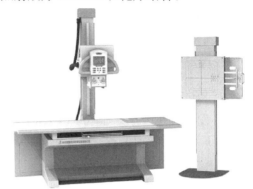

图 8‑22　后装治疗机　　　　　　图 8‑23　体外冲击碎石机

2. 体外冲击波碎石

体外冲击波碎石术是通过体外碎石机产生冲击波,由机器聚焦后对准结石,经过多次释放能量而击碎体内的结石,使之随尿液排出体外。自 80 年代初德国多尼尔公司第一台体外碎石机问世以来,国外体外碎石治疗已达数百万例,已成为治疗尿石症的常规首选方法。

图 8‑23 就是一台冲击波碎石机,冲击波发生(液电)的基本原理是通过高电压、大电流、瞬间放电,在放电通道上形成一个高能量密度的高温、高压等离子区,将电能迅速转换为热能、光能、力能和声能,放电过程中放电通道急剧膨胀,在水介质中形成压力脉冲,也就是冲击波。除液电冲击波源外,尚有电磁波源、压电晶体波源等冲击波源。

3. 激光

激光是 20 世纪人类伟大发明之一,并且广泛应用在很多领域。低强度激光照射治疗的临床价值国内外已经肯定。文献检索发现主要应用在治疗脑部疾病、心血管疾病、糖尿病、恶性肿瘤、白血病、精神科疾病、银屑病、鼻炎等症。根据健康医学发现,低强度激光在心脑血管病发病前期预防及发病后的恢复期都具有较好的疗效,对于健康及抑制人体衰老具有一定的作用。图 8‑24 是常见的几种激光治疗仪。

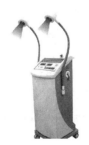
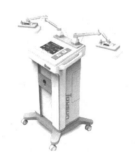
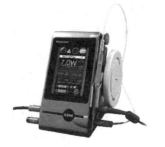
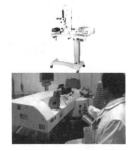

图 8‑24　常见的激光治疗仪

常用医学成像设备

8.4.1 X线成像设备与CT

1895 年德国物理学家伦琴发现 X 射线后,首先被用到医学诊断上,第二年就提出了用于治疗的设想。当 X 线透过人体各种不同组织结构时,它被吸收的程度不同,所以到达荧屏或胶片上的 X 线的量有差异。在荧屏或 X 射线片上形成黑白对比不同的影像。因此,X 射线一发现就在医疗上显示了巨大的应用价值,几个星期后,医学家就应用 X 射线准确地显示了人体断骨的位置。随着时间的推移,X 射线已经成为现代医疗中不可缺少的设备。图 8-25 所示的是 X 光机设备。

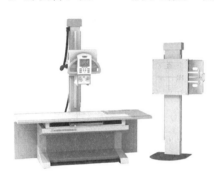

图 8-25 X 光机

随着计算机与微电子技术的飞速发展,数字化技术和计算机网络与通信技术对 X 光影像设备产生广泛而深远的影响。1981 年日本富士公司推出数字化 X 射线成像技术(Computed Radiograph,即 CR)。CR 技术采用影像板代替传统的胶片/增感屏来记录 X 射线,再用激光激励影像板,通过专用的读出设备读出影像板存储的数字信号,之后再用计算机进行处理和成像。到 1997 年,又出现了直接数字化 X 射线成像技术(Dierct Radiogrpahy,DR),DR 技术的探测器可以迅速将探测到的 X 射线信号直接转化为数字信号输出,而不需要 CR 中的激光扫描和专用的读出设备。

随着信息化技术的进一步发展,一大批全新的成像技术进入医学领域,如超声、CT、DAS、MR、SPETC 和 PTE 等等。这些技术不仅改变了 X 光屏幕/胶片成像的传统面貌,极大地丰富了形态学诊断信息的领域和层次,提高了形态学的诊断水平,同时实现了诊断信息的数字化。

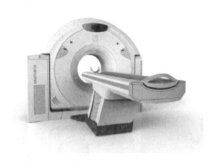

图 8-26 CT

CT(Computed Tomography)(如图 8-26 所示),即电子计算机断层扫描,它是利用精确准直的 X 线束、γ射线、超声波等,与灵敏度极高的探测器一同围绕人体的某一部位做一个接一个的断面扫描,具有扫描时间短,图像清晰等特点,可用于多种疾病的检查;根据所采用的射线不同可分为:X 射线 CT(X-CT)、超声 CT(UCT)以及 γ 射线 CT(γ-CT)等。

CT 的工作程序是这样的:它根据人体不同组织对 X 线的吸收与透过率的不同,应用灵敏度极高的仪器对人体进行测量,然后将测量所获取的数据输入电子计算机,电子计算机对数据进行处理后,就可摄下人体被检查部位的断面或立体的图像,发现体内任何部位的细小病变。图 8-27 就是两张 CT 影像图。

CT 设备由影像设备、图像预处理工作站、PACS 服务器、读片功能终端、共享激光相机

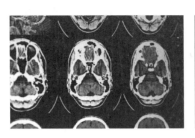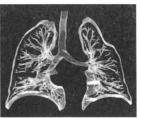

图 8‑27　CT 影像图

等部分组成。

　　CT 分单层螺旋 CT、双层螺旋 CT、多层螺旋 CT。

　　螺旋 CT 主要是针对像骨质和软组织的疾病。对一些实质器官有相当的诊断依据，对空腔脏器的诊断不是很好。

　　随着科学技术的发展，螺旋 CT 还可以三维成像，对诊断头颅以及肺、肝有比较高的诊断依据，是医院疾病治疗以及诊断的好的一项现代技术。

8.4.2　磁共振原理与设备

　　MRI 也就是磁共振成像，英文全称是：Magnetic Resonance Imaging。磁共振成像是断层成像的一种，它利用磁共振现象从人体中获得电磁信号，并重建出人体信息。

　　磁共振成像技术与其他断层成像技术（如 CT）有一些共同点，比如它们都可以显示某种物理量（如密度）在空间中的分布；同时也有它自身的特色，磁共振成像可以得到任何方向的断层图像，三维图像，甚至可以得到空间-波谱分布的四维图像。

　　像 PET 和 SPECT 一样，用于成像的磁共振信号直接来自物体本身，也可以说，磁共振成像也是一种发射断层成像。但与 PET 和 SPECT 不同的是磁共振成像不用注射放射性同位素就可成像。这一点也使磁共振成像技术更加安全。

　　MR 也存在不足之处。它的空间分辨率不及 CT，带有心脏起搏器的患者或有某些金属异物的部位不能做 MR 的检查，另外价格比较昂贵、扫描时间相对较长，伪影也较 CT 多。

　　图 8‑28 是 MRI 设备，图 8‑29 是 MRI 影像图。

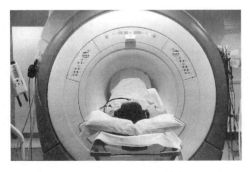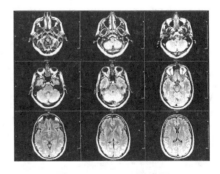

图 8‑28　MRI 设备　　　　　　　　　　**图 8‑29　MRI 影像图**

8.4.3　超声波诊断设备

　　医学超声成像是将超声波发射到人体内，接收从人体组织反射或透射的超声波，获得反映组织信息声像图的技术。超声显像,从最初的 A 型诊断仪发展成为断面显像,功能越来越完善。至今,被简称为"B 超"的超声显像诊断设备,受到了医务工作者与病人的普遍欢迎。它已与 X 线、同位素扫描、红外技术以及磁共振成像等一起成为医学显像的一个重要内容。

在医学成像几种技术中,超声技术对心血管、腹部组织器官、妇产科等方面独具特色,为其他成像技术所不及。医用超声波的频率范围在 200 kHz~40 MHz。

1. A 型超声诊断仪

A 型是幅度调制型(amplitude),简称为 A 超,是超声技术应用于医学诊断中最早发展的一种医疗仪器。如今在眼科和脑中线的检查中,仍然保持了它的地位。A 超显示提供的回波信息实际上是一种未经处理的形式,因此将它与断面成像结合起来使用,显得更有价值。

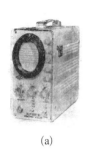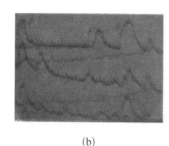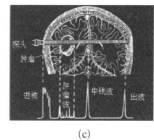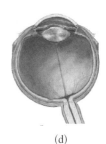

(a)　　　　　　(b)　　　　　　(c)　　　　　　(d)

图 8 - 30　A 型超声诊断仪

(a)是一台 A 型超声仪,(b)是 A 型超声仪的回波图,(c)是大脑 A 超的波形图,(d)是 A 超测试眼球轴径、前房深、晶体厚度等的示意图。

2. M 型超声诊断仪

利用显示屏上随时间展开的深度变化曲线的亮度,来反映组织界面反射回波大小,属亮度调制型。M 型诊断仪用于检查人体中的运动器官。这类仪器几乎专门用来诊断心脏的各种疾病,如对心血管各部分大小的测量、厚度的测量、瓣膜运动情况的测量等。同时输入其他生理信号,还可以进行比较研究,如研究心脏各部分运动和心电图、心音图的关系,研究心脏搏动与脉搏之间的关系等。

此外,还可以用以研究人体内其他运动界面的活动情况,如胎心以及一些动脉血管搏动等。这就是通常将 M 型超声诊断仪称为超声心动图仪的原因。目前,B 型显像仪已普遍带有 M 型显像的功能。

与 A 型仪和 B 型仪相比较,M 型仪中发射脉冲与检测回波的过程是相同的,只是显示回波信息的方法有所差别,如图 8 - 31 所示。

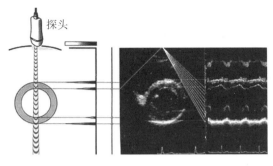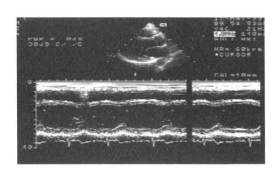

图 8-31 M 超示意图

其纵坐标为扫描时间线,即超声的传播时间及被测结构的深度、位置;横坐标为光点慢扫描时间。

由于探头位置固定,心脏有规律地收缩和舒张,心脏各层组织和探头间的距离便发生节律性的改变。随着水平方向的慢扫描,便把心脏各层组织展开成曲线。所以它所描记的是声束所经心脏各层组织结构的运动轨迹。

3. B 型超声诊断仪

超声波束以直线形或扇形扫描方向为一个方向,以超声传播方向为另一个方向,以这两个方向构成了一个二维切面,切面上光点的亮度与超声回波幅度的大小成正比,光点的灰度等级代表回声的强弱,属亮度调制型。

按照断面成像速率的高低,B 型成像仪可以分为静态成像仪和实时成像仪(动态成像仪)。实时成像的速度一般要求每秒在 10 帧(也有认为 20 帧)以上,因此所观察的和记录的目标可以是运动目标。

实时成像仪亦称动态成像仪,是超声图像诊断中最受人注目的一种。在临床诊断与实验研究中,其特点为:① 可观察组织的运动;② 扫描平面变换迅速,检查方便;③ 能很快确定要进行测量的最佳截面;④ 能消除由病人运动引起图像质量变坏的影响;⑤ 便于观察到病人做动作的影响(如做深呼吸动作);⑥ 可以观察到对比度能因的运动(如心脏中或胃中的气泡运动);⑦ 易选定扫描平面,病人无须改变太多姿势。

B 型超声图像与人体的解剖结构极其相似,故能直观地显示脏器的大小、形态、内部结构,并可将实质性、液性或含气性组织区分开来。

超声的传播速度快,成像速度快,每次扫描即产生一幅图像,快速地重复扫描。产生众多的图像组合起来便构成了实时动态图像。因而能够实时地观察心脏的运动功能、胎心搏动,以及胃肠蠕动等。如图 8-32 所示。

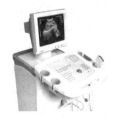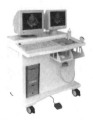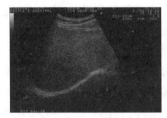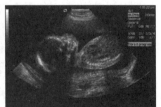

图 8-32 B 超示意图

4. 其他超声成像仪

利用超声回波频率的变化(频差)来获取人体组织器官的运动和结构信息。

(1) D 型超声

在二维图像上某点取样,获得多普勒频谱加以分析,获得血流动力学的信息,对心血管的诊断极为有用。

超声诊断仪兼有 B 型功能和 D 型功能者称双功超声诊断仪。

(2) 彩色超声多普勒成像仪

具有彩色血流图功能,并覆盖在二维声像图上,可显示脏器和器官内血管的分布、走向,并借此能方便地采样,获得多普勒频谱,测得血流的多项重要血流动力学参数,供诊断之用。

彩色多普勒超声诊断仪一般均兼有 B 型、M 型、D 型和彩色血流图功能,如图 8 - 33 所示。

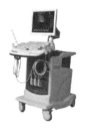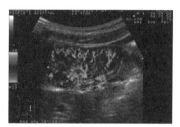

图 8 - 33　彩超示意图

8.4.4　核医学成像设备

利用 γ 射线作为探测手段,通过脏器内外或脏器内的正常与病变组织之间的放射性浓度差别揭示人体的代谢和功能信息。先让人体接受某种放射性药物,这些药物聚集在人体某个脏器中或参与体内某种代谢过程,对脏器组织中的放射性核素的浓度分布和代谢进行成像,核医学影像不仅能得到人体脏器的解剖图像,还可得到生理、生化、病理过程等功能图像。

1. SPECT

单光子发射计算机断层成像术(Single-Photon Emission Computed Tomography, SPECT),SPECT 的基本成像原理是:首先病人需要摄入含有半衰期适当的放射性同位素药物,在药物到达所需要成像的断层位置后,由于放射性衰变,将从断层处发出 γ 光子,位于外层的 γ 照相机探头的每个灵敏点探测沿一条投影线(Ray)进来的 γ 光子,通过闪烁体将探测到的高能 γ 射线转化为能量较低但数量很大的光信号,通过光电倍增管将光信号转化为电信号并进行放大,得到的测量值代表人体在该投影线上的放射性之和。在同一条直线上的灵敏点可探测人体一个断层上的放射性药物,它们的输出称作该断层的一维投影(Projection)。各条投影线都垂直于探测器并互相平行,故称之为平行束,探测器的法线与 X 轴的交角 θ 称为观测角(View)。γ 照相机是二维探测器,安装了平行孔准直器后,可以同时获取多个断层的平行束投影,这就是平片。平片表现不出投影线上各点的前后关系。要想知道人体在纵深方向上的结构,就需要从不同角度进行观测。可以证明,知道了某个断层在所有观测角的一维投影,就能计算出该断层的图像。从投影求解断层图像的过程称作重建(Reconstruction)。这种断层成像术离不开计算机,所以称作计算机断层成像术(Computed Tomography,CT)。CT 设备的主要功能是获取投影数据和重建断层图像。

由于 SPECT 的成像不够清晰,单一的 SPECT 显像逐渐被 SPECT/CT 所取代,SPECT/CT 就成为目前人类最先进的医学影像设备之一,是进行活体疾病诊断和新药研发研究的理想工具。

先进的医学设备利用 SPECT 原理可以测量显示细胞和分子的生物学活动,结合了诊断级多层 CT 的复合成像设备,可以精确定位病变的位置、性质和程度。SPECT 显像在临床上有重要作用,可在骨骼、心脏灌注断层、甲状腺、局部脑血流断层、肾动态及肾图检查、阿尔茨海默症早期诊断等方面进行断层探测,得到三维立体图像,如图 8-34 所示。

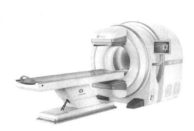 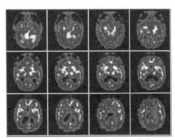

　　(a) SPECT　　　　　　　　(b) 阿尔茨海默症的颅脑SPECT表现

图 8-34　SPECT 示意图

2. PET

正电子发射计算机断层显像,英文(Positron Emission Tomography)的缩写,是一种进行功能代谢显像的分子影像学设备。PET 检查采用正电子核素作为示踪剂,通过病灶部位对示踪剂的摄取了解病灶功能代谢状态,从而对疾病做出正确诊断;但是,PET 对解剖结构的分辨不如 CT。如图 8-35 所示。

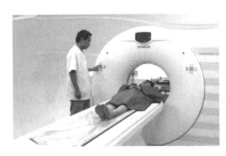 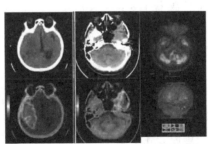

图 8-35　PET 示意图

所谓 PET/CT,是将 PET 和 CT 两个设备有机地结合在一起,使用同一个检查床和同一个图像处理工作站。PET 可以显示病灶病理生理特征,更容易发现病灶;CT 可以精确定位病灶,显示病灶结构变化。PET/CT 除了具备 PET 和 CT 各自的功能外,其独有的融合图像,将 PET 图像与 CT 图像融合,可以同时反映病灶的病理生理变化及形态结构变化,明显提高了诊断的准确性。

8.5 医疗仪器新概念

随着计算机技术、网络技术、云计算和物联网技术等的发展,传统医疗仪器在数字化、网络化的轨道上越走越快,由计算机系统实现的数字化信号采集、调理、处理和显示技术占越来越大的比重,并逐步有了标准化的数字通信接口,从而出现了一些传统医疗仪器所没有的全新的技术和概念。比如:数字化医院、可穿戴医疗设备、远程监护医疗设备、家庭护理医疗设备、虚拟仪器技术、虚拟现实技术等。

8.5.1 可穿戴医疗设备

可穿戴医疗设备(wearable medical devices)是指可以直接穿戴在身上的便携式医疗或健康电子设备,在软件支持下感知、记录、分析、调控、干预甚至治疗疾病或维护健康状态。其真正意义在于植入人体、绑定人体、识别人体的体态特征、状态。时刻监测我们的身体状况、运动状况、新陈代谢状况,还会让我们动态、静态的生命,体态特征数据化,其真正价值在于让生命体态数据化,可穿戴医疗设备可以实时监测血糖、血压、心率、血氧、体温、呼吸频率等人体健康指标以及人体基本的治疗。可穿戴医疗设备主要有 4 种类型,从简单到复杂分别为被动监护仪、监测装置、诊断设备及治疗设备。

可穿戴医疗设备从技术上通常可分为感知层、个人服务层、后台服务层,智能医疗穿戴技术包含人机交互技术、虚拟显示技术、云平台与人工智能、无线通信与充电技术、兼容的系统平台技术。

1. 传感器技术

传感器是智能穿戴系统的核心技术,可穿戴医疗设备使用的传感器主要分为运动传感器、生物传感器和环境传感器。运动传感器主要包括加速度传感器、陀螺仪、电子罗盘传感器、大气压传感器等。生物传感器主要包括心率传感器、体温传感器、血压传感器、血糖传感器等。环境传感器主要包括温湿度传感器、紫外线传感器、pH 传感器、气体传感器、气压传感器、环境光传感器、颗粒传感器等。

2. 芯片技术

可穿戴式医疗芯片主要用于采集及处理关键生理信号,以此获得相应的生理信息,实时监控使用者的健康状况,实现对突发病症进行及时救治、对重大疾病的预防,降低病死率。因此,可穿戴式医疗芯片将是现代以预防为主的新医疗体系的关键模块。随着生物医学的进步和集成电路技术的发展,可穿戴医疗芯片将继续朝着低功耗、小体积、低截止频率、高抗干扰能力的方向发展,越来越多的功能单元将集成于一块芯片之上,共同实现生理信号的采集、处理,疾病的预防、救治。

3. 通信技术

可穿戴医疗设备使用的主要通信技术为无线通信技术,以实现可穿戴医疗设备之间进行交互,无线通信技术较好地满足了可穿戴医疗设备的自由性和灵活性,且满足组网方便、功耗低、辐射低、抗干扰能力强、安全性高等要求。目前可穿戴设备使用比较多的无线通信技术有蓝牙技术、近场通信(near field communication,NFC)技术、无线高保真技术

(wireless fidelity,Wi-Fi)、ZigBee 技术等。未来有可能实现某种无线技术突破,融合多种无线通信技术的优点,完善缺点,成为主流,同时,可穿戴医疗设备上将会同时存在多种无线传输技术,设备会根据环境自动识别、选择最优的无线传输方案进行工作。

4. 电源技术

受体积和电池续航能力的限制,电池技术是制约可穿戴式医疗设备发展的又一关键技术,当前主流的可穿戴设备电池有两种,一种是高密度、高容量的一次性锂电池,另一种是可充电电池。可穿戴医疗设备还可采用无线充电方式和能量采集充电。

5. 显示技术

用户或患者在购买可穿戴医疗设备时,除了外观、功能外,屏幕的显示效果也是产品走向市场的一个重要因素。可穿戴医疗设备显示屏需要具有可弯曲、透明、轻薄等特性,因此,柔性显示技术与透明显示技术逐渐成为可穿戴设备研究的关键技术之一。柔性显示技术主要包括电子纸技术和有机发光二极管技术。透明显示技术能让用户看到屏幕后面的事物,支持三维显示,已经在一些可穿戴设备中得到应用,如谷歌眼镜的镜片。

目前可穿戴式医疗设备有腕式电子血压计、心脏检测仪、血糖仪、脉搏监测器、环境污染监测口罩等医疗类产品,以及儿童定位跟踪手环、老人紧急呼叫器等安全类产品等。

尽管近年来可穿戴设备得到迅猛发展,尤其是在医疗级可穿戴设备方面取得一定成果,但目前可穿戴医疗设备产业及发展的关键技术仍然存在一定的不足。(1) 从目前可穿戴医疗设备所提供的功能来看,缺乏直击用户痛点的杀手级功能;(2) 产品形态的过于局限,以戴为主的设备较多,相对以穿的设备较少,设备扎堆于运动保健类;(3) 有效融合多功能的可穿戴医疗设备较少;(4) 数据监测的不精准,用户信任度有待提高,高精度且低功耗的感测中心是可穿戴医疗设备有待突破的一大重点;(5) 医学专家参与开发产品的较少,大部分是硬件商和软件商在开发;(6) 核心技术待攻克,目前市场存在的可穿戴医疗设备续航能力差,实现低功耗感测器、低功耗核心处理器、低功耗蓝牙技术及低功耗屏幕的低功耗系统将是可穿戴设备面临的主要技术挑战;(7) 可穿戴医疗设备后端的大数据未得到充分的挖掘;(8) 可穿戴时代用户的隐私权和信息安全还未得到足够的保障。

总体来看,可穿戴市场的前景依然是一片光明的,结合市场需求及行业发展,未来可能的发展趋势如下:(1) 找准"医疗"这个突破口,做好产品和使用人群的精准定位,并提升设备数据采集的精准度;(2) 从智能可穿戴整个产业链的角度考虑切入,如智能纺织、传感器、芯片、电池、虚拟现实技术、语音交互技术、算法、云服务等产业链的某个关键环节切入,形成技术优势;(3) 未来将会出现越来越多,更加微型化、便捷化的可穿戴医疗设备,将成为收集、整合和分析医疗保健数据的基础载体,实现健康医疗信息私人定制的模式,将对用户实现长期动态监测,达到疾病预防、提升诊疗水平等健康管理目标,科技化的大健康管理会成为现实;(4) 将与大数据、云计算、物联网计算结合,扩大可穿戴设备的应用领域;(5) 未来的可穿戴健康监护系统将从"一个系统＝一个结果"到"一个系统＝几个结果"(如血压、温度、心率),经常需要监测一种疾病或诊断健康状况;(6) 实现高可靠性的可穿戴技术与机器人技术融合;(7) 产品类型将呈现整合和细分协调发展的趋势。

8.5.2　远程监护、家庭护理和家庭远程医疗保健

远程监护可以定义为:通过通信网络将远端的生理信息和医学信号传送到监护中心进

行分析,并给出诊断意见的一种技术手段。远程监护系统包括监护中心、远端监测设备和通信网络。

对危重病人必须时刻进行监测,发现危情立即报警,通知医生及时进行抢救。这主要用于重症监护病房(ICU)、冠心病监护病房(CCU)、新生儿监护室(NICU)和手术室(OR)等,对重要脏器功能损害严重的病人,手术中或手术后处于危险期的患者进行监护。

某些病症现象出现时间短,需要作较长时间监测才能记录到异常现象。通过现代通信技术可以对远程监护患者实时监测,提供及时的医疗服务。

监护对象可以在家中或在旅行中,监测可以由患者自行完成,也可以由家庭医生在患者家中或在社区诊所完成,监测结果既可以本地存储,也可以通过通信网络传送到医疗诊所,并通过信息网络实现与远程专家会诊讨论。

远程监护能够:

(1)缩短医生和患者之间的距离,为患者提供及时救助,减少患者或医务人员的路途奔波。对患者重要生理参数实施远程监护,不仅可以辅助治疗,还能在患者病情突然恶化时报警。

(2)对自理能力较差的老年人和残疾人的日常生活状态实施远程监护,不仅能提高医护人员的护理水平和患者的生活质量,还可以评估监护对象的独立生活能力和健康状况。

(3)远程监护可以在患者熟悉的环境中进行,减少了患者的心理压力,提高了诊断的准确性。

(4)对健康人群的远程监护,可以发现疾病的早期症状,从而达到保健和预防疾病的目的。

目前远程医疗常用在航空航天领域、边远地区急救、日常健康监护(心电图远程监测、血液透析远程监控、氧疗远程监测、肺功能远程监护、血糖远程监护)等。

随着医疗保健技术、计算机技术和通信技术的发展,远程监护技术的监护指标和监护内容在不断地发展。远程监护技术的监护对象几乎覆盖了所有人群,从灾难中受伤人员也能成为监护对象。远程监护技术的监护参数既可以是患者的重要生理参数,也可能是日常生活状态。其应用领域从极限状态下人体生理状态研究、急诊救护发展到提高边远地区的医疗水平和面向千家万户的家庭健康保健。

8.5.3 中医医疗仪器

中医医疗仪器,主要包括中医诊断仪器和中医治疗仪器。

中医诊断仪器主要有中医专家系统、脉象仪、舌相仪、痛阈测量仪、经络分析仪等。

中医治疗仪器主要有电子穴位测定治疗仪、综合电针仪、电麻仪、定量针麻仪、探穴针麻机、穴位测试仪、耳穴探测治疗机等。

1. 中医专家系统

中医专家系统是把专家系统知识应用于中医领域的一项计算机技术。在中医专家系统中有大量中医专家水平的领域知识和经验,能利用仅人类专家可用的知识和解决问题的方法来解决中医领域的问题,可以用专家的水平(有时超过专家)完成一般的、模仿人类的解题策略,并与这个问题所特有的大量实际知识和经验知识结合起来。一般专家系统有三个特点,即:启发性,能运用专家的知识和经验进行推理和判断;透明性,能解决本身的推理过程,能回答用户提出的问题;灵活性,能不断地增长知识,修改原有的知识。

目前中医专家系统的代表就是"慈方数字名医服务系统"和"中医全科专家系统"。前者是在 PC 上运行的系统,后者是在智能手机和平板电脑上使用的 App。它们均能起到以下作用:

(1)"复活"古代名医,造福现代患者。

(2)将医生从繁重的继承中解放出来,把精力用于中医的发展。

(3)弥补过细分科导致的医生知识缺陷,减少误诊和漏诊。

(4)让医生能够在短时间内驾驭浩如烟海的医学经验,在一个高起点的平台上快速进步成长为名医。

2.脉象仪

中医全自动脉象诊疗仪(如图 8-36 所示),是在几十年中医脉象客观化研究及仪器研制基础上结合现代计算机技术研制而成的一种智能型中医现代化检验仪器。智能脉象仪由单头脉象换能器、脉象放大器、A/D 转换卡、计算机和脉象辩证分析软件等部分组成。将带有传感器的脉象仪缠在患者手腕上,自动采集脉象型号,把相关的脉象数据传送到电脑,系统把中医脉象的位、数、形、势和脉象的各项特征参数自动分析处理,同时结合中医望诊、问诊(以人际对话形式),根据中医八纲辩证的思路,提示受试者的健康状况等内容,最后再根据数据库存储的老中医的验方开出中药。

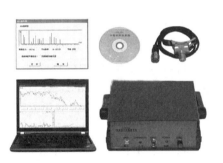

图 8-36 中医全自动脉象治疗仪

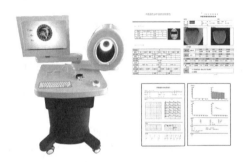

图 8-37 舌相仪(四诊视)

3.舌相仪

舌诊是中医诊法的重要特色之一。舌诊不但可以定性揭示病变部位和程度,同时可以提示该病变同内脏功能和整体盛衰的影响,发现现代科学仪器如 B 超、CT、核磁共振等不能发现的病变,为临床辩证论治提供重要依据。但是传统的舌诊方法主要依靠医生目视观察进行判断分析,其诊断结果既受医生知识水平、诊断技能的限制,又受当时光线、温度等外部环境的影响。另外,目前舌诊缺乏客观评价依据,在描述舌相时比较粗略,缺少客观量化,难以形成稳定的标准,且不易领悟传授,这就严重制约了舌诊的应用和发展。从 1986 年开始,计算机在舌诊研究中的应用,由理论探讨发展到临床实验研究,由初步系统设想发展到高级程序设计,由简单的光线要求发展到专业的拍摄环境并逐步走向成熟。中医舌相仪的研制以计算机色彩分析技术、红外技术、色度学、纹理分析技术等多种智能技术为基础,为舌诊信息的收集、舌像图片的处理、疾病证候的诊断和治疗等方面起到积极的作用。

舌相仪(如图 8-37 所示)在特定的光源环境下,采用单反相机获得患者舌像信息,运用国际照明委员会(CIE)色差公式和支持向量机(SVM)、动态形状模型(ASM)等多项成熟先进技术,对舌体图像的颜色、纹理、轮廓进行特征提取,将这些特征值与特征数据库中的阈值进行比对,给出舌像分析结果。目前多应用于社区服务中心进行数据采集与记录,建立社区居民中医健康档案;教学科研进行数据分析或进行中医预防保健服务。

4. 经络分析仪

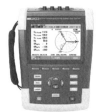

图 8-38　经络分析仪

导络一词是由日本人-中古义雄教授于 1950 年所创,他在测定一位严重的肾性水肿患者电传导性研究,同时发现皮肤上有许多导电点,并且发现同一类病人也有类似导电点出现,这些导电点即良导点,与中国针灸非常类似。良导点在全身上下排列有规律,把多个良导点连接起来,形成数条连线就是良导络。良导络与中国医学的经络循行很相近。

经络分析仪(如图 8-38 所示),是以良导络理论为基础的辅助诊断仪器,通过对人体十二正经原穴电流的测量,确定人体十二正经的能量值,进而以经络辩证的方法对人的健康状况进行评估。这种仪器在我国台湾和大陆地区都有研制,并已投入实际应用阶段。

8.5.4　虚拟仪器技术及其医学应用

虚拟仪器是在计算机的基础上通过增加软件和硬件构建的,具有可视化界面的仪器。其实质是利用计算机,结合模块化的硬件和灵活的软件实现数据的采集、分析及显示,完成各种测试、测量,给我们带来了很多的便捷。虚拟仪器的先进之处在于,根据你需要的功能进行软件编程,完成测试。另一方面,可视化的开发工具应用到产品设计的每一个环节,从而提高了产品开发的效率。虚拟仪器还能够提供强大的数据处理软件包,智能化程度高,处理能力强,具有可操作性,方便快捷的优点。

虚拟仪器的系统主要是由计算机、硬件平台和应用软件组成的。计算机是虚拟仪器的核心,为软件开发提供了应用环境。传统的硬件系统由控制面板和内部处理电路组成,它对数据进行采集,然后检测,实现信号的数字化。它能够实现信号的预处理,对信号进行放大、整形、滤波,经过处理的信号进入数据采集卡进行再处理。数据采集卡与计算机的紧密结合,使得计算机的资源被充分利用,比传统的仪器更加灵活便捷。软件部分在虚拟仪器中占着举足轻重的地位,主要包括虚拟仪器应用软件的开发平台、仪器的驱动程序和信号处理技术。

医学中使用的电子仪器是通过数据的输入、传输,然后得到反馈,进行信号处理和结果记录,最终在 PC 机上显示出来。这就需要提供数据的采集硬件,才能完成在 PC 机中的信号检测。对于需要反复试验的传统医疗仪器,如果可以实现仪器的软件化,就更有助于仪器的更新与升级。虚拟仪器则为医疗仪器的软件化、智能化提供了技术支持,为电子仪器更好地在医学中应用提供了一个很好的平台。

随着虚拟仪器技术在医学领域研究的不断发展,有一些虚拟仪器已经进入到实用阶段。例如国外已利用虚拟仪器生产动态心电图仪,对患者进行 24 小时信号监控,具有很强的快速检索及分析数据的能力,目前,在国内的一些大医院已经采用,取得了很好的效果。近几年,国内在医学电子仪器中使用虚拟仪器的研究也在不断发展,不断进步。

8.5.5　虚拟实境技术的医疗应用

近年来,随着计算机技术及相关硬、软件的发展,使计算机可视化技术能将大量数据以图形、表格或影像等不同方式表现出来,让计算机使用者能更有效及快速地接受这些信息,虚拟实境也可以说是一种整合性的多媒体技术,利用先进的计算机设备产生拟真的三维立体场景,并配合特殊的视、听及触觉等感应设备,使人融入计算机所产生的场景中,以触发想象,获得身临其境的感觉,进一步和虚拟之环境影像达到互动效果,而创造出一种新的人机交互的方式。

目前,利用虚拟实境技术开发的系统,可以帮助医学院学生学习人体解剖学、病理学进行手术计划,预测手术结果等。虚拟实境技术也可用来构建手术仿真系统,供年轻医生熟练掌握手术以及如何操作器械,提高手术的熟练程度。

虚拟内窥镜技术(Virtual Endoscopy, VE)(如图8-39所示),是虚拟现实技术在现代医学中的应用。它利用医学影像作为原始数据,融合图像处理、计算机图形学、科学计算可视化、虚拟现实技术,模拟传统光学内窥镜的一种技术。它克服了传统光学内窥镜需把内窥镜插入人体内的缺点,是一种完全无接触式的检查方法。虚拟内窥镜的研究旨在为医生提供诊断依据,还可应用于辅助诊断、手术规划、实现手术的精确定位和医务人员的培训等。

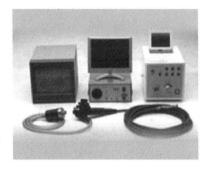

图8-39　虚拟内窥镜

VE的发展大体可分为三代。第一代VE运用几何模型,生成解剖结构的3D几何形状,附加一些简单的交互操作,生成简单的飞行效果,产生较为粗糙的动画效应,在医护人员的教育和培训中得到应用。随着计算机性能的提高,VE发展到第二代,使用高分辨率的可视化人体数据如CT、MRI或其他图像数据,能够产生更逼真的图像,大大增加了VE的真实性、视觉逼真性和临床实用性,当前正处于第二代研究阶段。未来第三代VE在考虑人体器官组织的几何形状的同时,将加入不同解剖组织的物理特性和生物特性,将生成一个在物理上、生理上和系统上都完全逼真的VE系统。

【微信扫码】
拓展阅读

第9章

人工智能在医学领域的应用

9.1 人工智能简介

2016年3月10日,谷歌的AlphaGo软件战胜了最优秀的人类围棋冠军李世石,这一时刻预示着人工智能(Artificial Intelligence,AI)新时代的又一个曙光。AlphaGo由谷歌旗下DeepMind公司的团队开发,其主要工作原理是"深度学习"。

智能(Intelligence)可以定义为获取和应用知识和技能的能力。美国认知科学家马文·明斯基(marvin minsky)将人工智能(Artificial Intelligence,AI)定义为:研究如何使计算机去做那些靠人的智力才能做的工作。图灵(Alan Turing)说:如果一台计算机能欺骗一个人相信它是人,那它就应该被称为智能计算机。

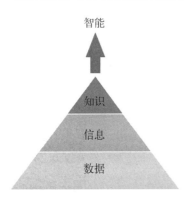

图9-1 "数据-智能"金字塔

"数据-智能"的金字塔。为了在医疗保健中拥有良好的人工智能,必须从良好的医疗数据开始,如图9-1所示,数据被处理和解释以产生意义,这将导致下一个层次的信息。计算机需要数据,而人类需要信息。从信息中获得知识,这是从经验和分析中得来的。智能是应用这些知识的能力和速度。如今的人工智能方法,尤其是深度学习,正在改变这个数据到智能金字塔中的"人"角色和机器期望。

人工智能使用自学习算法来分析和处理数据,以便最终独立运行。它们可以识别数据集中的模式,这些模式太复杂,太大,人类大脑无法处理。流行的人工智能技术是机器学习(特别是深度学习)和自然语言处理。

人工智能可以分为弱人工智能和强人工智能:弱人工智能,也称特定人工智能或窄人工智能,属于能够执行特定任务(如下棋)的人工智能技术。强人工智能,也称为一般人工智能,与能够执行涉及人类感官和理性要素的智力任务的机器有关。

人工智能的研究领域可划分为:

　　（1）符号智能：图搜索、自动推理、不确定性推理、符号学习、知识工程。

　　（2）计算机智能：神经计算、进化计算、免疫计算、蚁群计算等。

　　（3）机器学习：归纳学习、模式识别、统计学习、深度学习。

　　（4）机器感知：计算机视觉、语音识别、自然语言处理、图像识别。

　　日常从事临床工作的"医生的大脑"可以用人工智能相关功能来解构。例如，心脏病学家需要检查心电图、超声心动图、MRI 或 CT 扫描等医学图像，还需要在听取患者或家属的病史后考虑患者的病情，最后，医生做出诊断和治疗决定。视网膜和枕叶视皮层的图像识别可以通过计算机视觉与机器学习相结合来实现；大脑的布罗卡区和韦尼克区的语言理解和语言表达可以通过自然语言处理来完成；最后，医生的前额叶是大脑的一部分，有助于做出具有挑战性的决定，这个过程被计算机的决策支持系统模仿。

　　人工智能 2.0 是基于重大变化的信息新环境和发展新目标的新一代人工智能。信息新环境是指：互联网与移动终端的普及、传感网的渗透、大数据的涌现和网上社区的兴起等。新目标是指：智能城市、智能经济、智能制造、智能医疗、智能家居、智能驾驶等从宏观到微观的智能化新需求。可望升级的新技术有：大数据智能、跨媒体智能、自主智能、人机混合增强智能和群体智能等。世界各国意识到，人工智能是开启未来智能世界的密钥，是未来科技发展的战略制高点，多国已将人工智能上升为国家战略。

9.2　机器学习

　　机器学习（Machine Learning）专门研究计算机怎样模拟或实现人类的学习行为，以获取新的知识或技能，重新组织已有的知识结构使之不断改善自身的性能（如图 9 - 2 所示）。机器学习是人工智能的核心，是使计算机具有智能的根本途径，其应用遍及人工智能的各个领域，它主要使用归纳、综合而不是演绎。机器学习包括深度学习（Deep Learning）。

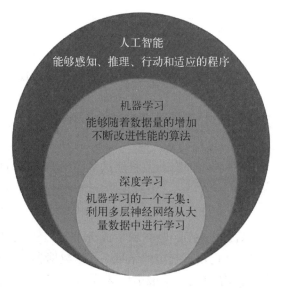

图 9 - 2　人工智能、机器学习及深度学习的关系

机器学习分为监督学习(Supervised Learning)和无监督学习(Unsurpervised Learning)两种方法。

1. 监督学习

目前流行的监督学习方法,如支持向量机(Support Vector Machines,SVM)、神经网络(Neural Networks)、朴素贝叶斯分类器(Naive Bayesian Classifiers)和隐马尔科夫模型(Hidden Markov Models)等。这些方法从给定的训练数据集中学习出一个函数,当新的数据到来时,可以根据这个函数预测结果。监督学习的训练集要求包括输入输出,也可以说是特征和目标(也称标签),训练集中的目标是由人标注的。监督学习就是最常见的分类问题,通过已有的训练样本(即已知数据及其对应的输出)去训练得到一个最优模型,这个模型属于某个函数的集合,最优表示某个评价准则下是最佳的,再利用这个模型将所有的输入映射为相应的输出,也就具有了对未知数据分类的能力。

监督学习的整个过程如下:

(1) 准备建立模型

① 任务定义:机器学习从指定输入和输出的任务定义开始。

② 数据收集:定义任务后,从已执行该任务的实例中收集数据集。

③ 数据准备:对原始数据进行预处理,生成由一组特征组成的输入实例和称为标签的输出实例。处理过的实例集分为两组。第一组是训练数据集,用于建立模型。第二组是测试集,用于评估模型的性能。

(2) 训练模型

在模型训练期间,训练集中的实例经过机器学习系统,该系统提供将特征转换成预测标签的数学函数。一个简单的例子是线性函数 $y'=ax_1+bx_2+c$,其中 y' 是预测标签,x_1 和 x_2 是特征,a、b 和 c 是参数。模型参数最初是随机分配的,在第一次迭代中,预测标签 y' 通常与真实值标签无关。

① 将训练实例输入机器学习模型。

② 预测标签与真实值标签进行比较。

③ 如果预测结果不正确,算法更新模型参数,使模型更有可能对该实例和类似实例做出正确预测。

④ 使用新实例重复训练,直到完成整个训练数据集的训练。

(3) 评估模型

将测试集数据输入上述训练好的模型,并将测试集的预测结果与真实值标签进行比较,并统计结果。

2. 无监督学习

还有一些无监督的技术,如 kmeans 聚类和主成分分析(Principal Component Analysis,PCA)等。输入数据没有被标记,也没有确定的结果。样本数据类别未知,需要根据样本间的相似性对样本集进行聚类,试图使类内差距最小化,类间差距最大化。在实际应用中,不少情况下无法预先知道样本的标签,因而只能从原先没有样本标签的样本集开始学习分类器设计。无监督学习的目标不是告诉计算机怎么做,而是让计算机自己去学习怎样做事情。

无监督学习的方法分为两大类：

（1）一类为基于概率密度函数估计的直接方法：指设法找到各类别在特征空间的分布参数，再进行分类。

（2）另一类是称为基于样本间相似性度量的简洁聚类方法：其原理是设法定出不同类别的核心或初始内核，然后依据样本与核心之间的相似性度量将样本聚集成不同的类别。

3. 两者的不同

（1）有监督学习方法必须要有训练集与测试样本。在训练集中找规律，而对测试样本使用这种规律。而无监督学习没有训练集，只有一组数据，在该组数据集内寻找规律。

（2）有监督学习的方法就是识别事物，识别的结果表现在给待识别数据加上了标签。因此训练样本集必须由带标签的样本组成。而无监督学习方法只有要分析的数据集本身，预先没有什么标签。如果发现数据集呈现某种聚集性，则可按自然的聚集性分类，但不予以某种预先分类标签对上号为目的。

（3）无监督学习方法寻找数据集中的规律性，这种规律性并不一定要达到划分数据集的目的，也就是说不一定要"分类"。这一点是比有监督学习方法的用途要广。譬如分析一堆数据的主分量，或分析数据集有什么特点都可以归于无监督学习方法的范畴。

机器学习的限制：机器学习的一个常见问题在于它的"黑匣子"特性，对于那些不是数据科学家的人来说，很难理解机器学习背后的数学原理。另一个潜在的问题是"过度拟合"，所谓过度拟合，指的是模型在训练集上表现得很好，但是在测试集上表现一般，也就是说模型对未知样本的预测表现一般，泛化能力较差。在对模型进行训练时，训练数据不够或者过度训练常常会导致模型的过拟合。防止过拟合的方法有数据集扩增和正则化等。

9.3　自然语言处理

自然语言处理（Natural Language Processing，NLP）是人工智能的一个子领域，是与人机交互领域相关的科学，它处理人类语言与计算机编程之间的联系。

文本主要分为三种文本，自由文本、结构化文本、半结构化文本，自然语言处理一般是对自由文本进行的处理。常见的基本操作有：

（1）分词：分词是进行自然语言处理最基本的步骤。分词算法分为词典方法和统计方法。中文的分词工具有很多，近年来常用的是 Jieba 和 Stanford Corenlp 等。

（2）词性标注：在进行词性标注时，需先定义出词性的类别，例如：名词、动词、形容词、连词、副词、标点符号等。词性标注是标注问题，可以采用最大熵、HMM 或 CRF 等具体算法进行模型的训练。

（3）句法分析：确定句子的句法结构，主谓宾、动宾、动补等。

（4）命名实体识别：定位句子中出现的人名、地名、机构名、专有名词等。命名实体属于标注问题，因此可以采用 HMM 或 CRF 等进行模型的训练。基于统计的命名实体识别需要基于分词、词性标注等技术。

（5）实体关系抽取：自动识别非结构化文档中两个实体之间的关联关系，属于信息抽取领域的基础知识之一。近年来,搜索领域流行的知识图谱技术就是构建实体关系。

自然语言处理在病历语义分析中的应用,可通过收集医学专业词汇和常用药品名等构成词典,再将词典与开源的 Jieba 分词工具结合对中文电子病历进行分词处理。将病历中重要的医学实体,如疾病、症状、检查、治疗变量等从病历文本中抽取出来。例如"患者 30 余年前因反复咳嗽咳痰多次就诊,诊断为慢性支气管炎,平素服用顺尔宁控制症状"这句话中,"咳嗽咳痰"被识别为症状,"慢性支气管炎"被识别为诊断,"顺尔宁"被识别为药物,属于医疗手段。抽取的关系包括疾病和症状的关系、疾病和治疗的关系、检查和疾病的关系、检查和症状的关系等。对病历文本中抽取出来的命名实体之间的语义关联进行分析,可更好地挖掘患者既往病史与医学知识的关系。

9.4　群体智能

群体智能(Swarm Intelligence)是指在集体层面表现的分散的、去中心化的自组织行为。比如蚁群、蜂群构成的复杂类社会系统,鸟群、鱼群为适应空气或海水而构成的群体迁移,以及微生物、植物在适应生存环境时候所表现的集体智能。群体智能不是简单的多个体的集合,而是超越个体行为的一种更高级表现,这种从个体行为到群体行为的演变过程往往极其复杂,以至于无法预测。

如图 9-3 所示,蚁群能够搭建身体浮桥跨越缺口地形,生物学家对蚁群桥梁研究表明,每只蚂蚁并不知道桥梁的整体形状,它们只是在遵循两个基本原则:如果我身上有其他蚂蚁经过,那么我就保持不动;如果我身上经过的蚂蚁数量频率低于某个阈值,我就加入行军,不再充当桥梁。

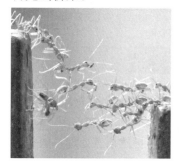

图 9-3　蚂蚁建造桥梁

蚁群往往在地面形成非常复杂的寻找食物和搬运食物的路线,似乎整个集体总是能够找到最好的食物和最短的路线,然而每只蚂蚁并不知道这种智能是如何形成的,每只蚂蚁只遵循两条基本的规则:寻找到食物的蚂蚁会在更高品质的路线上留下更强的生物信息素;蚂蚁总是倾向加入信息素更强的路线,并在不断的往返过程中与其他蚂蚁进行反馈,从而让更短的路线被不断加强。使用樟脑丸在蚂蚁经过的路线上涂抹会导致蚂蚁迷路,这是因为樟脑的强烈气味严重干扰了蚂蚁生物信息素的识别。

科学家们从蚁群依赖信息获取最优路径的方法上获得启发,创建了 AOC 算法(Ant colony optimization),即蚁群优化算法,广泛应用于车辆、店铺、人员等各种资源的调度和分配中。

鸟类在群体飞行中往往能表现出一种智能的簇拥协同行为,尤其是在长途迁徙过程中,以特定的形状组队飞行可以充分利用互相产生的气流,从而减少体力消耗。常见的簇拥鸟群是迁徙的大雁,它们数量不多,往往排成一字型或者人字形,据科学估计,这种队形可以让大雁减少 15~20% 的体力消耗。如图 9-4 所示,体型较小的欧椋鸟组成的鸟群的飞行则更富于变化,它们往往成千上万只一起在空中飞行,呈现出非常柔美的群体造型。

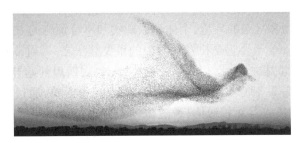

图 9 - 4　簇拥飞行的椋鸟群

鸟群可以基于以下三个简单规则就能创建出极复杂的交互和运动方式,形成奇特的整体形状,绕过障碍和躲避猎食者:

(1) 分离:和临近对象保持距离,避免拥挤碰撞。

(2) 对齐:调整飞行方向,顺着周边单位的平均方向飞行。

(3) 凝聚:调整飞行速度,保持在周边对象的中间位置。

鸟群没有中央控制,每只鸟都是独立自主的,实际上每只鸟只考虑周边球形空间内的 5～10 只鸟的情况。

曾经获得奥斯卡技术奖的计算机图形学家 Craig Reynolds,1986 年开发了 Boids 鸟群算法,这种算法仅仅依赖分离、对齐、凝聚三个简单规则就能实现各种动物群体行为的模拟。1987 年动画短片《Stanley and Stella in:Breaking the Ice》中成功地实现了鸟群和鱼群的模拟。而《蝙蝠侠》系列电影中的蝙蝠群动画也是这种算法的效果。除了电影动画,鸟群算法还被应用在多通道网络信号、视觉信息等领域的优化算法中。

在哺乳动物中也常见群体行为,尤其是陆上的牛、羊、鹿,或者南极的企鹅。迁徙和逃脱猎杀时候,它们能表现出很强的集体意志。研究表明,畜群的整体行为很大程度上取决于个体的模仿和跟风行为,而遇到危险的时候,则是个体的自私动机决定了整体的行为方向。与鸟群鱼群不同,畜群只在平面空间上行动,很多时候群体中的意见领袖的作用非常明显,但这仍是一个去中心化的组织,往往是多个意见领袖同时起推动作用,而且这些意见领袖是自发形成且自发变化的。

英国进化生物学家汉密尔顿 WD Hamilton 在 1971 年提出了自私群体理论,另外一个知名的理论是羊群效应,或者叫从众效应。

人群的行为很多时候看上去和羊群相似,绝大部分人的行为是盲目跟风的,他们只是根据周边人的行为来行动,如果人群中 5% 改变了方向,其他人就都会跟随,进而让整个群体改变方向。人类的群体行为更多地表现在交通、股票、营销和传媒领域,越来越多的企业和机构,正在利用大量的用户数据信息和优秀的算法,对人群行为进行模拟,从而实现更好的经济目标或社会目的。

在计算机图形动画领域,人群模拟技术 Crowd simulation,利用为个体设定较为简单的行动规则,进而生成大规模群体行为效果。以这项技术著称的 MASSIVE 软件,在 2001 年上映的著名电影《指环王》中创建惊人规模的战争场面。这场战争中,动画师仅依赖 300 多个设定好的动作,加上每个单位被赋予的若干条规则,就获得了最终数十万军队的整体战斗效果。MASSIVE 软件之后被广泛应用于好莱坞和全世界的电影特效当中。

1992 年,计算机科学家克里斯·沃特金斯提出了 Q-learning 理论,它可以让群体中的个体执行各种操作,并能够根据从环境中获得的奖励或惩罚来优化其行为,使用这种算法,伴随着大量可能的行为和复杂的环境,个体将以现实和不可预测的方式行动,并形成更强大的集体意识。Q-Learning 至今仍是机器学习中的重要算法之一,通常称作强化学习。

2011 年,哈佛大学的拉德希卡·纳泊尔和迈克尔鲁宾斯坦开始开发微型的群体机器人 kilobot,每个 kilobot 高 3.3 厘米,造价 15 美元,行为极为简单:通过身上的小灯发光或闪烁;通过红外发射器和接收器互相通信;通过振动器实现每秒 1 厘米的速度移动。kilobots 可以上千个一起合作,你不需要对每个机器人进行编程,而只要通过空中的红外发射器向它们发送整体信息,就可以使机器人们组成各种图形或者进行有规律的闪烁,甚至可以模拟蚂蚁寻找食物的路径行为。

2004 年,两位科学家 Ayusman Sen 和 Thomas E. Mallouk 制造出仅有 4 微米的纳米马达 nanomotor,这些小家伙们可以一起进入人体细胞内运动。Kilobots 为了降低成本而没有使用传统的电机驱动行为,而在微观领域需要有更特殊的能量驱动方式。纳米马达可以依赖超声波共振来运动,或者自身与环境元素发生化学反应进行驱动,这种运动本质很像是人体细胞的 ATP 营养物质,其化学反应为细胞提供了动力。纳米马达的行为能力往往非常简单,但我们可以通过在外部释放的磁场信号来对它们施加影响,让它们在人体内进行有效的医疗治愈行为。最新一些的纳米马达具有光感知能力,通过外部光的照射来改变其行为。

9.5 机器人

机器人技术(Robotics)是利用人工智能与工程的科学,涉及机器人的设计、构造、操作和使用,以及控制、感觉反馈和信息处理。机器人技术通过接管人类医生不可能执行或机器人可以更高效地执行的任务来支持医疗保健专业人员。

机器人手术(Robotic operations)领域的应用对于患者和医疗专业人员都具有巨大的医疗潜力。外科机器人技术,如达·芬奇(Da Vinci)系统,已经渗透到社区医院,并已发展到三维可视化。机器人在未来的身体康复、精神治疗、医疗保健教育和慢性病管理方面都有很大的用途。

机器人护理(Robotic care)包括支持医疗专业人员或非正式看护人员照顾和监测老年人和患者的机器人。例如,有支持初级护理过程或接管某些任务的护理机器人,以及陪伴患者或老年人的社交机器人。机器人护理技术支持医疗专业人员改善沟通,提醒患者按时服药,检查血糖水平等。机器人有无限的耐心,有助于维护个人的尊严,提高患者的自主性和自力更生水平。社交机器人还可以提高人的心理健康水平。机器人也可以为收集、分析和分发医疗信息提供支持。最终,机器人护理将提高生活质量,为日常家庭和其他任务提供支持,并减轻家庭、非正式护理人员和卫生专业人员的压力。而且,它可以一天 24 小时,一周 7 天工作。

聊天机器人(也称会话代理)是一种能够通过使用人工智能控制的规则与人进行对话的机器。复杂的聊天机器人甚至可以使用机器学习,因此可以在与人交谈时变得更聪明。

机器人技术支持医疗专业人员更快、更少的侵入性和更精确的干预。该技术提高了医疗保健专业人员的技能和范围,提高了患者的治疗效果,提高了患者的安全性和满意度。机器人可以减轻工作负担,提高医疗专业人员的身体耐力,并为未来的医务人员短缺提供解决方案。最后,医疗程序的自动化使远程干预成为可能。

机器人在治疗中的应用越来越多,但仍有一些障碍需要克服。首先,应用程序的购买和维护成本高;其次,如果出了问题,只有一个机器人接触到病人,谁会有罪? 相关的法律法规必须重新审查。

9.6 知识图谱

知识图谱是由节点和边组成的语义网络(如图 9 - 5 所示)。节点可以是实体,如一种病、一个人、一本书等,或抽象的概念,如人工智能、知识图谱等。边可以是实体的属性,如姓名、书名,或实体之间的关系,如用药、朋友、配偶等。知识图谱的早期理念来自 Web 之父 Tim Berners - Lee 于 1998 年提出的 Semantic Web,其最初理想是把基于文本链接的万维网转化成基于实体链接的语义网。

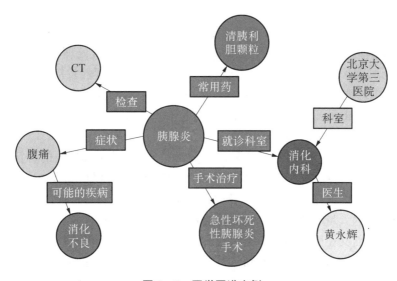

图 9 - 5 医学图谱实例

1989 年,万维网之父、图灵奖获得者 Tim Berners-Lee 提出构建一个全球化的以"链接"为中心的信息系统(Linked Information System)。任何人都可以通过添加链接把自己的文档链入其中。他认为以链接为中心和基于图的组织方式,比起基于树的层次化组织方式,更加适合于互联网这种开放的系统。这一思想逐步被人们实现,并演化发展成为今天的World Wide Web。

1994 年,Tim Berners-Lee 又提出,Web 不应该仅仅只是网页之间的互相链接。实际上,网页中所描述的都是现实世界中的实体和人脑中的概念。网页之间的链接实际包含有语义,即这些实体或概念之间的关系,然而机器却无法有效地从网页中识别出其中蕴含的语义。他于 1998 年提出了 Semantic Web 的概念。Semantic Web 仍然基于图和链接的组织方式,只是图中的节点代表的不只是网页,而是客观世界中的实体(如人、机构、地点等),而超链接也被增加了语义描述,具体标明实体之间的关系(如出生地是、创办人是等)。相对于传统的网页互联网,Semantic Web 的本质是知识的互联网或事物的互联网(Web of Things)。

在 Semantic Web 被提出之后,出现了一大批新兴的语义知识库。如作为谷歌知识图谱后端的 Freebase,作为 IBM Waston 后端的 DBPedia 和 Yago,作为 Amazon Alexa 后端的 True Knowledge,目标成为世界最大开放知识库的 WikiData 等。尤其值得一提的是,2010 年谷歌收购了早期语义网公司 MetaWeb,并以其开发的 Freebase 为数据基础之一,于 2012 年正式推出了称为知识图谱的搜索引擎服务。随后,知识图谱逐步在语义搜索、智能问答、辅助语言理解、辅助大数据分析、增强机器学习的可解释性、结合图卷积辅助图像分类等很多领域发挥出越来越重要的作用。

知识图谱旨在从数据中识别、发现和推断事物、概念之间的复杂关系,是事物关系的可计算模型。知识图谱的构建涉及知识建模、关系抽取、图存储、关系推理、实体融合等多方面的技术,而知识图谱的应用则涉及语义搜索、智能问答、语言理解、决策分析等多个领域。构建并利用好知识图谱需要系统性的利用好知识表示、数据库、自然语言处理、机器学习等多个方面技术。

知识图谱并非突然出现的新技术,而是历史上很多相关技术相互影响和继承发展的结果,这包括语义网络、知识表示、本体论、Semantic Web、自然语言处理等,有着来自 Web、人工智能和自然语言处理等多方面的技术基因。从早期的人工智能发展历史来看,Semantic Web 是传统人工智能与 Web 融合发展的结果,是知识表示与推理在 Web 中的应用;RDF/OWL 都是面向 Web 设计实现的标准化的知识表示语言;而知识图谱则可以看作是 Semantic Web 的一种简化后的商业实现。

在人工智能的早期发展流派中,符号派(Symbolism)侧重于模拟人的心智,研究怎样用计算机符号来表示人脑中的知识和模拟心智的推理过程;连接派(Connectionism)侧重于模拟人脑的生理结构,即人工神经网络。符号派一直以来都处于人工智能研究的核心位置。近年来,随着数据的大量积累和计算能力大幅提升,深度学习在视觉、听觉等感知处理中取得突破性进展,进而又在围棋等博弈类游戏、机器翻译等领域获得成功,使得人工神经网络和机器学习获得了人工智能研究的核心地位。深度学习在处理感知、识别和判断等方面表现突出,能帮助构建聪明的 AI,但在模拟人的思考过程、处理常识知识和推理,以及理解人的语言方面仍然举步维艰。

符号派关注的核心是知识的表示和推理(KRR:Knowledge Representation and Reasoning)。早在 1960 年,认知科学家 Allan M. Collins 提出用语义网络(Semantic Network)来研究人脑的语义记忆。WordNet 是典型的语义网络,它定义了名词、动词、形容词和副词之间的语义关系,例如动词之间的蕴含关系(如"打鼾"蕴含着"睡眠")等。WordNet 被广泛应用于语义消歧等自然语言处理领域。

1970 年,随着专家系统的提出和商业化发展,知识库构建和知识表示更加得到重视。专家系统的基本想法是:专家是基于大脑中的知识来进行决策,因此,人工智能的核心应该是用计算机符号来表示这些知识,并通过推理机模仿人脑对知识进行处理。依据专家系统的观点,计算机系统应该由知识库和推理机两部分组成,而不是由函数等过程性代码组成。早期专家系统最常用的知识表示方法包括基于框架的语言(Frame-based Languages)和产生式规则(Production Rules)等。框架语言主要用于描述客观世界的类别、个体、属性及关系等,较多的被应用于辅助自然语言理解。产生式规则主要用于描述类似于 IF-THEN 的逻辑结构,适合于刻画过程性知识。

知识图谱与传统专家系统时代的知识工程有显著的不同。与传统专家系统时代主要依靠专家手工获取知识不同,现代知识图谱的显著特点是规模巨大,无法单一的依靠人工和专家构建。传统的知识库,如 WordNet 主要依靠语言学专家定义名词、动词、形容词和副词之间的语义关系,目前包含大约 20 万条的语义关系。由著名人工智能专家 Marvin Minsky 于 1999 年起开始构建的 ConceptNet 常识知识库也仅包含 2 800 万 RDF 三元组关系描述。现代知识图谱如谷歌和百度的知识图谱都已经包含超过千亿级别的三元组,阿里巴巴于 2017 年 8 月份发布的仅包含核心商品数据的知识图谱也已经达到百亿级别。WikiData 已经包含 4 265 万条数据条目,元组数目也已经达到数十亿级别。截至目前,开放链接数据项目 Linked Open Data 统计了其中有效的 2 973 个数据集,总计包含大约 1 494 亿三元组。

现代知识图谱对知识规模的要求源于"知识完备性"难题。客观世界拥有不计其数的实体,人的主观世界还包含有无法统计的概念,这些实体和概念之间又具有更多数量的复杂关系,导致大多数知识图谱都面临知识不完全的困境。在实际的领域应用场景中,知识不完全也是困扰大多数语义搜索、智能问答、知识辅助的决策分析系统的首要难题。

规模化的知识图谱工程要求系统性的综合多方面的技术手段。知识图谱工程的核心流程包括:知识建模、知识抽取、知识融合、知识推理、知识检索、知识分析等核心环节。一般的技术流程包括:首先确定知识表示模型,然后根据数据来源选择不同的知识获取手段导入知识,接下来需要综合利用知识推理、知识融合、知识挖掘等技术对所构建的知识图谱进行质量提升,最后根据场景需求设计不同的知识访问与呈现方法,如:语义搜索、问答交互、图谱可视化分析等。下面简要概述这些技术流程的核心技术要素。

知识图谱的规模化构建需求对知识获取带来如下几个方面的变化:(1)从单一人工获取到更多的依靠大数据和机器学习来实现自动化知识抽取;(2)从单一来源变化为综合从结构化、半结构化、文本、传感器等多个来源,通过多任务相融合实现联合知识获取;(3)从依靠少数专家到依靠互联网群体众包协同获取。

大规模对自动化知识获取提出了更高的要求。未来主要发展趋势包括:(1)融合深度学习与远程监督,降低自动化抽取对特征工程和监督数据的依赖;(2)通过强化学习降低抽取的噪音,减少对标注数据的依赖;(3)融合多种类型的数据通过多任务学习进行联合知识抽取;(4)有机的结合人工众包提高知识抽取的质量和加强监督信号。较好地平衡人工和自动化抽取,尽可能降低机器对标注数据和特征工程的依赖,并综合多种来源的知识进行联合抽取,特别是发展少样本、无监督和自监督的方法,是未来实现大规模知识获取的关键因素。

语义网的早期理念实际上包含三个方面:知识的互联、去中心化的架构和知识的可信。知识图谱在一定程度上实现了"知识互联"的理念,然而在去中心化的架构和知识可信两个方面都仍然没有较好的解决方案出现。

对于去中心化,相比起现有的多为集中存储的知识图谱,语义网强调知识是以分散的方式互联和相互链接,知识的发布者拥有完整的控制权。近年来,国内外已经有研究机构和企业开始探索将区块链技术去实现去中心化的知识互联。这包括去中心化的实体 ID 管理、基于分布式账本的术语及实体命名管理、基于分布式账本的知识溯源、知识签名和权限管理等。

知识的可信与鉴真也是当前很多知识图谱项目所面临的挑战和问题。由于很多知识图谱数据来源广泛,且知识的可信度量需要作用到实体和事实级别,怎样有效地对知识图谱中的海量事实进行管理、追踪和鉴真,也成为区块链技术在知识图谱领域的一个重要应用方向。

将知识图谱引入到智能合约(Smart Contract)中,可以帮助解决目前智能合约内生知识不足的问题。例如 PCHAIN 引入知识图谱(Knowledge Graph)Oracle 机制,解决传统智能合约数据不闭环的问题。

9.7 人工智能在医疗领域的应用

9.7.1 医学人工智能三要素

医学人工智能是解决医疗生产力的根本之道。在我国,人口老龄化、慢病高速增长、医疗资源供需严重失衡以及地域分配不均等问题,造就了对医疗人工智能的巨大需求。医疗领域最突出的问题就是优质医疗资源不足,同时,医生对疾病的诊断准确度和效率还有非常大的提升空间。长期以来,大多数国家和地区,特别是进入老龄化社会之后,对医生的需求量有增无减。解决医生资源不足的问题,除了增加供给量,别无他法。但是医生的培养需要周期,而且供给量也不能无限增加。于是,人们开始寄希望于机器。因为一旦能够实现机器看病,供给量将会无限增加。所以,人工智能和医疗健康的结合,是人工智能诸多应用场景中最重要的一个。

医疗人工智能的三大要素:(1)算力是人工智能的基础设施之一,目前每 GFLOPS 的算力成本已降至 8 美分。(2)算法是人工智能发展的基础,算法框架中诸如 Caffe、TensorFlow、Torch 等大多数已经实现了开源,成为大多数工程师的选择,对行业的加速发展和人才的培养起到了非常大的作用。(3)数据方面,人工智能系统必须通过大量的数据来"训练"自己,才能不断提升输出结果的质量。目前医疗数据还具有公开性不高,难以获得和清洗的特点。随着电子病历的实施,数字化的实验室幻灯片,高分辨率的放射图像、视频,医疗保健数据量呈指数级增长,整个医疗行业的数据量令人难以置信。

9.7.2 深度学习在医学领域的应用

早期,医疗健康领域的人工智能系统严重依赖于人的逻辑规则,这需要相关专家将临床知识编码作为特定临床场景的逻辑规则来进行。随着技术的更迭,更为先进的机器学习系统开始逐渐脱离人工,借助识别和权衡数据中的相关特征(如医学图像中的像素或电子健康记录(EHRs)中的原始信息)来自主学习这些规则。传统机器学习技术常常需要临床专家对特征工程进行指导(例如,将检测值离散化到固定的范围区间或是从医学图像中提取区域特征)。但新的深度学习技术对人为介入的要求大大降低,它通过使用端到端的学习机制对原始输入进行逐层映射(例如检测的原始值或图像像素值)从而在没有人工干预的情况下直接预测输出。这些映射由多层相互连接的非线性处理单元——人工"神经元"组成。就目前而言,深度学习技术仍然需要专家来设计最优的模型结构。

在过去几年中,深度学习在医学领域的应用呈指数级增长,深度学习将越来越多地应用于处理医疗领域不断升级的数据。深度学习在医疗领域的应用有：

（1）成像和诊断(Imaging & Diagnostics)：利用深度学习和计算机视觉技术对医学图像进行分类、检测和分割等，可以自动分析大量医学图像，如 CT、MRI、X 射线，甚至是超声心动图和血管造影等运动图像。

（2）决策支持(Decision Support)：深度学习技术可用于整理和分析医生记录、实验室数据、药物信息和医学图像等，支持计算机辅助诊断和治疗。

（3）精准医学(Precision Medicine)：基因组测序数据和表型表达信息可以耦合起来，为患者设计个性化的诊断和治疗。

深度学习也可以应用于其他领域，如：药物发现、疾病预测、生活方式管理和监控、医院管理、精神健康、虚拟助理和可穿戴设备等。在医疗保健领域的人工智能应用中，目前成像和诊断方面的应用最多，其次是疾病风险分析。

9.7.3　深度学习在医学中应用的挑战

（1）数据量。像人类大脑一样，深度学习模型由多层互联的计算"神经元"组成，非常复杂，因此设计最佳架构是很困难的。实际上，深度学习模型的复杂程度与问题的复杂性紧密相关，而模型越复杂，参数越多，需要的训练样本量就越大，对于许多复杂的临床情形来说，所需要的可靠数据的数量并不那么容易获得。

（2）数据质量：大部分健康数据的组织化和标准化程度都不如医学影像数据，例如，电子病历包含高度异质的结构化患者信息，包括人口学、诊断、过程、检验结果以及药物，还有非结构化文本形式的医嘱。这些结构化和非结构化的信息经常出现不一致的情况。从分散的和有噪声的信息中识别可靠的模式即便对人脑而言也是很难的，因此对于深度学习模型来说就更为困难。

（3）模型的可解释性：深度学习模型端到端的学习设计模式看起来很像黑盒子，它能够吸收数据、生成输出并得出结论，但对如何得出结论却没有明确的解释。

（4）模型的通用性和互操作性：模型偏差和模型互操作性这两个常见问题限制了深度学习模型的通用性。模型偏差：例如，基于主要是白人患者的数据进行训练的模型可能在其他种族患者中效果不佳；在美国接受培训的模式在亚洲可能表现不佳。模型互操作性：如果两个卫生系统使用不同的电子病历系统，那么很难建立一个能够在两个系统中使用的深度学习模型。

（5）模型安全：数据是深度学习模型学习的资源，但某些数据也会干扰模型的决策。有研究表明，即便是训练有素的图像处理模型，也非常有可能被人类无法察觉的输入图像的扰动所"愚弄"，这也就是所谓的对抗性攻击。例如，在类似自动驾驶这样安全性至关重要的应用中，当深度学习模型被用于道路交通标志的自动识别时，若在停车标志上叠加精心设计的噪音(例如粘贴胶带)，就可以彻底改变系统的决策。最近作者的一项研究表明，轻微改变患者电子病历数据中的实验检测值就能够对模型在住院死亡率预测方面产生极大影响。

在发展深度学习面临的挑战中，诸如数据质量、模型通用性和模型安全性都是机器学习算法面临的通常性问题，而诸如数据量、模型可解释性等，则对于深度学习而言更具有针对性。要解决这两种类型的挑战，并建立可广泛影响临床实践的可靠的深度学习模型，需要如下一些考虑：

（1）收集大规模和多样化的健康数据：要使深度学习模型更易于推广、不易受到数据偏倚的影响，需要加强多机构乃至国际合作来广泛地收集多方面数据（包括来自不同种族、民族、语言和社会经济地位的患者的数据），并更进一步标准化和集成这些来自不同来源的数据。观察性健康数据科学和信息学（OHDSI）项目是一项国际性的、合作的、开放的科学项目，目前该项目已经收集了来自 17 个参与国家的 12.6 亿份患者记录，所有记录都使用一种名为观察性医疗结果伙伴关系（observation Medical Outcomes Partnership）的通用数据模型。

（2）提高数据质量：深度学习模型高度依赖于数据，但却对数据提供过程没有足够深入的了解，因此如何提供可靠、高质量的输入至关重要。同样重要的是，我们要开发工具来提高数据收集的质量，如：错误纠正、关于缺失数据的警告和差异的协调。IBM Watson Imaging Clinical Review 就是一个很好的例子，该工具分析临床影像报告中的信息，并将其与病患的电子病历记录中的信息进行比较，以识别不完整或不正确的内容，并提示输入更准确和最新的信息，有效协调了不同来源的病患信息之间的差异。

（3）融入临床工作流程：深度学习应与现有的电子病历系统相结合，提高临床医生的工作效率。例如，开发基于语音输入功能的电子病历系统，自动生成临床记录、推断诊断代码，并自动将数据输入到深度学习算法中。对于半结构化的放射学报告而言，其部分内容可以通过深度学习模型进行医学图像分析自动生成。目前，胸透报告已经能够通过深度学习技术分析胸透图像实现半自动创建，其中包括了结果、发现物和医学文本索引标记，帮助放射科医生提高胸透报告质量和准确性。

（4）全面规范化：计算机黑客可以修改数据从而更改深度学习模型的结果，在这些技术得到更广泛使用的情况下，制定全面规范来确保更好的模型安全性尤为重要。此外，在现有法规关注医疗数据隐私的同时，新法规也应该保护分析模型。埃隆·马斯克和斯蒂芬·霍金都预测了人工智能的可怕后果，而其他硅谷的巨人则持相反的观点。我们需要尊重人工智能的力量，而不是在它的部署上粗心。Oren Etzioni 建议了人工智能的三条规则，其灵感来自 Isaac Asimov 的机器人三条规则：（1）人工智能系统必须遵守适用于其人类操作员的全部法律；（2）人工智能系统必须清楚地披露它不是人类；（3）人工智能系统不能保留或披露未经明确批准的机密信息。

9.7.4　AI 医学应用实例

1. AI 诊断抑郁症实例

在全世界范围内，有超过 3 亿人患有抑郁症。其中的 60% 的人都没有接受任何治疗。我们时有听到名人患抑郁症甚至严重到自杀的消息，却不知周围一些普通人身在病中不知病。面对这一病症，AI 能做些什么？李飞飞团队结合语音识别、计算机视觉和自然语言处理技术，通过表情和语言诊断一个人是否患了抑郁症。目前，这项研究初见成效，诊断抑郁症的机器学习模型目前 precision 达到 83.3%，recall 达到 82.6%。并且，这个模型可以部署到手机上，让更多人能方便地诊断抑郁症，不再受困于"没钱""没时间""别人知道我去查抑郁症会怎么议论我"的阻挠之中。

用 AI 来诊断抑郁症，就相当于用机器学习模型来代替那个和患者对话的医生，把患者在医生面前的表现变成数据，输入机器学习模型中。李飞飞团队采用的方案是先在模型中输入 3D 面部关键点视频、患者说话的音频和转成文字的访谈录音三种数据，之后，输出患者健康问卷(Patient Health Questionnaire,PHQ)评分或抑郁症分类标签，就能得出此人是否患了抑郁症。

2. 临床数据的共享与协作研究实例

每个病人就诊的资料都极为纷繁复杂，有实验室检查资料、微生物培养资料、影像学检查资料、来自床旁监测设备的资料、治疗措施、液体进出量、病史和体征等。如何把这些资料全部采集齐全并建立一个临床数据库。需要花费极大的人力、物力和财力。如果一个数据库内的资料较少，势必会有很多重要数据缺失，将来利用这种数据库开展研究时就会显得捉襟见肘。

MIMIC(Medical Information Mart for Intensive Care)是一个重症医学数据库，2003年，在 NIH 的资助下，来自贝斯以色列女执事医疗中心、麻省理工、牛津大学和麻省总医院的急诊科医生、重症科医生、计算机科学专家等共同建立的一个数据库。MIMIC III(2018年 6 月的版本 V1.4)，共包含了 2001 年 6 月至 2012 年 10 月间在贝斯以色列女执事医疗中心住院的 38 645 名成年个体和 7 875 名新生儿的 58 000 余次住院资料。MIMIC III 数据中与个人隐私有关的资料都进行了一定的处理，比如隐去了患者名字，只有一个数字表示患者身份；表格中记录的时间并非真实的时间，比如入院时间、出生时间、死亡时间等，而是随机加减了一些数字，进行了数据转换。MIMIC III 数据库共包含了 26 个表格，这些表格详细记录了患者在 ICU 治疗期间的几乎所有的数据，比如实验室检查数据、人口学特征、微生物学检查结果、住院期间的流转、治疗过程、液体进出量等。这个公开可用的数据库被麻省理工学院的小组用于世界各地的数据共享，以领导由临床医生和数据科学家组成的多学科小组进行科学研究。

所有医疗保健数据都需要安全地开放和共享，这样人工智能就可以在未来的医疗保健领域中无处不在，并从数据和信息源中发现新的知识。我们需要通过临床医师与数据科学家的合作，促进人机协同效应，将未来的医疗保健和医学推向最高层。

【微信扫码】
拓展阅读

参考文献

1. 叶明全.医学信息学,科学出版社,2018.

2. 邱建峰.聂生东,医学影像图像处理实践教程,清华大学出版社,2017.

3. 赵越.医学信息学,清华大学出版社,2016.

4. 代涛.医学信息收集与利用,人民卫生出版社,2014.

5. （美）佛罗赞.计算机科学导论,机械工业出版社,2015.

6. 湛宁.大学信息技术基础教程,科学出版社,2018.

7. 谢希仁.计算机网络（第 7 版）,电子工业出版社,2017.

8. JamesF.Kurose.计算机网络:自顶向下方法,机械工业出版社,2018.

9. 胡广书.现代信号处理教程,第 2 版,北京:清华大学出版社,2015.

10. 邱天爽,唐洪,刘海龙编著.统计信号处理:医学信号分析与处理,科学出版社,2012.

11. 陈武凡,康立丽.MRI 原理与技术,科学出版社,2018.

12. 李航.统计学习方法,清华大学出版社,2019.

13. Peter Bruce,Andrew Bruce.面向数据科学家的实用统计学,人民邮电出版社,2018.

14. 周志华.机器学习,清华大学出版社,2016.

15. Peter Harrington.机器学习实战,人民邮电出版社,2013.

16. Stephen Lucci,Danny Kopec.人工智能（第 2 版）,人民邮电出版社,2018.

17. Simon Haykin.神经网络与机器学习,机械工业出版社,2011.

18. Provost F,Fawcett T. Data Science for Bussiness:What you need to know about data mining and data-analytic thinking[M]. O' Reilly Media, Inc., 2013.

19. 国卫办医函〔2018〕1079 号.电子病历系统应用水平分级评价标准（试行）[S],国家卫生健康委办公厅,2018 年 12 月 3 日.

20. Philip J. Idenburg, Vivian Dekkers. Healthcare Enablers 2018 Technological developments in healthcare[M]. BeBright. 2017.

21. 陈华钧,王昊奋,漆桂林,王鑫,顾进广.知识图谱的系统工程观,CCF 2017—2018 中国计算机科学技术发展报告,机械工业出版社,2018.

22. 王成,钱英,刘景鑫.医疗设备原理与临床应用,人民卫生出版社,2017.

23. 汪静,李立伟.核医学显像设备质量控制检测技术,中国标准出版社,2017.